Hitzelberger

Katrin Tempel
Holunderliebe

PIPER

Zu diesem Buch

Als Geschichtsstudentin Lena Opitz während ihrer Recherchen für eine Seminararbeit auf eine alte Handschrift des »Hortulus des Walahfrid Strabo« aus dem neunten Jahrhundert stößt, liest sie darin von dem Heilkraut »Ambrosia«. Die leidenschaftliche Gärtnerin stutzt, denn sie hat noch nie von dieser sonderbaren Pflanze gehört, die offenbar nur in dem Gedicht des alten Klosterabts von Reichenau auftaucht, sonst aber in keinem Lexikon zu finden ist. Lena recherchiert weiter; ihr Weg führt sie dabei schon bald nicht nur auf die wunderschöne Klosterinsel im Bodensee, sondern auch zurück in eine Zeit, in der Kräutergärten die einzige Rettung bei schweren Krankheiten boten. Damals hatte ein junger Adeliger mehr als nur böse Erinnerungen an blutige Schlachten aus dem Emirat von Cordoba mitgebracht: Heimlich pflanzte er in dem Garten des Walahfrid Ambrosia aus, ein Heilkraut der arabischen Welt, und als seine große Liebe von einer Krankheit bedroht wurde, lag seine ganze Hoffnung auf dieser Pflanze. Die junge Geschichtsstudentin kommt dem Rätsel des Heilkrautes Stück für Stück näher und lüftet dabei am Ende sogar ein Geheimnis aus ihrer eigenen Vergangenheit …

Katrin Tempel wurde in Düsseldorf geboren und wuchs in München auf. Nach dem Studium der Geschichte und der Politik arbeitete sie als Journalistin und veröffentlichte viele erfolgreiche Romane und Drehbücher. Unter dem Namen »Emma Temple« veröffentlichte sie bei Piper auch eine Neuseeland-Trilogie und zuletzt »Die Nebel von Connemara«, den ersten Teil einer Irland-Saga. Sie lebt heute mit ihrer Familie an der Weinstraße.

Katrin Tempel

HOLUNDERLIEBE

Roman

Piper München Zürich

Mehr über unsere Autoren und Bücher:
www.piper.de

Von Katrin Tempel liegen bei Piper vor:
Stillen und Chillen
Stillst du noch oder lebst du schon?

Von Emma Temple liegen bei Piper vor:
Der Gesang des Maori
Der Tanz des Maori
Im Land des Silberfarns

FSC
www.fsc.org
MIX
Papier aus verantwortungsvollen Quellen
FSC® C014496

Originalausgabe
1. Auflage September 2013
2. Auflage September 2013

Dieses Werk wurde vermittelt durch die Autoren- und Projektagentur Gerd F. Rumler (München).
Die Hortulus-Passagen sind zitiert aus: »Der Hortulus des Walahfrid Strabo. Aus dem Kräutergarten des Klosters Reichenau«, von Hans-Dieter Stoffler. Sigmaringen: Thorbecke, 1996.
Umschlaggestaltung: bürosüd°, München
Umschlagabbildung: Levi + Lo/plainpicture
Der Hortulus des Walahfrid Strabo S. 384: Lorenz & Zeller, Inning am Ammersee
Satz: Kösel, Krugzell
Gesetzt aus der Bembo
Papier: Munken Print von Artic Paper Munkedals AB, Schweden
Druck und Bindung: GGP Media Pößneck GmbH
Printed in Germany ISBN 978-3-492-30040-7

Für meine Mutter, die mich mehr als Kochen und
die Liebe für den Garten gelehrt hat.
Für meinen Vater, der mir mehr als nur das Talent
für die Schreiberei vererbt hat.
Und für Georg und Emma.

1.

Der dünne, helle Stängel reckte sich aus der dunklen Erde dem Licht entgegen, drei Blättchen versorgten ihn mit der nötigen Energie. Noch vor wenigen Wochen hatte ich mich auf den Frühling gefreut und mir ausgemalt, wie ich irgendwann die sonnenwarmen Tomaten von dieser Pflanze essen würde. Jetzt wollte ich mir die nächsten Monate lieber nicht vorstellen. Nach diesem Start konnte das Jahr nur noch schrecklich werden.

Mit einer kleinen Hacke lockerte ich die Erde im Frühbeet und bohrte dann mit dem Finger ein Loch, in dem die winzige Tomatenpflanze Wurzeln schlagen sollte. Vorsichtig setzte ich sie hinein, drückte die Erde ein bisschen fester und strich mit dem Zeigefinger sanft über ein Blättchen. Die Pflanzen sollten nicht leiden müssen, nur weil ich in diesem Augenblick die Zukunft rabenschwarz sah. Sie hatten sich aus den winzigen Samen hervorgekämpft und hatten ein Recht darauf, der Sonne entgegenzuwachsen.

Während ich die nächste Pflanze in die Hand nahm, verschwamm alles vor meinen Augen. Und das wegen dieses Professors, der offenbar gar nicht verstanden hatte, worum es mir in meinem Vortrag gegangen war. »Liebe Frau Opitz, Ihr Referat entbehrt jeder wissenschaftlichen Grundlage. Sie haben sich mit Alltagsfragen verzettelt und dabei das große politische Geschehen außer Acht gelassen. Dafür kann ich Ihnen leider keinen Schein ausstellen.«

Mit Alltagsfragen verzettelt – was er damit meinte, war mir klar. Ihn, den Fachmann für die Zeit der Rosenkriege, interessierten natürlich nur die Stammbäume der Tudors und Lancasters oder Yorks, die Schlachten und Kriege. Was die einfachen Menschen der damaligen Zeit bewegte – dafür hatte er keinen Blick. Dabei hatten die damals ganz sicher nicht die Muße gehabt, auch nur eine Sekunde über das Weltgeschehen nachzudenken.

Zornig strich ich mir die Tränen aus dem Gesicht. Keine Ahnung hatte dieser Professor. Nur leider hing mein Fortkommen in Sachen Geschichtsstudium von ihm ab. Wenn er mir keinen Schein für mein Referat ausstellte – und zwar möglichst mit einer ordentlichen Note –, dann würde aus meinem geplanten Abschluss im kommenden Jahr nichts werden.

Langsam fuhr ich mit der Hacke durch die Erde. Meine Tomaten würden keinen Tag früher oder später reifen, egal wie ich in diesem Augenblick die Erde bearbeitete. Das Geheimnis lag nicht in der Geschwindigkeit und der Kraft, sondern in der Liebe und der Sorgfalt. Dann wurde aus jedem Garten ein kleines Paradies.

Wobei ich aus meinem persönlichen Paradies gerade vertrieben worden war. In meinen Gedanken verschwand das Gesicht des Professors. Stattdessen stellte ich mir Erik vor. Meinen Freund. Oder besser Exfreund? Oder vielleicht sogar nur »besten Freund«? An diesem Nachmittag hatte er mich mit ernstem Blick angesehen, war sich mit der Hand durch das raspelkurze Haar gefahren und hatte dann erklärt: »Weißt du was, ich brauche mehr Zeit für mein Studium. Mir ist schon zu viel Zeit verloren gegangen, das muss anders werden. Ich hoffe, du verstehst, dass ich dich deswegen in den nächsten Wochen nicht mehr so oft sehen kann. Das siehst du doch ein, oder?«

Was sollte ich dazu sagen? Ich gehöre keineswegs zu diesen besitzergreifenden Zicken, die glauben, man könne einen Menschen voll und ganz zu seinem Eigentum zählen. Aber Erik hatte sich noch nie auch nur eine einzige Sekunde auf sein Studium konzentriert. Auf ein Turnier in Kickboxen, das vielleicht. Oder auf ein Praktikum bei irgendeiner Zeitschrift, immer in der Hoffnung, dass er als Gottes Geschenk an den Journalismus entdeckt werden würde. Um dann doch nur irgendwelche Allgemeinplätze von sich zu geben, die er aus dem Internet zusammengeklaubt hatte. Wissenschaftliche Ergüsse waren von ihm ebenso wenig zu erwarten wie ein richtig guter Artikel. Das war zumindest meine Meinung.

Mühsam genug hatte ich lernen müssen, dass Erik seine Fähigkeiten am besten auf der Jagd nach einer coolen Party entfalten konnte. Oder beim Erobern eines Mädchens, dem es reichte, dass sie den gut aussehenden Typen aus dem Mittelalterseminar an ihrer Seite hatte. Wenn auch nur für kurze Zeit. Wie war noch der Name seiner neuen »Studienkollegin«? Silke? Erstes oder zweites Semester, große Augen, lange Beine und irgendwo unter den langen Haaren ein bisschen Hirn.

Ich schob eine Haarsträhne hinters Ohr und atmete durch. Das war ungerecht. Bestimmt war Silke einfach nett, ein Kumpel, mit dem man viel lachen konnte. Doch in meine Phantasie drängten sich Silke und Erik, leidenschaftlich küssend, auf einem Bett, das ich unschwer als Eriks identifizieren konnte. Mit einem Kopfschütteln vertrieb ich das Bild und meine Eifersucht. Er wollte sich auf sein Studium konzentrieren, sonst nichts. Außerdem hatte ich doch gar keinen Anspruch auf Erik. Wir waren Freunde seit dem ersten Semester, hatten immer schon viel Zeit miteinander verbracht. Und hin und wieder teilten wir eben das Bett. Das hatte jede Menge Vorteile, die mir in diesem Moment jedoch allesamt entfallen waren.

Stattdessen saß ich heulend in dem kleinen Garten vor meinem Studentenzimmer und kümmerte mich um mickrige Tomatenschösslinge. Die rannten mir nicht davon oder konnten mir auch nicht vorwerfen, dass ich zu unwissenschaftlich sei. Mit einem Seufzer sah ich mir mein kleines Paradies an. Es war erst Mitte März, da konnte noch nicht viel wachsen. Aber in meinem selbst gebauten Frühbeet direkt an der Hauswand würden meine Tomaten sicher überleben. Die Erfahrung zeigte, dass sie durch das frühere Aussetzen einen Vorsprung vor jeder anderen Pflanze hatten, die man in ein paar Wochen im Supermarkt kaufen konnte.

Mit einem kleinen Seufzer setzte ich die letzte Pflanze in ihr neues Zuhause im Frühbeet und schloss den Glasdeckel, der sich schräg über die Setzlinge senkte und in den nächsten Wochen jeden einzelnen Sonnenstrahl in reine Wärme verwandeln würde. Dann erhob ich mich langsam. Die vorwitzige Ranke eines Geißblatts hing in der Luft und suchte nach Halt. Sie war durch die Wärme der letzten Tage wohl übermütig geworden. Vorsichtig legte ich sie zurück an das Rankgitter und wickelte den Trieb zwei- oder dreimal um das raue Holz. Dann bückte ich mich und räumte noch einen Haufen vertrockneter Blätter zur Seite, die verhinderten, dass ein paar Märzenbecher ihre Blüten entfalten konnten. Als ich in mein Zimmerchen kam, hatte sich mein Atem wieder beruhigt.

Meine Mitbewohner hatten schon vor Jahren dieses Hexenhäuschen außerhalb von Münster gefunden. Drei relativ große Zimmer, eine Wohnküche, eine Abstellkammer – und dann noch meine mickrige Zehn-Quadratmeter-Kammer, gerade genug für Schrank, Bett und Schreibtisch. Aber eine Tür hinaus in den Garten, für den sich außer mir seit Jahren keiner interessiert hatte. Bei meinem Einzug herrschte da draußen eine Hölle aus Brombeeren und Brennnesseln, die jeden Eindringling erbarmungslos angriff. Ich durfte damit seit zwei Jahren machen, was ich wollte. Meine erste Tat war damals die Anschaffung einer Elektrosense gewesen, mit deren Hilfe ich die stachelige Wildnis beseitigt hatte. Meine Mitbewohner nutzten den Garten höchstens für sommerliche Grillfeste, bei denen sie von ihren Freunden für das Gemüse, das Obst und die vielen Blumen bewundert wurden. Sie waren ehrlich genug, dann immer auf mich zu deuten und zu erklären: »Das macht alles Lena!« Und ich heimste das Lob reinsten Gewissens ein. Diese knapp zweihundert Quadratmeter Paradies waren ganz allein mein Verdienst.

Der Garten war makellos aufgeräumt, hier konnte ich mich beim besten Willen nicht mehr weiter beschäftigen. Trotzdem stand die Sonne immer noch hoch am Himmel. Was konnte ich jetzt noch tun, damit meine Gedanken nicht wieder um den Professor und meine Unwissenschaftlichkeit oder um Erik und seine Silke kreisten? Ein Spaziergang im nahe gelegenen Wald wäre wahrscheinlich eine gute Idee. Oder gleich in die Joggingschuhe und etwas für die Gesundheit tun?

Mein Gewissen meldete sich. Ich sollte mich vielleicht etwas mehr in das Treiben der Plantagenets oder der Tudors vertiefen und mir einen Überblick über deren politische Schachzüge verschaffen. Dann hätte ich vielleicht eine kleine Chance, doch noch einen Schein für das Seminar zu ergattern. Das Referat war schließlich nur die halbe Miete, die andere Hälfte der Note basierte auf der schriftlichen Hausarbeit. Damit würde ich diesen auf Stammbäume und Schlachten versessenen Professor womöglich noch beeindrucken können. Ich biss die Zähne zusammen. Das hieß, ich musste noch einmal in die Bibliothek und alles zum zweiten Mal durcharbeiten. Staubige Bücher, genervte bibliothekarische Hilfskräfte, altmodische Karteikartensysteme, nach denen die Bücher geordnet waren. Das klang nach ganz wenig Spaß – aber wenigstens wäre ich von Erik gründlich abgelenkt. Wenn es etwas gab, worauf ich mich verlassen konnte, dann darauf, dass Erik ganz sicher nicht in der Bibliothek sein würde. Nicht an einem der ersten schönen Frühlingstage, wenn die Studenten sich in Straßencafés und am Ufer des Aasees die Sonne auf die Nase scheinen lassen.

Mit einem kleinen Seufzer wusch ich meine Hände, kümmerte mich nur wenig um die Erdreste, die sich unter den Fingernägeln angesammelt hatten und für ordentliche Trauerränder sorgten, bürstete meine Haare zu einem Pferdeschwanz zusammen und schwang mich auf mein Fahrrad. Das war der unschlagbare Vorteil von Münster: Fahrradwege, so weit das Auge reichte. Die Strecke von meinem Hexenhäuschen bis zur Uni konnte ich locker in einer halben Stunde fahren. Noch schneller ging es, wenn ich die Abkürzung durch den Wald nahm, die tagsüber romantisch und ruhig war – und nachts unheimlich und dunkel.

Die Bewegung tat mir gut. Vor dem historischen Seminar sprang ich von meinem Fahrrad, stellte es zu den Hunderten von anderen Rädern und betrat beschwingt die Bibliothek. Hier blieb meine Laune im staubigen Geruch jahrhundertealter Gelehrsamkeit hängen. Doch bevor ich mir selbst auch nur die Chance gab, über eine Rückkehr in meinen Garten oder wenigstens in die Frühlingssonne nachzudenken, machte ich mich an die Arbeit.

In welchen Büchern hatte ich bisher noch nicht nachgesehen, wo würde ich noch ein paar langweilige Fakten über die Pläne der alten Engländer finden, was hatte ich bisher übersehen, weil ich es für fade Machtpolitik hielt? Eine halbe Stunde später lag ein Stapel von dicken Wälzern vor mir auf dem Tisch. Mit Machtpolitik hatten sich die Historiker offenbar schon seit Jahrhunderten beschäftigt. Ich schlug den ersten Band auf und machte mich an die Arbeit … und versank wie so oft in einer fremden Zeit.

Reiche Händler und zwei rivalisierende Herrscherhäuser sorgten dafür, dass am Ende niemand mehr wusste, wer eigentlich die Macht hatte. Wahnsinnige und Machtbesessene – viel hatte sich in dieser Hinsicht seit dem 15. Jahrhundert nicht geändert. In meiner Phantasie entstanden dichte Wälder und kleine Städte, in denen die Menschen dieser fremden Zeit lebten und arbeiteten.

Erst als es allmählich dämmerte, hob ich das erste Mal meinen Kopf, um die kleine Lampe an dem Tisch anzuknipsen. Die meisten Studenten waren längst verschwunden. Klar, es war Freitagnachmittag, viele waren längst auf dem Weg nach Paderborn, Lippstadt oder wie auch immer die Städte der Umgebung hießen, in denen ihre Mütter darauf warteten, endlich wieder Wäsche zu waschen oder Kinder zu bekochen. Mir war das ein Rätsel. Ich liebte meine Eltern aus vollem Herzen. Aber als es darum ging, einen Studienort auszuwählen, war es mir wichtig gewesen, ein paar Hundert Kilometer zwischen mich und meine Eltern zu bringen. Das beschauliche Kaff an der Weinstraße war mir zu klein und zu langweilig – ich wollte mich ordentlich abnabeln und nur zu Weihnachten und in den Semesterferien zu Hause vorbeikommen. Nicht an jedem einzelnen Wochenende, das der Kalender hergab.

Ich griff nach dem nächsten Buch auf dem Stapel. Keines, auf das ich große Hoffnungen setzte. Im Gegenteil: Dieses Buch hatte ich eher aus Versehen bestellt, denn es war mir entgangen, dass es aus dem 16. Jahrhundert stammte und damit wohl kaum den neuesten Forschungsstand wiedergab. Aber jetzt, wo es schon auf meinem Tisch lag, wollte ich wenigstens kurz hineinsehen, ob sich nicht doch irgendetwas Verwertbares darin fand.

Ein paar Minuten später rutschte ich auf meiner Stuhlkante hin und her. Ausgerechnet in dieser alten Quelle hatte ein Autor alle Kriege und Konflikte aus der Zeit der Rosenkriege genau aufgezeichnet. In schwer lesbarer alter Schrift – aber sie enthielt genau die Information, die meiner Seminararbeit womöglich doch noch den richtigen wissenschaftlichen Anstrich geben würde. Eine alte Quelle über eine noch ältere Zeit – und es ging ausschließlich um Militärstrategie und den Einsatz von Waffen. Genau das, worauf mein Professor abfahren würde.

Und das Buch gab mir die Chance, in meiner Seminararbeit die im Laufe der Jahrhunderte veränderte Einschätzung historischer Begebenheiten zu thematisieren. Das klang so langweilig, dass es einfach gut sein musste.

Es knisterte im Lautsprecher. »Liebe Benutzer unserer Bibliothek, diese Einrichtung wird in wenigen Minuten geschlossen. Wir bitten Sie, die Leihobjekte zurückzugeben und die Räumlichkeiten zu verlassen.«

Abgesehen von mir war nur noch ein einziger anderer Student bei der Arbeit. Vielleicht schlief er auch, ich konnte nur den Schein der Lampe und die Füße auf dem Boden sehen. Das Mädchen an der Ausgabe sah konzentriert auf ihr Smartphone und tippte auf der Oberfläche herum. Wahrscheinlich verabredete sie sich gerade mit Freunden für den Abend. Oder twitterte in die Welt hinaus, dass ihr Feierabend bevorstand. Zumindest verschwendete sie keinen Blick auf mich oder das, was ich in diesem Augenblick tat.

Keine Ahnung, was mich dazu trieb, das Buch einfach in meine geräumige Tasche fallen zu lassen. Wenn ich mich richtig erinnere, dann war es einfach die Erkenntnis, dass ich am Wochenende genug aus diesem Buch notieren könnte, um es in meine Arbeit einzubauen. Ordentlich mit Fußnoten, um zu beweisen, dass ich auch vor den unleserlichen Schinken in der Bibliothek des Historischen Seminars nicht zurückscheute. Mit einem Blick vergewisserte ich mich, dass niemand meine »Wochenendausleihe« bemerkt hatte. Aber die Blondine hämmerte weiter auf ihrem Smartphone herum, und der andere Student war schon verschwunden. Zumindest waren seine Füße nicht mehr zu sehen.

Ich stand auf, zog meine Jacke über und warf den Trageriemen meiner Tasche über die Schulter. Mit einem lässigen Winken verließ ich den Raum. So einfach ging es also, einen alten Wälzer zu klauen. Es piepste nicht, und es tauchten auch keine zornigen Aufseher aus dem Nichts auf. Mal ganz abgesehen davon, dass ich dieses Buch ja gar nicht klauen wollte, sondern nur am Wochenende ein paar Sachen abschreiben wollte. Immerhin war mir klar, dass man aus diesen alten Dingern nichts kopieren durfte – der Rücken wäre beim Aufbiegen sicher gebrochen.

Ein Anflug von schlechtem Gewissen befiel mich, während ich das Schloss an meinem Fahrrad öffnete. Würde dieses alte Buch nicht vielleicht doch leiden, wenn es zwei Nächte in meinem Zimmer lag? Dunkel erinnerte ich mich an ein Proseminar, bei dem es um den Erhalt alter Schriften und Dokumente ging. Hatte dieser Mensch nicht etwas von gleichbleibender Luftfeuchtigkeit erzählt? Meine Tasche lag im Fahrradkorb, während ich nachdenklich den Eingang zur Bibliothek musterte. Die Blondine von der Ausleihe kam gerade mit wippendem Gang heraus, lief an mir vorbei und brauste auf einem Motorroller davon.

Der Moment der Entscheidung war vorbei. An diesem Wochenende würde der alte Schinken bei mir sein. Mit dem beruhigenden Gedanken, dass ich ihn gleich am Montagmorgen wieder an seinen Platz legen würde, machte ich mich auf den Nachhauseweg. Und kam keine hundert Meter weit.

»Lena!«

Erik stand vor einer der Kneipen und winkte mit beiden Armen, damit ich ihn ja nicht übersehen konnte. Nur für den Fall, dass ich sein Gebrüll nicht hörte. Er strahlte mich an, als hätte er vollkommen vergessen, was er mir noch am Vormittag alles gesagt hatte.

»Du musst einfach mit reinkommen, wir haben gerade total viel Spaß! Du wirst nicht glauben, wer heute Abend hier ist ... Komm schon!«

Bedauernd klopfte ich auf meine Tasche. »Tut mir leid, aber ich muss heute Abend wirklich an mein Studium denken. Das wirst du sicher verstehen. Manchmal muss man einfach Prioritäten setzen, oder?«

Damit trat ich in die Pedale. Dieser Idiot sollte ja nicht glauben, dass ich einfach so über sein Geschwätz von heute Vormittag hinweggehen würde, um dann am Abend wieder mit ihm zusammenzusitzen, Alt zu trinken und einen auf beste Freunde zu machen! Nicht mit mir. Leise murmelte ich eine Schimpftirade vor mich hin. Fast so wie die alten Damen, die vor dem Joghurtregal im Supermarkt leise mit sich selber diskutieren, ob sie heute lieber Erdbeer- oder Pfirsichjoghurt haben wollen.

»Wie kann er es nur wagen? Wie ich Erik kenne, sitzt drinnen seine Silke, und ich soll mich dazusetzen und ein bisschen über Professor A und Dozent B schimpfen und so tun, als wäre alles in bester Ordnung. Aber so ist Erik eben. Er denkt nur an sich selber und versteht nicht einmal, was daran verkehrt sein soll. Dauert gar nicht lange, dann steht er wieder auf der Matte und redet, bis meine Ohren glühen. Weil Silke keine Zeit oder keine Lust mehr auf ihn hat ...«

Unwillkürlich hatte ich die Abzweigung durch den Wald genommen, die ich nachts normalerweise eher mied. Zu allem Überfluss hatte auch noch ein leichter Nieselregen eingesetzt, der dafür sorgte, dass es noch kühler und unfreundlicher wurde. Der Frühling hatte offensichtlich eine Pause eingelegt. Außer meinem kleinen LED-Licht, dessen einziger Vorteil war, dass es beim Anhalten an der Ampel weiterleuchtete, war weit und breit nichts zu sehen. Ein Knistern hinter einem Baumstamm sorgte dafür, dass ich noch mehr in die Pedale trat. Dann ein sirrendes Geräusch von hinten, das immer näher kam. Ein Schulterblick – und mir war klar: Ich wurde verfolgt. Ein anderer Radfahrer war schneller als ich. Ein Mann, der gesehen hatte, dass ich mir diese finstere Strecke ausgesucht hatte?

Ich fuhr schneller und merkte, dass mein Atem hektisch wurde. Ein Schweißtropfen lief über meine Schläfe, während ich mit der einen Hand in der Tasche nach dem Tränengas tastete, das ich immer bei mir trug. Man wusste ja nie, was einem so passieren konnte.

Augenblicke später flog der Fahrradfahrer an mir vorbei und raste weiter. Von wegen Vergewaltiger. Nur ein anderer Radfahrer, der offenbar besser trainiert war als ich. Womöglich war ich doch ein wenig paranoid. Mit einem halben Lächeln richtete ich mich wieder im Sattel auf. Das Tränengas würde ich gleich wieder in meine Tasche stecken – ich konnte sowieso schon wieder die ersten Laternen am Ende der Abkürzung sehen.

In diesem Augenblick tat es einen Schlag, mein Lenkrad drehte sich um neunzig Grad zur Seite und blockierte, woraufhin mein Fahrrad mit einem hässlich metallisch kratzenden Geräusch auf den Schotterboden schlug, während ich selber über den Lenker ging und mir auf dem Rest Wintersplitt meine Handflächen aufriss.

Einige Sekunden lag ich fluchend auf der Seite und rang wieder nach Atem. Meine linke Handfläche brannte, ebenso meine linke Gesichtshälfte und das Knie. Behutsam bewegte ich erst das Bein, dann den Arm und fasste mir vorsichtig ins Gesicht. Ein brennender Schmerz ließ meine Hand zurückzucken. Offensichtlich hatte ich mir die Haut abgeschürft. Es tat höllisch weh, würde mir aber ganz sicher keinen Aufenthalt im Krankenhaus einbringen.

Im Dunkeln tastete ich nach meinem Fahrrad und erhob mich mühsam. Als ich das Teil aufrichtete, merkte ich, dass der Lenker verdreht war – und der Fahrradkorb leer. Meine Tasche war durch den Sturz offensichtlich herausgeschleudert worden. In dieser Sekunde fiel mir das alte Buch ein. Hektisch suchte ich den Boden ab. Auf dem Weg war nichts zu finden. Angestrengt starrte ich in die Richtung, wo die Tasche gelandet sein musste – und tatsächlich: Im hohen nassen Gras, direkt neben dem Weg, lag sie.

Offen.

»Mistmistmistmist!«, schimpfte ich und spähte in die Tasche. Das alte, wertvolle Buch musste hier irgendwo auf dem nassen Boden liegen, wo es im Nieselregen mit jeder Sekunde, die ich es nicht finden konnte, noch mehr durchweichen würde. Hektisch fuhr ich mit meinen Fingern durch das Gras am Wegesrand. Steine, ein dorniger Ast, der mir in den Finger piekste. Irgendetwas eklig Weiches blieb an meinen Fingern kleben, und ich versuchte, es an meinen Hosenbeinen abzuwischen. Dabei stellte ich fest, dass die Hose am Knie zerrissen war.

Schließlich stieß ich auf das Buch. Hektisch nahm ich es hoch und versuchte das Ausmaß des Schadens einzuschätzen. Sinnlos. Viel zu dunkel, aber zumindest fühlte es sich für den ersten Eindruck fast unversehrt an. Immerhin fiel es nicht auseinander, als ich es in die Hand nahm. Schnell stopfte ich es wieder in meine Tasche, die ich

Gras kurz halten sollten. In Wirklichkeit fraßen sie immer genau die Triebe, die eigentlich weiterwachsen sollten, aber bis wir das bemerkten, hatten wir die drei schon viel zu sehr ins Herz geschlossen, als dass wir sie wieder verkauft hätten.

Und natürlich hörte meine Mutter am Telefon sofort, dass ihre Tochter gerade alles andere als eine fröhliche Studentin war. »Was ist denn passiert? Du klingst ja, als wäre der Weltuntergang nahe!«

Ich schluckte. Und dann brach es aus mir heraus. Alles. Erik und Silke und seine Ansage, dass er künftig mehr Freiheit brauchte. Der Professor, der meine Arbeit nicht verstand. Und dann dieser blöde Einfall, das alte Buch übers Wochenende mitzunehmen. Der Sturz, der Regen, das verdreckte und zerrissene Buch.

»Ich weiß nicht, was ich jetzt tun soll!«, bekannte ich schniefend und kam mir wieder vor wie ein kleines Mädchen, das seiner Mutter ein aufgeschlagenes Knie zeigt und um ein Pflaster bittet.

Für einen Moment war es still im Hörer. Dann erklang ein leises Seufzen. »Mein armer Schatz.« Ich konnte förmlich hören, wie meine Mutter um ein paar sinnvolle Lösungen rang. Dann holte sie tief Luft und legte los.

»Als Erstes schlage ich vor, dass du diesen Erik vergisst. Was willst du von dem? Er hat doch ganz offensichtlich eher seinen Spaß im Kopf als dein Wohlergehen. Hör endlich auf, sein Trostpreis zu sein, wenn Silke das Interesse an ihm verliert. Streich ihn aus deinem Gedächtnis, hörst du?«

Ihr Ratschlag klang vernünftig, doch leider wusste ich jetzt schon, dass Erik bei mir wieder offene Türen einrennen würde, sobald er wieder auftauchte. Immerhin hatte wieder im Fahrradkorb verstaute. Dann fuhr ich weiter. Das Schutzblech knatterte ohrenbetäubend laut an den Speichen, der Lenker saß schief – aber das Fahrrad bewegte sich.

Während ich weiter nach Hause fuhr, wurde aus dem Nieseln ein echter, kalter Landregen, der wirklich nichts Frühlingshaftes an sich hatte. Bis ich endlich vor unserem Hexenhäuschen anhielt, war ich bis auf die Knochen durchweicht, mein Gesicht brannte vor Kälte, und meine Finger waren steif und rot.

Das Fahrrad lehnte ich einfach gegen den Gartenzaun und verschwand so schnell wie möglich im Inneren des Hauses. Aus der Küche sahen mich drei Augenpaare neugierig an.

Tom hob eine Augenbraue. »Was hast du denn gemacht? Ringkampf mit den Waldgeistern? Brauchst du Hilfe?«

Ich winkte ab. »Halb so schlimm. Habe die Abkürzung durch den Wald genommen und bin über eine Wurzel oder so gefahren und dabei umgefallen.« Ich wollte möglichst schnell in mein Zimmer und mir das alte Buch ansehen, da wollte ich mich mit dem Mitleid meiner Mitbewohner nicht aufhalten.

Aber so schnell konnte ich sie nicht abschütteln. Sandra deutete auf mein Gesicht. »Bist du dir sicher, dass du nicht zum Arzt musst? Das sieht gar nicht gut aus!«

»Ich stell mich erst einmal unter die Dusche«, wehrte ich ab. »Ich friere wie ein Schneider, und ich wette, wenn das erst einmal ordentlich sauber ist, sieht das nur noch halb so wild aus.«

»Wenn du meinst«, sagte Sandra zögernd. »Aber wenn du doch noch in die Notaufnahme möchtest, dann gib Bescheid. Ich fahre dich eben hin, kein Problem.«

Demonstrativ schob sie ihre Bierflasche weg. »Ich trinke nichts, bis du geduscht hast und dir sicher bist, dass du keine Hilfe brauchst. Sei vorsichtig – von so etwas kann man hässliche Narben behalten.«

»Dann muss Lena eben doch mit ihrem schönen Charakter überzeugen«, feixte Ben, dem es ohnehin schwerfiel, irgendetwas mit dem nötigen Ernst zu betrachten.

Ich streckte ihm die Zunge heraus. »Idiot. Und danke für dein Mitgefühl!«

Damit verschwand ich in meinem Zimmer, machte hektisch Licht und holte das Buch aus meiner Tasche. Für einen Moment war ich erleichtert. Der lederne Umschlag war etwas feucht und dreckig – aber sah unversehrt aus. Vorsichtig schlug ich das Buch auf. Und holte tief Luft. Der Buchdeckel hing nur noch mit ein paar Fasern am Buchrücken fest. Durch die Wucht des Aufpralls war er fast vollständig abgerissen. Das war mehr als nur ein bisschen Schmutz. Das war ein Buch, das ordentlich restauriert werden musste.

Vorsichtig drehte ich es um. Quer über die Rückseite ging ein Riss, in dem noch etwas Erde und Gras klebte. Meine dreckigen Finger hinterließen auf dem Papier der Innenseite einen dunklen Abdruck. Entsetzt schloss ich die Augen. Ich konnte dieses Wrack auf gar keinen Fall unauffällig wieder ins Regal zurückstellen.

Aus dem Spiegel an meinem Kleiderschrank sahen mich erschrockene grüne Augen an, der Rest des Gesichts war wegen des Drecks und des Blutes fast nicht zu erkennen. Ich sah mindestens so schlimm aus wie das Buch auf meinem Schreibtisch. Mit dem Unterschied, dass sich für meine Verletzungen wohl kaum eine Universität interessieren würde.

Entschlossen öffnete ich eine Schublade, holte ein sauberes Handtuch heraus und wickelte das Buch erst einmal ein. Als Erstes sollte ich mich um mich selbst kümmern. Dann würde ich weitersehen.

Schnell streifte ich mir die nasse Kleidung vom Körper, schnappte mir ein weiteres Handtuch und verschwand in unserem Badezimmer. Vorsichtig ließ ich mir das warme Wasser über das Gesicht laufen. Es brannte wie Hölle, aber der Spiegel zeigte mir, dass ich nur eine harmlose Schürfwunde auf dem Wangenknochen hatte. Sah hässlich aus, aber würde sicher wieder ordentlich verheilen. Ich tupfte mir ein wenig Ringelblumensalbe darauf, die ich auch bei kleinen Kratzern aus dem Garten immer einsetzte.

Das Knie wurde allmählich dicker und war auch ein wenig blau – aber ich beschloss, es unter »Prellung« zu verbuchen. Während ich den tiefen Kratzer an meiner linken Hand untersuchte, hörte ich auf dem Flur unser Telefon. Sekunden später klopfte es.

»Deine Mutter. Kannst du sprechen?« Toms Stimme.

Ohne lange nachzudenken, öffnete ich die Tür und streckte meine Hand heraus. »Sicher, immer her damit.«

»Hallo, Schatz, wie geht es dir?«

Erst als ich die mitfühlende Stimme meiner Mutter hörte, wurde mir wieder bewusst, wie schrecklich dieser Tag verlaufen war. Probleme an der Uni, Streit mit Erik, Gesicht und Knie zerschrammt – und jetzt auch noch das Buch … Mir stiegen die Tränen in die Augen. Ich wickelte mich fest in mein feuchtes Badehandtuch und ließ mich langsam auf den Boden gleiten. Mit dem Rücken gegen die Badewanne gelehnt, holte ich tief Luft.

»Nicht so gut …«

2.

Kein Mensch auf dieser Welt kennt und versteht mich so gut wie meine Mutter. Das sagt wahrscheinlich jeder, aber bei mir stimmt es wirklich. Als ich noch kleiner war und ständig mit aufgeschlagenen Knien aus dem großen Garten hinter dem Haus angerannt kam, hielt sie Pflaster und Arnikatinkturen für mich bereit. Später, als ich mich ständig unglücklich in die Jungs verliebte, die sich kaum an meinen Namen erinnerten, konnte ich mir immer sicher sein, dass sie mit wenigen Worten meinen Weltschmerz lindern würde.

Meine Eltern leben in einem alten renovierten Bauernhof. Wobei »renoviert« ein relativer Begriff ist. Tatsächlich ist es eine Dauerbaustelle, die sie – so lange ich denken kann – mit wechselndem Elan bearbeiten. Immer, wenn ich mir sicher war, dass sie endlich fertig sein müssten, fing meine Mutter ein neues Projekt an. Ein schöneres Badezimmer, eine neue Küche, Parkett im Wohnzimmer oder auch nur ein frischer Anstrich im Ziegenstall – bei jedem Besuch entdeckte ich etwas Neues. Immer mit einer begeisterten Mutter mitten im Geschehen. Nach ihrer Arbeit als Lehrerin im nahe gelegenen Gymnasium entspannte sie sich mit Pinsel, Schleifpapier oder einem Spachtel in der Hand.

Für mich als Kind hatte dieser Bauernhof das Paradies bedeutet: eine Streuobstwiese hinter dem Haus, ein Hund, ein paar Katzen und eben die drei Ziegen, die das ich ihn an diesem Abend vor der Kneipe stehen lassen, das war schon mal ein Anfang, fand ich.

Meine Mutter erwartete keine Antwort, sondern wandte sich dem nächsten Problem zu. »Wenn ich die Sache mit deinem Prof richtig verstanden habe, dann will er eine langweilige Arbeit über Herrschaftsverhältnisse, Kriege und Stammbäume. Das kannst du doch mit links – du schreibst ihm jetzt eine Seminararbeit, die vor langweiligen Fakten nur so strotzt und in der die Zahl der Fußnoten die Seitenzahl um ein Vielfaches übersteigt. Er will fade Fakten? Dann gib sie ihm. Hör auf, solche Menschen mit deinen originellen Ideen von Geschichtsbetrachtung zu überfordern. Er will kleine Häppchen? Kann er haben. Nächstes Semester suchst du dir dann aber bitte genauer aus, bei wem du deine Zeit verschwenden willst.«

Bei ihr klang alles so unendlich einfach. Fast peinlich, dass ich so ein Drama daraus gemacht hatte. Aber jetzt wurde ihre Stimme weniger bestimmt. »Das mit dem alten Buch ist natürlich schlimm. Von wann ist der Band, hast du gesagt?«

»Aus dem 16. Jahrhundert.« Meine Stimme klang kläglich. »Ich weiß, dass das eine dumme Idee war. Aber immerhin ist es kein besonders großartiger Codex oder so etwas. Nur eine Aufzeichnung über die Kriege der Lancasters. Ich habe mir vorgestellt, dass sich das gut in einer Seminararbeit macht. Ein paar Fakten, die mittlerweile vielleicht längst widerlegt worden sind, und so könnte ich die Rezeption des Frühmittelalters …«

»Quatsch«, unterbrach mich meine Mutter. »Du musst dir in dieser Seminararbeit nicht beweisen, dass du doch noch eine geniale Historikerin wirst. Diesen Professor wirst du ohnehin nicht mehr von dir überzeugen können. Du weißt doch: Männer tun sich schwer darin, ihre Meinung zu ändern. Das würde bedeuten, dass sie nachdenken müssen. Und das ist den meisten bei Weitem zu anstrengend!«

»Hin und wieder finde ich deine Weltsicht etwas sehr vereinfachend«, wagte ich zu widersprechen.

»Unsinn. Ich kenne diese weltfremden Wissenschaftler. Sie suchen nach einer Lösung, einer Antwort. Wenn sie eine gefunden haben, dann ist ihre Neugier befriedigt, und sie hören auf zu suchen. Ich denke, das gilt nicht nur für ihre Forschung, sondern auch für ihren Auftrag, an der Universität ein Fach zu lehren. Was aber nichts daran ändert, dass du ein wertvolles Buch aus der Bibliothek hast mitgehen lassen. Wann fällt das auf? Was denkst du?«

Ich dachte nach. »Na ja – spätestens wenn jemand anders das Buch braucht. Wenn man es dann nicht findet, fällt der Verdacht auf den Letzten, der in dem Buch gelesen hat. Und ich habe das Buch bestellt. Also ist jedem klar, dass ich es auch in der Hand hatte. Dafür gibt es diese wunderbaren Ausleihsysteme.«

»Aber ein paar Monate hast du noch, bevor deine Uni dich verdächtigt, ein altes wertvolles Buch gestohlen zu haben, oder?« An ihrer Stimme konnte ich hören, dass sie eine Idee hatte.

»Ich denke schon. Wahrscheinlich sind es eher Wochen als Monate, aber in den nächsten Tagen habe ich Ruhe. Was hast du vor? Glaubst du nicht, dass ich am besten alles zugeben sollte? Vielleicht wird der Schaden ja sogar von meiner Haftpflicht gedeckt.«

»Vielleicht ist der Schaden ja gar nicht so groß, den du da angerichtet hast. Ich habe eine Bekannte, die ist

Buchbinderin. Was bei der hin und wieder auf dem Arbeitstisch landet, sieht nach nicht sehr viel mehr als Altpapier aus. Womöglich kann sie uns helfen.«

»Und diese Bekannte würde nichts weitererzählen? Immerhin ist es ein ziemlich altes Buch!« Ich wagte kaum, an eine so einfache Lösung zu glauben.

»Nein. Wem sollte sie es erzählen? Wir ziehen sie ins Vertrauen. Was soll denn mehr passieren, als dass sie zugibt, dieses Buch nicht mehr retten zu können? Dann haben wir immer noch Zeit genug, uns zu überlegen, mit welcher Erklärung du das Buch an die Universität zurückgeben kannst.«

»Wie soll ich dir das Buch denn schicken?«, fragte ich vorsichtig nach.

Meine Mutter war jetzt richtig in Fahrt. »Wickel es einfach in eine Decke oder ein dickes Handtuch, und schick es mir per Paketpost. Ich bringe es der Buchbinderin. Dann rufe ich dich an und erzähle dir, wie sie die Lage einschätzt.«

Mir blieb nichts anderes übrig, als zu nicken. Nicht nur, dass ich ein wertvolles altes Buch geklaut hatte – jetzt würde ich also auch noch verschweigen, welchen Schaden ich verursacht hatte. »Mach ich, Mama.«

»Und vergiss nicht, auf deine Kratzer und Schrammen ein bisschen Ringelblume oder Arnika zu geben. Du willst doch nicht, dass hässliche Narben bleiben. Das kann gerade im Gesicht ganz schnell passieren.«

Hier konnte ich sie beruhigen. »Habe ich schon gemacht. Tut auch fast nicht mehr weh, ich glaube, ich muss nicht ins Krankenhaus. Was sollen die schon machen? Ist ja keine Platzwunde, die man nähen kann.«

»Dann bin ich beruhigt.« Die Stimme meiner Mutter

wurde weicher. »Und du meldest dich, wenn du mit jemandem reden willst, ja? Bloß nicht wieder bei diesem Erik anrufen, das bringt einfach nichts. Versprichst du mir das?«

»Mal sehen«, murmelte ich. »Bin nicht so gut darin, irgendwelchen Menschen eine Absage zu erteilen.«

»Musst du aber«, erklärte meine Mutter in diesem Tonfall, den sie auch unserem Hund gegenüber anwandte. Ich wagte keinen Widerspruch mehr. Stattdessen merkte ich, dass mir in meinem feuchten Badehandtuch ganz schön kalt geworden war.

»Ich muss mir jetzt was Warmes anziehen«, erklärte ich. »Die anderen sollte ich wohl auch beruhigen, die haben sich ganz schön Sorgen gemacht, als ich gerade eben so nass, zerschrammt und dreckig eingelaufen bin. Nicht, dass die mir doch noch den Notarzt rufen …«

Mit einem letzten »Pass auf dich auf!« verabschiedete sich meine Mutter. Einen kurzen Augenblick saß ich noch auf dem Badezimmerboden und sah den Telefonhörer in meiner Hand an. Warum nur konnte meine Mutter alle Bedenken und alle Sorgen im Handumdrehen auflösen?

Langsam erhob ich mich, bürstete meine nassen Haare durch und schlüpfte in meinem Zimmer in ein paar weiche Jogginghosen und einen kuschligen Pullover. Dann ging ich langsam in die Küche, wo die anderen längst beim zweiten oder dritten Bier angekommen waren. Auch Sandra hatte ihren Vorsatz, nüchtern zu bleiben, wieder aufgegeben. Wahrscheinlich hatte sie sich ausgerechnet, dass ich heute in keine Notaufnahme mehr wollte. Womit sie ja auch völlig richtiglag.

Ben musterte mein Gesicht und meinte zufrieden:

»Ohne Dreck sieht das ja wirklich nicht so schlimm aus. Da müssen wir keine Angst haben, dass dein Wikinger dich nicht mehr haben will.«

Wikinger, so nannten meine Mitbewohner Erik – wegen seines Namens, der breiten Schultern und der blonden Haare. Sie fanden ihn zu laut, und außerdem hatte Tom festgestellt: »Erik kennt nur ein einziges Gesprächsthema. Und das ist Erik. Finde ich etwas ermüdend auf die Dauer!«

Womöglich hatte er sogar recht. Ich griff nach einer Flasche Bier, lächelte in die Runde und erklärte: »Ich brauche jetzt ein Beruhigungsmittel. Meine Mutter hat gesagt, ich soll es mit Hopfen versuchen!«

»Und man sollte seiner Mutter nie widersprechen!«, meinte Sandra grinsend und prostete mir zu.

Als ich eine Stunde später ins Bett ging, verschwendete ich wirklich keinen Gedanken mehr an das Buch, das in Handtücher eingeschlagen auf meinem Schreibtisch lag. Ich fiel in einen tiefen und traumlosen Schlaf.

Erst am nächsten Morgen verpackte ich das Buch in trockene Küchenhandtücher und bettete es dann in ein Paket, in dem ihm nichts Schlimmes passieren konnte. Nachdem ich es in der Post abgegeben hatte, fühlte ich mich erleichtert. Jetzt musste ich mich wenigstens ein paar Tage lang nicht mehr darum kümmern.

Den Rest des Wochenendes lenkte ich mich mit meiner Seminararbeit ab, während mein Knie dank eines Quarkwickels wieder auf normalen Umfang abschwoll. Als ich am Montag als eine der ersten Studenten in die Bibliothek kam, konnte ich nichts Ungewöhnliches bemerken. Es sah nicht so aus, als ob irgendjemand das alte Buch vermisste. Wahrscheinlich war ich seit Jahren die

Erste, die diesen unbedeutenden alten Schinken aus dem Regal gezerrt hatte. Und so vertiefte ich mich in leichter verdauliche moderne Fachliteratur über die Rosenkriege und das Machtstreben der Heinrichs und Richards. Meine Notizen füllten die Seiten, ich war bester Dinge und davon überzeugt, dass ich den Plan meiner Mutter einfach perfekt umsetzte.

Bis mein Handy zwei Tage später mit einer neu erhaltenen Nachricht leise in meiner Tasche vibrierte. Sie war von Erik.

»Heute Abend Party bei mir. Kommst du? Bring Bulgursalat mit!«

Was war das? Ein Friedensangebot? Oder wieder einmal mein gedankenloser Freund, der sich nicht vorstellen konnte, dass ich in diesem Augenblick möglichst wenig von ihm sehen wollte. Die mahnenden Worte meiner Mutter klingelten in meinen Ohren, als ich auf dem Nachhauseweg im Supermarkt schnell noch Bulgur, Tomaten, Gurken, Zitronen und einen großen Bund Petersilie einkaufte. Eine Party hatte ich mir nach den letzten Tagen verdient, redete ich mir selber ein. Ich würde mich bestimmt gut amüsieren und musste ja nicht unbedingt mit Erik reden.

Und so schnipselte ich die Zutaten für den Bulgursalat und freute mich auf einen Abend, den ich nicht in Gesellschaft der angestaubten Lancasters verbringen würde. Eine Menge Studenten aller möglichen Fachrichtungen, alle fröhlich und in Feierlaune – das würde mir sicher guttun.

Mit meiner Salatschüssel in der Hand drückte ich zwei Stunden später auf die Klingel zu Eriks Wohnung. Er öffnete und strahlte mich offensichtlich nicht mehr ganz nüchtern an. »Lena! Was hast du denn gemacht? Hat sich eine deiner Tomaten mit dir angelegt?« Er lachte, als wäre ihm da ein besonders toller Scherz gelungen.

Mir gelang nur ein windschiefes Lächeln, während ich mit der freien Hand nach meinem Gesicht griff, das immer noch von Schrammen und grüngelben Flecken verziert war. »Ach, das ist nichts!«, erklärte ich mit einem Schulterzucken. »Ich bin vor ein paar Tagen im Regen vom Fahrrad gefallen.«

Ich drückte ihm die Salatschüssel in die Hand und marschierte an ihm vorbei in die Küche, wo ich auf ein Glas kalten Wein hoffte. Das hätte es sicher auch gegeben. Aber leider saß Silke am Küchentisch, vertieft in ein Gespräch mit einem dunkelhaarigen Betriebswirtschaftler, den ich von irgendwelchen Partys kannte. Ich wich zurück und versuchte im Wohnzimmer mein Glück. Schummriges Licht, ein Pärchen küsste sich auf einer Couch, ein anderes tanzte zu der Musik, die Erik für romantische Stunden reserviert hatte. Schrecklich. Wo war hier die Party mit den gut gelaunten Studenten, auf die ich gehofft hatte?

Ohne dass ich es bemerkt hatte, tauchte Erik hinter mir auf. »Die meisten kommen erst später«, erklärte er auf meinen fragenden Blick hin. »Bis dahin können wir doch schon mal was trinken? Was kann ich dir bringen?« Er sah mich dabei völlig unbefangen an – und ich fragte mich für einen Augenblick, ob ich mir seine Rede vor ein paar Tagen womöglich eingebildet hatte. Ich griff nach dem Glas, das er mir hinhielt.

»Was feiern wir eigentlich?«, erkundigte ich mich. Sein Geburtstag war erst im August, das konnte es also nicht sein.

»Habe ich das nicht gesagt?« Einen winzigen Augenblick lang wirkte Erik verwirrt. »Silke hat ihre Zwischenprüfung bestanden. In ihrem Wohnheim ist nicht genug Platz, deswegen habe ich ihr angeboten, bei mir zu feiern. Die Wohnung ist schließlich groß genug.«

Mein Bulgursalat war also für Silkes Feier gedacht? Auf einen Schlag schmeckte der Weißwein nur noch sauer. Vorsichtig stellte ich das Glas in ein Regal, versuchte ein Lächeln, das mir völlig misslang, und machte mich auf in Richtung Ausgang. Erik lief neben mir her.

»Warum willst du denn schon wieder gehen? Du bist doch gerade eben erst gekommen? Ist es wegen Silke? Das ist Blödsinn, das weißt du doch. Das mit uns ist doch ganz etwas anderes, wir sind doch wirkliche Freunde!« Er stellte sich mir in den Weg.

Entschlossen ging ich an ihm vorbei. »Aha, und echte Freunde bringen auch noch das Essen zu einer Party mit, die für die neue Freundin gegeben wird? Das ist lächerlich!«

Ich riss meinen Parka vom Kleiderhaken, holte aus der Küche den Salat, von dem bis zu diesem Augenblick noch niemand probiert hatte, und verließ Eriks Wohnung, keine zehn Minuten nachdem ich sie betreten hatte. Bebend vor Zorn stand ich auf der Straße.

Meine Mutter hatte recht behalten. Ich musste Erik vergessen. Aus meinem Leben streichen. Er sah in mir wohl wirklich nur die beste Freundin, mit der er aus Versehen oder mangels anderer Gelegenheit ein paarmal ins Bett gegangen war. Und ich Idiot hatte mir die ganze Zeit eingeredet, dass ich diese Art von Freundschaft ganz wunderbar fand. Jetzt reichte es mir!

Wütend schwang ich mich auf mein Fahrrad, vermied

die Abkürzung und fand meine WG-Genossen wie immer in der Küche vereint. »Habe ich für die falsche Party gemacht, lasst es euch schmecken!«, verkündete ich und verschwand in meinem kleinen Zimmer. Für heute waren die Lancasters vielleicht doch die einzige Gesellschaft, auf die ich mich verlassen konnte. Wütend schmiss ich mich aufs Bett und fiel innerhalb von Sekunden in einen tiefen Schlaf.

Das Klingeln meines Handys weckte mich. Während ich noch in meiner tiefen Tasche nach dem Ding wühlte, sah ich aus dem Fenster und versuchte einzuschätzen, wie viel Uhr es wohl war. Die Sonne schien und versprach einen schönen Frühlingstag, die Geräusche aus unserer Küche und der Geruch nach frischem Kaffee zeigten mir, dass es womöglich nach neun Uhr war. Wie hatte ich nur so lange schlafen können? Das halbe Glas Weißwein, das ich gestern bei Erik getrunken hatte, konnte wohl kaum daran schuld sein.

Endlich fand ich das Telefon und presste es ans Ohr. Meine Mutter. Genauer: Meine aufgeregte Mutter, die kaum einen geraden Satz herausbrachte.

»Lena, du musst nach Hause kommen. Schnell!«

»Warum?«

»Meine Freundin, die Buchbinderin … Sie hat etwas gefunden, als sie das Buch wieder herrichten wollte.«

»Kann sie es denn überhaupt wieder herrichten?« Das war in meinen Augen die entscheidende Frage.

Fast konnte ich vor mir sehen, wie meine Mutter am anderen Ende der Leitung ungeduldig den Kopf schüttelte. »Darum geht es doch gar nicht! Brunhilde hat etwas gesehen, was sie dir unbedingt zeigen muss. Nur dir, niemandem sonst. Sie sagt, es sei eine echte Sensation!«

»Die einzige Sensation ist, dass ich so doof war, dieses Buch zu klauen und es dann auch noch kaputt zu machen«, erklärte ich trocken.

»Nein, es muss etwas anderes sein.« Die Stimme meiner Mutter wurde drängender.

»Mama, bitte, ich muss diese Seminararbeit fertig schreiben. Wenn ich jetzt nach Hause fahre, dann schaffe ich das nicht mehr rechtzeitig. Ich habe nur noch knapp vier Wochen, dann ist die Frist abgelaufen! Nein, ich kann jetzt wirklich nicht weg.«

»Aber …«, versuchte es meine Mutter ein letztes Mal.

Entnervt raunzte ich in den Apparat: »Kriegt sie das Buch denn wieder hin?«

»Ja, sicher. Sie meint allerdings …«

»Erklär mir das ein anderes Mal, ja, Mama? Ich habe heute wirklich keine Nerven für irgendwelche außergewöhnlichen Buchbindetechniken oder was auch immer sie da gefunden haben mag. Mach's gut, Mama.«

Damit legte ich auf und ließ mich wieder auf mein Bett fallen. Die Hauptsache war doch, dass diese Frau das Buch wieder in seinen Urzustand zurückversetzen würde. Da kam es nun wirklich nicht darauf an, was sie dabei gefunden haben mochte. Was sollte in so einem Buch auch schon an verborgenen Dingen stecken?

Der Duft aus der Küche war einfach unwiderstehlich. Ich zog mir ein weites Hemd über den Kopf und machte mich auf den Weg, um noch eine Tasse Kaffee abzubekommen. Auf dem alten Holztisch in der Mitte des Raumes stand noch die leer gegessene Schüssel, in der ich gestern den Bulgursalat durch Münster gefahren hatte.

Tom sah mich, schenkte mir eine Tasse ein und nickte in Richtung Schüssel. »Hat gut geschmeckt, vielen Dank! Und so viele Vitamine, mir ist heute noch ganz gesund zumute.« Er grinste mir zu und verschwand, während ich aus meinem Zimmer schon wieder den Klingelton meines Handys hörte. Meine Mutter zeigte heute eine wirklich überraschende Hartnäckigkeit. Ich umklammerte meine Tasse und nahm einen großen Schluck. Sie sollte sich erst einmal beruhigen, dann würde ich schon zurückrufen.

Nach einer gefühlten Ewigkeit hörte das Klingeln wieder auf – um nur wenige Sekunden später wieder loszugehen. Entnervt stand ich auf. Offensichtlich verlegte sich meine Mutter jetzt auf Telefonterror. »Was soll das denn?«, knurrte ich in den Hörer.

»Entschuldigen Sie bitte die Störung. Spreche ich mit Lena Opitz?« Eine freundliche Stimme, die sicher einer älteren Dame gehörte. Ganz bestimmt nicht die Stimme meiner Mutter. Erschrocken sah ich für ein paar Sekunden den Hörer an. Dann erinnerte ich mich an meine guten Manieren.

»Verzeihen Sie. Ich habe mit jemand anderem gerechnet. Ja, ich bin Lena Opitz. Was kann ich denn für Sie tun?« Dabei bemühte ich mich um meinen nettesten Ton.

»Mein Name ist Brunhilde Reich. Sie kennen mich nicht, aber ich bin eine Bekannte Ihrer Mutter. Sie hat mir vor ein paar Tagen dieses alte Buch gebracht, das wohl durch eine Unachtsamkeit …«

»Selbstverständlich weiß ich, wer Sie sind. Sie können sich gar nicht vorstellen, wie dankbar ich bin, dass Sie dieses Buch wieder restaurieren können. Was kann ich denn für Sie tun?« Schon wieder dieser dämliche Satz, der so klang, als würde ich für ein Callcenter arbeiten.

Einen Moment lang herrschte Schweigen. Dann wieder die Stimme, die nun etwas unsicher klang. »Ich habe da etwas entdeckt, als ich den Einband entfernt habe, um ihn zu reparieren.«

»Entdeckt? Hat das Buch etwa Ungeziefer?«

»Nein, nein«, meinte meine Retterin lachend. »Das Buch war in einem einwandfreien Zustand, bis es durch Ihr Missgeschick auf dem Boden landete. Deswegen hat wohl noch nie jemand den Einband entfernt. Ich weiß nicht, inwieweit Sie mit den Gebräuchen im Hochmittelalter vertraut sind, wenn es um die Gewinnung von Papier und Pergament ging?«

»Das Zeug war sehr teuer?«, versuchte ich zu raten.

»Stimmt. Deswegen hat man gerne alte Schriften wiederverwendet, die man nicht mehr brauchte. Manche Schriften wurden getilgt, dann hat man einfach darübergeschrieben. Oder wenn es sich um besonders feste Papiere handelte, wurden sie zu einem neuen Einband weiterverwendet.«

»So eine Art frühes Recycling. Stimmt, ich habe mal davon gelesen. Wie heißt das noch? Palimpsest?«

»Genau. Bei der Restaurierung von Büchern tauchen immer mal wieder solche Palimpseste auf. Meistens sind die alten Schriften unleserlich oder unwichtig. Aber dieses Mal habe ich das Gefühl, es könnte sich um einen bedeutenden Fund handeln.«

»Das heißt, Sie haben in dem alten Band ein verborgenes älteres Buch entdeckt? Was ist es denn?«

»Kein komplettes Buch. Nur eine große Seite, das ist alles. Ich bin mir nicht sicher, aber die Schrift sieht für mich aus wie karolingische Minuskel. Ich kann mich aber auch täuschen, ich bin auf diesem Gebiet wirklich keine Expertin.«

Karolingische Minuskel? Wenn diese Buchbinderin auch nur im Ansatz recht hatte, dann war das ursprüngliche Buch etwa zwölfhundert Jahre alt. Aus dieser Zeit gab es nicht allzu viele Originaldokumente, dafür hatte es in Europa zu oft gebrannt, geregnet oder Krieg geherrscht. Jedes Schriftstück aus dieser Zeit war eine Kostbarkeit. Garantiert wichtiger als ein ziemlich langweiliges Buch, in dem es lediglich um Kriegsverläufe und Stammbäume ging. Ob meinen Professor so eine wissenschaftliche Entdeckung beeindrucken würde?

»Liebe Frau Reich, das konnte ich nicht ahnen. Ich steige noch heute Vormittag in den Zug, dann bin ich heute Abend bei Ihnen.«

»Dann wäre mir morgen früh eigentlich lieber«, sagte die Frau. »Ich gehe früh ins Bett, eine alte Gewohnheit. Kommen Sie doch nach dem Frühstück, und ich zeige Ihnen, was ich gefunden habe.«

»So lange möchte ich eigentlich nicht warten. Ich verspreche auch, es wird nicht zu spät. Und noch eine Bitte: Sagen Sie niemandem, was für einen Schatz Sie in Ihrer Werkstatt liegen haben. Wenn ich es mir angesehen habe, können wir uns immer noch überlegen, was wir damit anfangen, und vor allem, wie ich am besten erkläre, dass dieses Buch plötzlich bei mir gelandet ist …«

»Gut, dann sehen wir uns heute Abend. Ich freue mich darauf, Sie kennenzulernen, Ihre Mutter hat so viel von Ihnen erzählt. Geben Sie ihr Bescheid, dass Sie kommen?«

»Ja, das mache ich«, versprach ich. »Aber erst einmal muss ich mir ansehen, was Sie da gefunden haben.«

Damit legte ich auf. Mein Herz schlug mir bis zum Hals, als ich mich ganz langsam aufs Bett setzte. Mit diesem Fund musste mir der Professor doch einen ordentlichen Schein geben. Und damit stand nichts mehr zwischen mir und meinem Abschluss an der Uni.

Ich sah auf die Uhr. Wenn ich jetzt möglichst schnell duschte und meine Sachen zusammenpackte, konnte ich in zwei Stunden im Zug sitzen. Sechs Stunden später wäre ich dann bei meinen Eltern. Ein Blick auf den Fund der Buchbinderin, und mir wäre klar, was ich da in Händen hielt – da war ich mir ganz sicher. Wenn die Einschätzung der Buchhändlerin sich als richtig erwies, dann … Für einen Augenblick stöhnte ich auf. Dann musste ich mir etwas einfallen lassen. Denn es gab keinen einzigen vernünftigen Grund, warum ich ein knapp fünfhundert Jahre altes Buch in tadellosem Zustand bei einer Buchbinderin zur Restauration gegeben hatte. Dann musste ich meinen »Diebstahl« gestehen und würde wahrscheinlich aus diesem Grund unehrenhaft von der Uni fliegen. Höchstens mit einem Vermerk über meine Meriten beim Auffinden eines alten Manuskripts.

Ich schüttelte den Kopf, um diese trüben Gedanken wieder zu vertreiben. Bestimmt würde ich feststellen, dass Brunhilde Reich einem großen Irrtum aufgesessen war. In jedem Fall blieb mir nichts anderes übrig, als nach Hause zu fahren und dieses Pergament in Augenschein zu nehmen.

Acht Stunden später kletterte ich aus dem Vorortzug, der mich in den kleinen Ort an der Weinstraße gebracht hatte, wo meine Eltern lebten. Ich eilte durch die schmalen Gassen, bis ich die hell erleuchtete Werkstatt von

Frau Reich gefunden hatte. An der Tür hing ein handgeschriebener Hinweis auf eine Katze im Laden – Hunde sollten deswegen bitte draußen bleiben.

Ich fand mich in einem kleinen Raum wieder, wo auf einer Werkbank lauter Bücher in unterschiedlichstem Zustand lagen. Keines davon war mein Werk aus dem 16. Jahrhundert – und doch wusste ich, dass es hier irgendwo sein musste. In einer Klemme eingespannt, sah ich ein älteres Buch, es roch schwach nach Leim. Neugierig sah ich mich um, als auch schon eine ältere Frau aus einem Nebenraum kam und mich mit ausgestreckter Hand begrüßte.

»Du musst Lena Opitz sein, du siehst genauso aus, wie deine Mutter dich immer beschrieben hat. Ich darf doch Du sagen?«

Ohne weitere Vorreden schloss sie die Eingangstür ab und zog eine Jalousie nach unten – dann waren wir ungestört. Mit wenigen Handgriffen räumte sie alle halb fertigen Bücher zur Seite, griff in ein Fach unter der Werkbank und holte einen Kasten hervor, in dem ich sofort mein Handtuch wiedererkannte. Fast andächtig schlug Brunhilde den Stoff zur Seite, hob vorsichtig den Buchdeckel ab und legte ihn auf die Arbeitsfläche.

»Das ist es. Was meinst du?«

Vorsichtig trat ich näher. Überraschend klar und deutlich erkannte ich die Schrift auf dem alten Papier. Kaum ein Zeichen von Alter oder Unleserlichkeit. Ich fuhr neugierig mit den Fingerspitzen über das Papier – und hielt vor Überraschung für einen Augenblick die Luft an. Täuschte ich mich, oder ging von den sorgfältig geschriebenen Buchstaben so etwas wie ein magnetisches Feld aus? Es kribbelte fast unmerklich in meinen Fingern. Ich zog die Hand zurück und legte sie dann erneut auf das Pergament. Wieder ein leises Kribbeln.

Ich sah die Buchbinderin an. »Das fühlt sich ja fast so an, als wäre es elektrisch aufgeladen. Könnte das sein?«

Ein überraschter Blick hinter den Brillengläsern, dann ein Kopfschütteln. »Ich spüre nichts. Ich sehe nur eine alte Schrift in einem fast perfekten Erhaltungszustand. Was meinst du? Ist das echt? Ist es das, wofür ich es halte?«

Ich zwang mich, das leise Kribbeln in den Fingerspitzen zu ignorieren, und betrachtete die Buchstaben genauer. Das gestochen scharfe Schriftbild, die leicht lesbare Schrift – über diese Art des Schreibens gab es keinen Zweifel. Karolingische Minuskel in ihrer reinsten Form, die Vorform der modernen Druckschrift. Mit ihrer Einführung wurden damals Texte für jedermann lesbar. Das heißt, für jedermann, der lesen konnte. Und das waren wenige genug.

Ich neigte mich über die alte Schrift und fing an, die ersten Zeilen zu entziffern. Sie waren in klassischem Latein abgefasst.

Vorzug des ruhigen Lebens … Ein Gedicht? Ich versuchte ein paar Zeilen weiterzulesen. Über verschiedene Böden und ihre Früchte? Das konnte doch kaum sein. Gab es ein Gedicht, bei dem es ausschließlich um Böden ging?

Wieder strich ich mit den Fingerspitzen vorsichtig über die alten Buchstaben. Fast schien es mir, als ob mir Stimmen ins Ohr wisperten.

»Wie bitte?« Ich sah die Buchbinderin an. »Haben Sie etwas gesagt?«

»Nein.« Sie schüttelte den Kopf. »Ich warte auf deine Einschätzung. Könnte es so alt sein, wie ich glaube?«

Langsam nickte ich. »Von der Schrift her könnte das sein. Und wenn ich es richtig verstehe, dann ist es ein Gedicht. Es geht um das Erdreich und den Anbau von Früchten oder Pflanzen. Ich müsste nachsehen, ob es überhaupt so etwas gab. Irgendwie glaube ich nicht, dass diese Menschen damals über etwas so Banales geschrieben haben. Da ging es doch immer nur um Gott, Kriege, Gebete und Könige. Aber ich kann mich auch täuschen, ich bin ja nur eine Studentin …«

Aus meiner Tasche zog ich mein Smartphone. Sorgfältig zoomte ich verschiedene Ausschnitte der Handschrift heran und fotografierte sie. »Ich muss das übersetzen und dann ein bisschen im Internet herumsuchen, ob es so etwas gab.« Ich runzelte die Stirn, um ein Wissen hervorzulocken, das in irgendeiner vergessenen Hirnwindung schlummerte. Dann gab ich auf. Auf Anhieb zumindest wollte mir nichts Passendes einfallen. »Irgendwie habe ich da mal was gelesen. Aber ich kriege die Zusammenhänge einfach nicht hin … Merkwürdig, eigentlich kann ich mir alles merken, wenn es um Garten und Anbau geht.«

Die Buchbinderin sah mir neugierig zu. »Dann forsche doch ein wenig nach. Wenn du etwas herausfindest, kommst du wieder vorbei. Was denkst du, kannst du morgen mehr sagen?«

Ein Blick auf die Uhr verriet mir, dass es schon nach acht war. »Keine Ahnung. Meine Eltern werden erst einmal mit mir reden wollen, hoffentlich komme ich heute Nacht noch dazu, ein wenig zu recherchieren. Auf jeden Fall melde ich mich morgen, sobald ich mehr weiß. Leider ist mein Latein nicht das beste …«

Ein Lächeln breitete sich auf dem Gesicht der Buchbinderin aus. »Das kann ich kaum glauben. Immerhin konntest du sofort sagen, dass es in diesem Text um Böden oder den Anbau von Früchten geht. Das finde ich vielversprechend.«

»Sie verraten doch niemandem von diesem Buch, bis ich herausgefunden habe, worum es dabei wirklich geht?« Bittend sah ich sie an.

Ein paar Lachfältchen vertieften sich um ihre Augen. »Keine Sorge. Ich finde das selber viel zu aufregend, als dass ich es einfach aus der Hand geben würde. Das Restaurieren von Büchern ist nur selten spannend. Ich bin mir sicher, diese Chance habe ich nur einmal in meinem Leben. Hauptsache, du verrätst mir, was du entdeckst!«

»Versprochen! Wahrscheinlich melde ich mich schon morgen Vormittag.«

Damit trat ich wieder auf die enge Gasse mit dem Kopfsteinpflaster und machte mich auf zu meinem Elternhaus, das nur wenige Hundert Meter entfernt lag.

Meine Mutter öffnete, umarmte mich und ging dann voraus in die Küche, wo mein Vater wie immer über eine Zeitung gebeugt am Tisch saß und erfreut aufblickte, als ich eintrat. Ich warf meine Tasche auf einen freien Stuhl, schenkte mir einen Tee ein und setzte mich dann zu ihnen.

Meine Mutter kam ohne Umschweife zur Sache. »Was hat Bruni denn da Geheimnisvolles gefunden? Ich konnte ihr einfach nichts entlocken.«

Fast hätte ich ihr alles erzählt. Aber dann machte ich nur eine wegwerfende Handbewegung. »Nichts Besonderes. Sie vermutet ein verborgenes Manuskript unter der Schrift des Buches. Jetzt geht es darum, diese ältere Schrift ordentlich zu datieren, damit wir da nichts durcheinanderbringen. Ist gar nicht so selten in diesen mittelalterlichen Schriften.«

Ich wollte die beiden nicht unnötig aufregen. Sie hatten schon immer die Neigung, an allen möglichen und unmöglichen Orten Gefahren für mich zu wittern, die sie mir dann nach Kräften aus dem Weg räumten, was mir oft unangenehm oder sogar peinlich war. Ich erinnerte mich an Gespräche mit meinen Lehrern, die mir heute noch die Schamesröte in das Gesicht trieben.

Mein Vater schien sich mit meiner lapidaren Aussage zufriedenzugeben, doch meine Mutter runzelte die Stirn. »Kann man so eine alte Schrift überhaupt leserlich machen, ohne die andere zu zerstören? Ist das nicht ein Risiko, das ihr da eingeht? Was, wenn das Buch sich nicht mehr wiederherstellen lässt?«

Beruhigend legte ich meine Hand auf die ihre. »Mama, jetzt zerbrich dir nicht meinen Kopf. Es geht im Moment nur darum, sich die Sache mal anzuschauen.« Um sie abzulenken, wechselte ich das Thema. »Wie geht es euch denn? Was macht der Kampf gegen die Brombeeren hinten im Garten?«

Mein Vater lachte. »Es ist noch so früh im Jahr, dass wir den Kampf noch gar nicht wiederaufgenommen haben.«

Den Rest des Abends verbrachten wir mit Erzählungen von den Marotten meiner Mitbewohner, von meinem Ärger mit Erik und meinem Verdruss mit dem Professor an meiner Universität. Dazu gab es mehrere Kannen feinen Kräutertee, den meine Mutter ungefragt immer wieder nachschenkte. Bis sie endlich auf die Uhr sah, die Hand vor den Mund schlug und erklärte: »Es ist schon nach Mitternacht! Ich muss morgen um acht vor meiner Klasse stehen. Höchste Zeit, ins Bett zu gehen!«

Sie küsste mich noch einmal zärtlich und verschwand dann. Mein Vater sah mich auf einen Schlag ernst an. »Ist es wirklich nichts Wichtiges, was ihr da in diesem Buch entdeckt habt? Oder willst du nur wieder einmal, dass sich deine Eltern keine Sorgen machen?«

Ertappt. Ich grinste ihn schuldbewusst an. »Selbst wenn es so wäre: Lass mir doch die Genugtuung, dass ich euch einmal nicht in schlaflose Nächte gestürzt habe. In Ordnung?«

Mein Vater musterte mich mit nachdenklicher Miene. »Du weißt, dass du uns wegen all deiner Probleme jederzeit anrufen kannst, oder? Gemeinsam lösen wir jedes Problem, mach dir keine Gedanken!« Er zog die eine Augenbraue in die Höhe. »Auch wenn ich den Diebstahl eines alten Buches aus der Institutsbibliothek ein wenig bedenklich finde.«

Gerührt schlang ich meine Arme um ihn. Es mochte ja sein, dass sie ein wenig überbeschützend waren. Und meinen Kinderglauben an Eltern, die jede Widrigkeit des Lebens ausräumen konnten, hatte ich schon seit geraumer Zeit verloren. Aber es war unendlich wohltuend, dass es immer noch zwei Menschen gab, die einfach alles tun würden, um mein Wohlergehen zu sichern.

Ich gab ihm einen Gutenachtkuss und machte mich dann auf den Weg in mein Kinderzimmer. Die Wände zeigten immer noch meine Stationen auf dem Weg zum Studentendasein. Ein Poster aus den Anfängen von Tokio Hotel, ein anderes von einem Pferd auf einer Wiese. Fotos von mir auf Mallorca, beim Schüleraustausch nach Frankreich oder mit meiner Freundin in den Reiterferien. Nichts Besonderes, aber eine glückliche Kindheit, ganz bestimmt.

Ich klappte meinen Laptop auf, übertrug die Daten der Bilder, die ich heute Nachmittag gemacht hatte, vom Handy auf die Festplatte und öffnete das erste. Mit ein wenig Mühe entzifferte ich den lateinischen Text und gab den Anfang in die Suchmaske im Internet ein. Erleichtert stellte ich fest, dass mehrere deutsche Übersetzungen kursierten, was mir ersparte, den Text selbst ins Deutsche zu übertragen.

Zahlreich gewiss sind Zeichen und Vorzug des ruhigen Lebens,
nicht das Geringste ist es jedoch, der Rosenstadt Paestum
Kunst sich zu weihn in der Arbeit des fruchtbaren Gottes Priapus.
Was für Land du immer besitzest, und wo es sich finde,
sei's, dass auf sandigem Strich nur Steine unfruchtbar lasten,
oder es bringe aus fetter Feuchte gewichtige Früchte,
liegend auf ragenden Hügeln erhöht oder günstig im weiten
niedrigen Feld oder lagernd geschmiegt an die Lehre des Tales –
nirgends weigert es sich, die ihm eignen Gewächse zu zeugen.

Dem Autor schien es darum zu gehen, dass man nicht auf der faulen Haut liegen, sondern besser etwas anbauen sollte. Denn egal, welcher Boden sich einem bietet: Es gibt immer eine passende Frucht. So weit, so gut und richtig. Aber wer hatte es für nötig befunden, so etwas in Gedichtform zu fassen und der Nachwelt zu hinterlassen? Und wann?

Ich recherchierte weiter im Internet herum und erfuhr, dass es sich um ein Gedicht aus dem 9. Jahrhundert handelte, verfasst von Walahfrid Strabo, einem Mönch, der am Bodensee einen Garten mit Heilkräutern angelegt und diesen haarklein beschrieben hatte. Und damit wohl die erste Gartenkunde des Mittelalters verfasst hatte.

Schließlich landete ich bei dem Satz: »Es gibt nur zwei komplett erhaltene Versionen des ›Hortulus‹, einzelne Strophen gelten als verloren.«

Langsam hob ich meinen Blick und starrte in die Nacht hinaus. Ich ahnte, wo sich der komplette »Hortulus« befand: bei Brunhilde Reich in der Werkbank, eingeschlagen in ein blau-weiß kariertes Küchentuch. Wenn es das war, was ich vermutete, dann handelte es sich um eine Sensation.

Als ich mich endlich ins Bett legte, konnte ich vor Aufregung lange nicht einschlafen. Und mein Entschluss stand fest: Ich musste auf diese Bodenseeinsel fahren, auf die Reichenau. Nur dort, wo dieses Gedicht seinen Ursprung hatte, würde ich herausfinden, was es damit auf sich hatte.

3.

»Auf die Reichenau? Was willst du denn da? Findest du denn nicht in jeder Bibliothek mehr zu deinem Gedicht und deinem Mönch als ausgerechnet auf dieser Insel? Wenn ich mich recht erinnere, dann ist nicht einmal das Kloster erhalten, du kannst also nur zwischen ein paar alten Mauern herumrennen. Das hilft dir doch nicht weiter!«

Meine Mutter sah mich aufgebracht an. Dabei wollte ich nicht in ein Dorf voller Menschenfresser in der Südsee fahren, sondern auf eine touristisch erschlossene Insel im Bodensee. Etwa zwei oder drei Stunden mit dem Auto entfernt.

»Mama, ich habe einfach das Gefühl, dass ich dort mehr über dieses Gedicht erfahre. Im Internet habe ich gelesen, dass es eines der entscheidenden Werke über den Anbau von Kräutern ist. Dann muss man sich doch einfach den Ort ansehen, wo es entstanden ist!«

Mir kam meine eigene Argumentation windig vor. Natürlich hatte meine Mutter recht. Es gab keinen einzigen vernünftigen Grund, dorthin zu fahren, zumal ich ja eigentlich wegen meiner Seminararbeit unter ziemlichem Zeitdruck stand. Und doch hatte ich das unbestimmte Gefühl, auf die Reichenau fahren zu müssen.

Meine Mutter schüttelte den Kopf. »Du wirst nichts entdecken, was du nicht auch in einem Bildband über die Reichenau sehen würdest. Von diesem alten Kloster wurde wahrscheinlich schon jeder Stein fotografiert. Nicht einmal die Bibliothek ist mehr in diesen Räumen zu finden.«

»Woher weißt du das?« Ich wurde neugierig. Sicher, meine Mutter ist eine belesene Frau. Trotzdem war es unwahrscheinlich, dass sie dieses Wissen einfach so parat hatte.

Sie machte eine wegwerfende Handbewegung. »Aus einem Artikel in einer Frauenzeitschrift, glaube ich. Auf jeden Fall war die Journalistin ganz schön enttäuscht, dass die Bibliothek der Klosterinsel längst ausgelagert war. Ehrlich gesagt, viel wichtiger wäre doch, dass du dein Hauptproblem gelöst kriegst: Wie willst du erklären, warum du ein altes Buch aufgeschnitten hast?«

Treffer. Ich ignorierte ihren Einwand und verlegte mich aufs Bitten. »Komm, Mama. Wenn du mir dein Auto leihst, bin ich morgen Vormittag am Bodensee. Wahrscheinlich hast du ja recht, und ich reise spätestens übermorgen wieder ab, weil es nichts zu sehen gibt. Aber in diesem Augenblick habe ich das Gefühl, etwas zu versäumen, wenn ich nicht dorthin fahre.«

»Ich habe wirklich keine Ahnung, was du dir davon versprichst. Aber wenn du das Gefühl hast, du verpasst etwas bei deinen Forschungen, wenn du nicht auf dieser Insel herumrennst – dann nimm mein Auto.« Sie sah mir in die Augen. »Aber du versprichst mir, dass du wirklich auf dich aufpasst?«

»Es ist nur der Bodensee, Mama.« Ich erhob mich. »Jetzt gehe ich erst einmal zu deiner Freundin. Sie muss wissen, dass sie wahrscheinlich ein extrem wertvolles Original in ihrer Werkstatt hat. Wenn es stimmt, was ich gestern gelesen habe, dann wird sich die Wissenschaft auf unseren Fund stürzen.«

Mein Vater, der sich bisher im Hintergrund gehalten und gemütlich in seinem schwarzen Tee gerührt hatte, meldete sich erst jetzt zu Wort. »Wann willst du denn die Katze aus dem Sack lassen? Dein Fund täuscht ja nicht darüber hinweg, dass du dieses Buch nicht hättest haben dürfen. Es wird der Augenblick kommen, an dem du bei irgendjemandem zur Beichte antreten musst.«

Betreten sah ich auf den Fußboden. »Na ja, ich habe mir gedacht, wenn ich etwas herausfinde, was meine Entdeckung wissenschaftlich noch interessanter macht, dann überwiegt vielleicht die Begeisterung über den Fund, und man behandelt mich mit etwas mehr Milde. Und wenn ich persönlich mit meinem Professor spreche, dann könnte es doch sein ...«

»Wie wäre es denn, wenn du jetzt schon deinen Professor mit ins Boot holst? Ihm von deinem Fehler erzählst – und von der Entdeckung, die du gemacht hast? Wenn er die Chance auf einen eigenen wissenschaftlichen Erfolg wittert, dann könnte es doch sein, dass er darüber hinwegsieht, wie dieses Schriftstück aufgetaucht ist.« Er sah mich fragend an. »Wäre das nicht eine gute Idee?«

»Wunderbar!«, jauchzte meine Mutter. »Dass ich nicht von selbst darauf gekommen bin. So würden sich doch alle Probleme lösen!«

Mir war klar, dass die beiden wahrscheinlich wirklich den elegantesten Weg aus meinem Dilemma gefunden hatten. Und doch widerstrebte es mir, diesem arroganten Professor den ganzen Ruhm für »meine« Entdeckung zu überlassen. Immerhin hatte ich selber mit vielen blauen Flecken dafür bezahlt. Außerdem hatte ich das Gefühl, als würde ich selbst mehr über dieses Gedicht herausfinden können als irgendjemand anders. Ein Gefühl, das ich mit absolut nichts untermauern konnte. Warum sollte eine kleine Geschichtsstudentin denn mehr herausfinden als ein Professor?

Ich versuchte es mit Logik, nicht mit Gefühlen. »Das wäre eine tolle Idee, wenn ich mir ganz sicher sein könnte, dass das Schriftstück echt ist. Was aber, wenn ich in eine Sackgasse gerannt bin und mich total täusche? Dann stehe ich mit meinem zerrissenen Buch da und einer peinlichen Fehleinschätzung. Das will ich vermeiden. Wenn ich feststelle, dass Handschriften von diesem Mönch komplett anders ausgesehen haben, dann kann Brunhilde das Buch ja immer noch zusammensetzen, und ich bringe es in die Bibliothek, ohne dass jemand auch nur eine Kleinigkeit davon mitkriegt.« Das klang sogar in meinen Ohren logisch.

Mein Vater nickte langsam. »Ich verstehe immer noch nicht, warum du dafür zum Bodensee fahren musst. Dort wird es kaum eine Originalschrift des Mönchs zum Schriftenvergleich geben. Aber wenn du meinst, es dient der Wahrheitsfindung, dann hast du meinen Segen.«

Damit war die Sache entschieden. Meine Mutter würde sich in so einer Sache nie gegen meinen Vater stellen. Warum auch? Blieb nur noch, der Buchbinderin einen Besuch abzustatten und ihr von meinen Vermutungen zu erzählen.

Brunhilde Reich wurde für einen Augenblick blass, als ich ihr von dem möglichen Wert ihres Fundes erzählte, fing sich aber schnell wieder. »Ich möchte es trotzdem nicht in einen Safe stecken. Meine Werkstatt hat die perfekte Luftfeuchtigkeit für den Erhalt von alten Schriften – und seien wir ehrlich: Niemand vermutet bei mir einen besonders großen Wert. Ich denke, das Pergament ist bei mir so sicher wie in Abrahams Schoß.«

Da musste ich ihr recht geben. Ich erzählte ihr von meinen Plänen, auf die Reichenau zu fahren und nach den Ursprüngen dieses Gedichts zu suchen.

Die Buchbinderin sah mich verwundert an. »Was erhoffst du dir davon, Lena? Wahrscheinlich gibt es dort wirklich nur alte Steine.«

»Ich weiß. Es ist nur ein Gefühl, aber ich bin mir sicher, dass ich dort erfahren werde, ob dieses Gedicht wirklich so alt ist, wie ich annehme. Nennen Sie mich verrückt – aber ich muss einfach dorthin.«

»Manchmal muss man seinen Gefühlen folgen«, meinte sie. »Auch wenn ich mir wirklich nicht vorstellen kann, wie du ausgerechnet dort etwas erfahren willst. Die Wahrheit über unseren Fund liegt womöglich ganz woanders verborgen. Findest du nicht die Frage viel spannender, warum jemand im 16. Jahrhundert ein siebenhundert Jahre altes Pergament als Bucheinband verbraten hat? Das war schon damals ein wertvolles altes Schriftstück.«

Ich zuckte mit den Schultern. »Es ist kein christliches Werk, sondern nur ein Gedicht über Kräuterkunde. Offensichtlich wurde das als unwichtig empfunden.«

Damit verabschiedete ich mich. An diesem Abend redeten meine Eltern und ich weder über alte Schriftstücke noch über die Reichenau. Und als ich am nächsten Morgen in den alten Golf meiner Mutter stieg, schlief sie noch. Aber mich konnte nichts mehr halten, ich war einfach zu neugierig, was mich am Entstehungsort meines Gedichtes erwartete. Wenn es denn wirklich der Entstehungsort war.

Die Sonne hatte noch nicht ihren höchsten Punkt erreicht, als ich über den Damm auf die Reichenau fuhr. Die Straße führte an Feldern und Häusern vorbei bis an das Ende der Insel. Schneller als erwartet sah ich das Schild »Kloster«, das nach rechts wies. Obwohl in diesem Augenblick ein leichter Nieselregen einsetzte, konnte ich mich nicht beherrschen: Ich musste sofort dieses alte Gemäuer sehen.

Wenige Augenblicke später stellte ich den Golf auf dem Parkplatz ab und machte mich auf den Weg zu den Gebäuden, die ich hinter ein paar Bäumen erkennen konnte. Zusammen mit einer kleinen Touristengruppe lief ich durch den stärker werdenden Regen und sah mir alles genau an. Es war schwer, sich vorzustellen, dass hier eines der wichtigsten Klöster des Mittelalters gestanden hatte. Sicher, die Kirche war immer noch groß und die Gesamtanlage beeindruckend.

Ein wenig abseits sah ich einen alten Friedhof. Ich setzte mich kurzerhand von den wissbegierigen Rentnern ab und schlenderte zu den alten Grabsteinen hinüber. In einer Ecke streckte ein vertrockneter Holunderbusch seine kahlen Äste in den Regen. Er sah nicht so aus, als ob er in diesem oder irgendeinem anderen Frühling ausschlagen würde.

Mit dem Fuß schob ich etwas altes Herbstlaub von einem Grab und ärgerte mich ein wenig über mich selber. Warum nur hatte ich unbedingt herkommen wollen? Hier gab es nichts zu sehen, meine Eltern hatten recht gehabt. Noch dazu lief mir der eiskalte Regen den Rücken hinunter, und in den dünnen Schuhen, die ich heute früh angezogen hatte, fühlten sich meine Zehen wie Eisklumpen an. Der blaue Himmel hatte mir bei meiner Abreise vorgegaukelt, dass der Frühling schon in voller Blüte stand. Dafür musste ich jetzt zahlen. Ich versuchte mich daran zu erinnern, ob in meinen Taschen oder auf der Rückbank wenigstens eine dickere Jacke oder ein Pullover lag. Aber ich musste mir eingestehen, dass ich völlig ignoriert hatte, dass das Wetter auf der Reichenau schlecht sein könnte. Selten dämlich.

Seufzend drehte ich mich um. Hinter einem Zaun lag ein kleiner Garten mit ordentlich angelegten Beeten, in denen verschiedene Pflanzen das erste zarte Grün des Frühlings zeigten. Obwohl inzwischen meine Zähne vor Kälte klapperten, trat ich etwas näher.

Ein Schild erklärte mir, dass ich vor einer Rekonstruktion des Kräutergartens von Walahfrid Strabo stand – angelegt im Jahr 1991. Angeblich waren alle Pflanzen in diesem Garten enthalten, lediglich der Schlafmohn sei durch den harmloseren Ziermohn ersetzt worden. Neugierig betrat ich das Gärtchen. Es bestand aus acht rechteckig angeordneten Beeten, die von sechzehn »halben Beeten« umgeben waren. Ohne weiter auf die Kälte zu achten, sah ich mich weiter um und las die Schilder an den einzelnen Beeten. Poleiminze, Eberraute, Rettich und Marrubium. Bei manchen Pflanzen wusste ich sofort, worum es sich handelte – die Eberraute wird wegen ihres Dufts auch »Cola-Kraut« genannt, ähnlich wie Liebstöckel als »Maggi-Kraut« zu Ruhm gekommen war.

Ein heftiger Windstoß fuhr über die offene Fläche zwischen Kirche und Garten und brachte noch mehr Regen. Mir wurde bewusst, wie kalt mir war. Auch Walahfrid Strabos Kräutergärtchen konnte mich jetzt nicht mehr ablenken. Ich nahm mir vor, mich lieber morgen genauer umzusehen.

Dann ging ich, so schnell es eben ging, zurück zum

Parkplatz, drehte die Heizung des Golfs auf die höchste Stufe und fuhr weiter, bis ich ein Schild entdeckte, das zu einer Pension gehörte. Ein kleines Zimmer mit geblümten Vorhängen und ein Bett mit einer dicken weichen Decke war alles, was ich jetzt brauchte – und genau das bot mir die nette Wirtin mit dem Pagenkopf auch an. Ich beschloss, ein oder zwei Stündchen zu schlafen, bevor ich mich auf die Suche nach einem Abendessen machen wollte. Also schmiss ich meine nasse Kleidung schnell auf einen Stuhl und rollte mich unter der Decke zusammen, um wieder warm zu werden. Innerhalb von wenigen Augenblicken hatte mich ein tiefer Schlaf übermannt.

4.

*Frühling, du Anfang des kreisenden Jahres
und Schmuck seines Laufes!*

Der Himmel spannte sich blassblau über der Insel, als der hochgewachsene, schlanke Mann langsam in Richtung des Ufers ging. Er bemühte sich, seinen Schritt etwas abseits der Straße zu setzen, die voller Schlamm und Unrat war. Ein schwieriges Unterfangen, denn die Häuser der Klosterstadt standen nahe beieinander. Knochen von Tieren, Fischköpfe und die Fäkalien von Menschen, Schweinen und Ziegen vermengten sich mit dem schlammigen Erdreich zu einem unsäglich stinkenden Weg, der erst im Sommer für wenige Wochen halbwegs erträglich sein würde.

In einem Hof wurden lautstark Kessel gehämmert, in einem anderen flocht eine Korbmacherin geduldig an einer großen Reuse. Doch der dunkel gelockte Mann hatte kaum Augen für das Treiben, das sich um ihn herum abspielte, sondern sah stur auf den Boden – auch dann, als ihn der Führer eines schweren Ochsengespanns mit Flüchen belegte, weil er nicht wie die anderen Menschen beiseitesprang.

Unter seinem braunen Mantel trug der Fremde einen dunkelblauen Überwurf, der ebenso wertvoll aussah wie seine Beinkleider und Schuhe. Die vielen Menschen, die der schöne Frühlingstag auf der Bodenseeinsel nach draußen getrieben hatte, betrachteten ihn neugierig, doch er schien von ihnen keinerlei Notiz zu nehmen. Erst als er die Klosterpforte erreichte, hob er seine Augen vom Boden und sah den Portarius lächelnd an. »Sei gegrüßt!« Der Mönch deutete wortlos auf die Pforte, um dem Gast Einlass zu gewähren. Offensichtlich war er heute nicht das erste Mal hier.

Im Gegensatz zum Trubel auf den Straßen der Klosterstadt herrschte im Inneren des Klosterbezirks traumhafte Ruhe. Ohne zu zögern, ging der Fremde auf einen Garten zu, der sich an eine Mauer drängte. Hinter einem kleinen Zaun stand ein junger Mann, dessen Habit ihn als schlichten Mönch auswies.

»Sei gegrüßt, Thegan!«, rief der Mönch und winkte ihm zu.

»Walahfrid! Was treibst du an diesem schönen Tag im Garten?«

»Ich pflanze ihn wie schon letztes Frühjahr neu an – aber dieses Mal gedenke ich, in einem umfassenden Werk genau zu beschreiben, wie die einzelnen Kräuter wirken.« Der Mönch betrachtete die verschiedenen Beete und nickte zufrieden. »Ich werde über zwanzig Kräuter in mein Gärtchen aufnehmen.« Er legte seine Hacke zur Seite und kam näher. »Aber du wirst dich kaum mit mir über die Geheimnisse der Gartenarbeit unterhalten wollen. Wie geht es deinen Wunden?«

Thegan zog eine leichte Grimasse. »Ich fürchte, ich werde nie wieder so beweglich sein wie vor meiner Zeit bei den Mauren. Bei jeder eiligen Bewegung fährt mir der Schmerz in die Glieder. Dabei bin ich jetzt schon fast vier Wochen hier – und der Infirmarius tut, was er kann.«

»Was nicht immer viel ist«, meinte der Mönch lächelnd. »Seine Ideen enden meist nach dem Aderlass und ein paar hilfreichen Gebeten. Soll ich einen Blick darauf werfen? Nicht mehr lange und ich habe Blätter des Odermennig, mit der wir die Wunde behandeln können. Sie haben sich schon oft als hilfreich erwiesen, wenn das Messer eines Feindes eine zu dauerhafte Erinnerung hinterlassen hat.« Walahfrid winkte ihn näher heran. »Komm mit in meine Kammer.«

Zögernd näherte sich Thegan. »Woher stammt deine Erfahrung? Du siehst mir noch recht jung aus?«

Walahfrid lächelte, während er ihm mit wehenden Gewändern vorausging. »Das sagen einige. Aber ich wurde schon als kleiner Knabe von meinem Vater in die Obhut des Klosters gegeben. Und der Abt hat mich damals zur Ausbildung nach Fulda geschickt. Dort hat Rabanus Maurus meine Ausbildung überwacht – und ich kann mir nicht vorstellen, dass es im gesamten Reich Karls des Großen einen besseren Lehrer geben könnte!«

Sie betraten einen kleinen Raum, in dem einige getrocknete Kräuter von der Decke hingen und für einen angenehmen Geruch sorgten. Thegan fühlte sich sofort wohl und atmete tief durch. Doch Walahfrid wollte offensichtlich keine Zeit verlieren. Er deutete auf den breiten Gürtel des Adeligen. »Dann zeig mir, was dir Beschwerden bereitet.«

Thegan zögerte. »Du kannst mir wirklich helfen?«, fragte er misstrauisch.

»Ob meine Hilfe wirkt, liegt in der Hand des Höchsten. Aber es könnte sein, dass ich die richtigen Kräuter kenne, um deine Leiden zu mildern«, erklärte der Mönch. Erst jetzt bemerkte der Adelige, dass der junge Mann leicht schielte, insbesondere jetzt, wo er sein Gegenüber konzentriert ansah.

Langsam öffnete Thegan seinen Gürtel und legte erst den Umhang und dann sein Obergewand ab. Selbst im Halbdunkel der kleinen Kammer wirkten die Narben rot und entzündet und glänzten ungesund.

Walahfrid hob seine Hände und drückte leicht auf eine Stelle, an der sich die neue Haut über den Rippenbogen spannte. Das untere Ende der Narbe verschwand in den Beinkleidern. Walahfrid deutete darauf. »Darf ich fragen, wie weit diese Verletzungen reichen?«

Ohne ein weiteres Wort schob Thegan sein Beinkleid nach unten. Die Narben wurden schmaler und sahen weniger schmerzhaft aus – aber sie endeten erst kurz vor dem Knie. Wieder fuhr der Mönch mit seinen Fingern über die Wunde.

»Du hast Glück, dass die Verletzung in der Leiste nicht tiefer ist«, bemerkte er. »Das Blut fließt dort beinahe direkt unter der Haut, da kann einem leicht der Lebenssaft abhandenkommen.«

Thegan richtete seine Beinkleider und warf sein Obergewand wieder über die Schultern. Mit einem leichten Stöhnen streckte er seinen Rücken. »Bisweilen wünsche ich mir, dass dieser Maure ein wenig beherzter zugestoßen hätte. Dann müsste ich mich jetzt nicht mit dunklen Träumen und Schmerzen herumquälen.«

Walahfrid schüttelte den Kopf. »Das sind wahrlich sündhafte Gedanken. Wenn du überlebt hast, dann solltest du deinem Schöpfer auf Knien danken und nicht über die Schönheit des Todes nachdenken.«

Der Adelige sah den Mann im Mönchshabit mit einem leisen Lächeln an. »Das kannst du nur sagen, weil du wenig über das Leben weißt. Aber ich verrate dir, dass es nicht immer eitel Sonnenschein ist – auch dann, wenn bei den Mauren die Sonne fast ohne Unterlass vom Himmel scheint.«

»Dich quälen böse Träume, die dir den Schlaf rauben?« Walahfrid sah ihn fragend an, und während die beiden Männer wieder aus der Kammer in die helle Frühlingssonne traten, schien der Mönch nachzudenken. Dann deutete er in die Richtung seines kleinen Gartens. »Bitte verstehe mich nicht falsch, ich möchte dich als Gast der Insel Sintlasau natürlich nicht zu niedrigen Diensten verpflichten. Aber wenn du mir in meinem Gärtchen helfen willst, dann verspreche ich dir, dass du schon bald die heilsame Wirkung der Arbeit deiner Hände mit dem fruchtbaren Boden und den Pflanzen verspüren wirst. Viele ungute Gedanken werden durch die Beschäftigung mit dem Säen, dem Wachsen und dem Ernten schnell vertrieben.«

»Was soll ich tun? Mit der Hacke den Boden bearbeiten?« Thegan sah sein Gegenüber so entsetzt an, als hätte ihm dieser eine Beleidigung an den Kopf geworfen.

Unbeirrt nickte Walahfrid. »Zum Beispiel. Womit wolltest du denn die nächsten Tage und Wochen verbringen? Du bist jetzt etwa seit dem Jahreswechsel Gast in unserem Kloster, und ich sehe nicht, dass es dir besser geht. Im Gegenteil: Es scheint mir, dass du immer mehr Zeit mit düsteren Grübeleien verbringst und deine Stirn sich bewölkt.«

»Gartenarbeit schickt sich aber nicht für den Sohn eines Adeligen!«, erklärte Thegan. »Wir sind nicht von Gott ausersehen, um den Boden zu bearbeiten. Unsere Aufgabe ist der Dienst mit der Lanze, das Streiten für die Macht unseres Königs.«

»Und was hat dir das bis jetzt gebracht?«, fragte Walahfrid lächelnd. »Narben und Traurigkeit. Aber ich wollte dich nicht mit meiner Idee entsetzen. Allerdings habe ich bei mir selbst eine größere Freude an den Dingen des Lebens festgestellt, seit ich mich mit meinem Garten beschäftige.«

»Dann möchte ich dich dabei nicht weiter stören«, meinte Thegan. »Und meinen herzlichen Dank für deine angebotene Hilfe mit den Kräutern, die ich gerne annehmen möchte. Lass es mich wissen, wenn die Umschläge fertig sind für eine Anwendung.«

»Sicher.« Der Mönch nickte und ging zu seinem Garten. Nicht mehr lange und die Glocke zum Abendgebet würde seinen Tag beenden. Dann würde er wieder in das Halbdunkel der Kirche zurückkehren und sich der Meditation und dem Gebet widmen.

Thegan sah ihm nachdenklich hinterher. Der Mönch schien ihm von einer Reife, die seinen Jahren weit voraus war. Doch sein Ansinnen, einen Adeligen für Frondienste im Garten einsetzen zu wollen, war mehr als seltsam. Der gute Wille, den er dahinter sehen konnte, hielt seinen Zorn allerdings in Grenzen. Unschlüssig blickte er sich um. Der Abt, mit dem er sich oft bei Unterhaltungen über den König und seine Pläne die Zeit vertrieb, weilte zu einem Besuch in Speyer oder gar in Aachen. Er erinnerte sich nicht genau, hatte ihm wohl doch nicht mit der nötigen Aufmerksamkeit zugehört und wieder seine Gedanken wandern lassen.

Langsam ging Thegan durch den Kreuzgang mit den gemauerten Bänken in den Speisesaal, wo alle Bewohner des Klosters ihre abendliche Mahlzeit einnahmen. Um diese Tageszeit waren die Bänke fast ausschließlich mit Mönchen gefüllt, das Kloster beherbergte nur wenig Besuch. Es war noch zu früh im Jahr, die Wege waren noch aufgeweicht und machten das Reisen beschwerlich.

Thegan setzte sich an den Tisch zu einem Boten, der mit einer Geschwindigkeit die Bohnensuppe löffelte, als fürchtete er, nie wieder etwas zu essen zu bekommen. Er suchte sich seinen Platz einige Schritte von ihm entfernt aus, setzte sich nieder und ließ sich das dünne Bier schmecken, das die Mönche der Sintlasau zu allen Mahlzeiten ausschenkten. Das leise Klappern der Holzlöffel lenkte ihn kaum ab, während seine Gedanken bei der schweigsamen Mahlzeit auf Wanderschaft gingen. Wie friedlich es hier doch war, während der Krieg gegen die Mauren im Land der Spanier mit unverminderter Härte anhielt. Dort schlitzten sich die jungen Menschen weiterhin die Bäuche auf – und hier freuten sich immer noch alle des täglichen Lebens und träumten von nichts Größerem als einer guten Ernte.

»... und wohin wird dich deine Reise führen?«

Unbemerkt hatte sich der Bote neben Thegan gesetzt. Die Gäste des Abtes waren vom Schweigegebot der Mönche ausgenommen, und offenbar hatte der Mann – nachdem er seinen Hunger gestillt hatte – beschlossen, ein wenig mit Thegan zu plaudern.

Der Adelige bemühte sich um ein Lächeln. »Verzeih, ich war im Gebet versunken und habe dir nicht mein Gehör geschenkt. Was war dein Ansinnen?« Im Zweifelsfall war es immer besser, wenn man ein bisschen zu sehr im Glauben versunken war – und nicht einfach nur den eigenen dunklen Gedanken nachhing.

»Ich wollte dich nicht in der Kontemplation stören!«,

beteuerte der Bote. »Ich war lediglich neugierig ob des Weges, den du in den nächsten Tagen einschlagen wirst. Es besteht ja vielleicht die Möglichkeit, dass wir ein Stück des Weges gemeinsam zurücklegen.«

Kein ungewöhnliches Ansinnen. Die Wälder waren dicht, und auf den schmalen Wegen war allerlei gefährliches Gelichter unterwegs. Da konnten zwei Reisende einander gut Schutz gewähren.

Thegan hob entschuldigend die Hände. »Ich gedenke die Gastfreundschaft des Abtes noch etwas länger zu genießen. Meine Wunden sollten nach der Rückkehr von den Kriegen gegen die Mauren heilen, bevor ich neue Ziele in Angriff nehme.«

Der Mann mit dem dunklen wollenen Wams nickte verständnisvoll. »Ich habe schon manch Schauriges von diesen Kämpfen gehört. Stimmt es denn, was man sich erzählt? Dass Mauren ihre Gefangenen bei lebendigem Leibe häuten und sie zwingen wollen, ihrem Gott abzuschwören?« Er leckte sich über seine Lippen, als wäre er besonders gierig darauf, Schauermärchen von diesen Kriegen zu hören.

Müde schüttelte Thegan den Kopf. In seinem Kopf entstand wieder das Bild des dunkelhäutigen Arztes, der sich nach seinen tiefen Verletzungen tagelang um ihn gekümmert hatte. Die mitfühlenden Augen, mit denen dieser Mann ihn immer wieder gemustert hatte, würde er ganz sicher nie wieder vergessen. Ohne ihn hätte er sein Leben sicher an den Wundbrand verloren. Doch als die Franken die Mauren wieder zurückdrängten, hatte dieser Medicus ihn zurückgelassen. Thegan hatte in den Händen der Bader und Wundheiler seines eigenen Volkes schlimmere Qualen erlitten als unter der Obhut des

Mauren. Die Welt war nicht so einfach, wie viele Mächtige es sich hinter den Mauern ihrer Paläste ausmalten.

»Also sprich! Stimmt es?« Der Bote sah ihn immer noch auffordernd an, und Thegan wurde bewusst, dass er sich wieder einmal in seinen Gedanken und Erinnerungen verloren hatte. Er schüttelte nur den Kopf. »Nein. Mir drängt sich vielmehr der Verdacht auf, dass die Mauren mehr Bildung und Anstand haben, als so mancher Franke in seinem Leben jemals erreichen wird.«

»Das ist eine Frechheit, was du da sagst!«, rief der Mann. »Wie sollten diese Wilden über Anstand verfügen, wenn sie doch keinen Gott haben, zu dem sie beten können!«

Thegan erhob sich, nickte möglichst höflich zum Abschied und erklärte: »Und doch ist es die reine Wahrheit. Die wenigsten sind allerdings in der Lage, sie zu erkennen.«

Damit ging er wieder hinaus und zog sich auf sein Lager zurück, während draußen die Sonne unterging. Das Zimmer war klein, und nur durch einen schmalen Spalt fiel etwas Licht hinein. Und doch war der Raum für Thegan der reine Luxus. Hier hatte er sich zum ersten Mal seit Jahren ein wenig zurückziehen können. Allein mit seinen eigenen Gedanken – das war für ihn der eigentliche Himmel. Das dünne Bier und die lange Wanderung, die er an diesem Tag unternommen hatte, taten ein Übriges. Schon bald fiel er in einen tiefen Schlummer.

Allerdings währte der Schlaf nicht einmal bis zur Mitte der Nacht. Schweißgebadet fuhr Thegan auf, strich mit seinen fahrigen Fingern die feuchten Locken aus seiner Stirn. Wieder das Feuer, wieder die Hände, die ihn auf dem Boden festhielten, wieder der brennende Schmerz in seiner Seite und an seinem Bein. Mühsam richtete er sich auf und lauschte in das Dunkel.

Die dicken Mauern ließen kein Geräusch herein. Es war so still, dass er sein eigenes Herz schlagen hörte. Noch dazu fühlte sich seine Wunde an, als würde unter der dünnen Haut eine Unzahl von Ameisen ihr Unwesen treiben. Er legte die Hand auf seine Seite, da er das Gefühl hatte, die Narbe würde gleich wieder aufplatzen und stinkende Körperflüssigkeiten freigeben. Sacht spürte er das Pochen einer Ader unter seiner Hand. Mit einem leisen Seufzer erhob er sich und ging möglichst leise zum Ausgang.

Als er das Kloster verließ, ertönte die Glocke, die anzeigte, dass die Zeit der Vigilien gekommen war. Jetzt standen die Mönche auf und verbrachten den Rest der Nacht in stiller Meditation. Erst zum Sonnenaufgang würden sie in der Laudes einen Gesang zum Lob Gottes anstimmen und den neuen Tag begrüßen.

Ein Blick zum Himmel zeigte Thegan, dass der Mond noch hoch stand. Es würde einige Zeit dauern, bis der neue Tag anbrach und das Sonnenlicht seinen dunklen Gedanken Einhalt gebieten würde. Langsam machte er sich wieder auf den Weg zum Ufer des Sees. Seine nächtlichen Spaziergänge der letzten Wochen hatten ihn gelehrt, dass unten am Hafen das Leben schon lange vor Sonnenaufgang begann. Die Fischer fuhren hinaus auf den See, wo sie mit Lampen versuchten, ihre Beute anzulocken.

Vorsichtig setzte Thegan einen Fuß vor den anderen. In der Dunkelheit war er schon öfter über einen Stein gestolpert und hatte damit für reichlich Schmerzen in seiner Seite gesorgt. Ob dieser Walahfrid mit seinen Kräutern wirklich helfen konnte? Der Mönch wurde von den anderen Bewohnern des Klosters behandelt, als wäre er etwas Außergewöhnliches – und er schien auch mehr Freiheiten zu genießen, als sie einem jungen Mönch so kurz nach der Profess eigentlich zustanden. Thegan nahm sich vor, möglichst bald nach dem Grund für die bevorzugte Behandlung zu fragen. Nur, wer konnte ihm da eine Antwort geben? Der Abt wurde erst in einigen Tagen zurück erwartet.

Die Sterne glänzten am Himmel, als er das Ufer des Sees erreichte. Eine dicke Wiese reichte wie ein Teppich direkt ans Wasser. Sinnend sah Thegan auf die dunkle Oberfläche des Sees. Seine Narbe pochte und schmerzte weiterhin unerträglich, und die Kälte des Wassers erschien ihm einladend wie selten zuvor. Mit einem schnellen Entschluss warf er Obergewand, Wams und Beinkleider von sich, löste die Riemen seiner Schuhe und stand einen Augenblick lang fröstelnd in der Frühlingsnacht. Allein die Schmerzen sorgten dafür, dass er seinen Entschluss keinen Augenblick infrage stellte.

Mit zwei Schritten stand er bereits knietief im Wasser und spürte, wie der weiche Schlamm zwischen seinen Zehen hervorquoll. Noch ein Schritt und er fing an, mit kräftigen Zügen zu schwimmen. Die Kälte des Wassers raubte ihm fast den Atem. Der Winter lag noch nicht lange zurück, erst seit ein paar Tagen entfaltete die Sonne wieder ihre wärmende Kraft. Der See wurde von den eisigen Flüssen und Bächen aus den Bergen gespeist, und Thegan kam es so vor, als würde er für einen Augenblick in Schnee oder flüssigem Eis schwimmen. Trotzdem ließ er sich nicht von seinem Vorhaben abbringen. Er schwamm mit kräftigen Zügen auf die Mitte des Sees zu.

Die schneidende Kälte sorgte dafür, dass seine Wunde nicht mehr schmerzte, und er fühlte sich so gesund wie schon lange nicht mehr. Er drehte sich auf den Rücken, sah in die Sterne und auf den zunehmenden Mond. Derselbe Himmel wie im Land der Mauren und doch eine andere Welt.

Trotz der Kälte erschienen vor seinem inneren Gesicht wieder die Bilder der brennenden Häuser und der angstvollen dunklen Augen, die ihn im Moment des Todes anstarrten. Einen Augenblick lähmte ihm das die Arme, und er spürte, wie ihn die dunklen Tiefen des Sees hinabzogen. Aber dann schüttelte er den Kopf, änderte seine Richtung und schwamm weiter – in Richtung des Klosterdorfes. Es dauerte nicht lange, und er sah die Fischer, die sich auf ihre tägliche Arbeit vorbereiteten.

An einem der Boote stand eine junge Frau, deren Haut im Schein der Fackeln golden glänzte. Ein Tuch bedeckte ihre Haare, und sie bewegte sich schnell und geschickt zwischen den Netzen und Seilen. Neugierig schwamm Thegan etwas näher und verharrte ganz in ihrer Nähe, hinter einem Pfahl, der hier in den Grund des Sees gerammt war.

Sie ging ihrem Vater zur Hand. Ein Fischer, gebaut wie einer der Männer aus einer nordischen Saga. Thegan hatte ihn schon einige Male gesehen, wenn er seinen Fang des Tages ans Kloster verkaufte. Er war größer als Thegan, hatte rotblonde Haare und einen ebensolchen Bart, dazu breite Schultern, die ihm jede Art von Arbeit leicht machten. Zu den ledernen Beinkleidern trug er einen ledernen Überwurf über dem wollenen Wams. Seine schwieligen Hände richteten die Seile in seinem Boot, während die zierliche junge Frau ihm schweigend die Dinge reichte, die er benötigte. Ob sie seine weitaus jüngere Frau war? Gut möglich, denn die meisten Männer heirateten mehrmals, wenn ihnen die Frauen durchs Kindbett oder Krankheiten dahingerafft wurden. So sicherten sie sich ein sauberes Heim und ein warmes Essen. Trotzdem – diese Frau trug so viel Anmut in sich, dass Thegan fast so etwas wie Eifersucht verspürte.

Endlich war der Fischer fertig mit seinen Vorbereitungen. Die Frau reichte ihm die Laterne, die die ganze Zeit neben ihr gestanden hatte, und warf ihm ein Lächeln zu, das für Thegan fast die Nacht erhellte. »Viel Erfolg da draußen«, hörte er ihre Stimme, die so klang, als würde sie beim Reden lächeln. »Pass auf, dass die Geister des Sees dich nicht erwischen, Vater. Mir kommt es heute Nacht so vor, als hätte der See Augen.« Sie sah hinaus auf die Wasseroberfläche. »Spürst du es nicht? Es scheint mir fast, als würden wir beobachtet!«

Ihr Vater hob für einen Augenblick die Augen und sah ebenfalls hinaus. Dann schüttelte er den Kopf. »Da ist nichts, du musst dir keine Gedanken machen. Und das mit den Seegeistern sind auch nur Geschichten, mit denen wir unseren Kindern Angst machen.«

Sie nickte und versetzte dem Boot einen kräftigen Stoß. Dann wandte sie sich ab und verschwand im Dunkel der Nacht. Das Boot ruderte an Thegan vorbei, und ihm wurde mit einem Mal bewusst, dass er seine Füße und Hände in dem kalten Wasser kaum noch spüren konnte. Er musste sich so schnell wie möglich wieder in trockene und vor allem warme Gewänder hüllen – sonst würde er niemals erfahren, wer dieses Mädchen mit den anmutigen Bewegungen war.

So schnell es ihm möglich war, schwamm er wieder

zurück, kletterte an das Ufer und trocknete sich mit seinen Beinkleidern ab. Die Zähne in seinem Mund schlugen aufeinander, aber er fühlte sich so lebendig wie schon lange nicht mehr in seinem Leben. Seine Haut prickelte, aber dieses Mal fühlte es sich lebendig und erfrischend an – nicht lähmend und schmerzhaft.

Fast fühlte er sich beschwingt, als er den Weg zurück ins Kloster suchte und die erste Morgendämmerung wahrnahm. Die Vögel fingen an, mit aller Kraft den beginnenden Tag herbeizurufen, und Thegan wusste, dass es nicht mehr lange dauern konnte, bis die Glocke die Mönche zur Laudes und zum Gesang vor dem Tagwerk rief.

Am kleinen Hafen wandte Hemma sich noch einmal um und warf einen letzten Blick aufs Wasser hinaus. Sie war tatsächlich viel zu alt, um noch an Geister zu glauben – und doch hatte sie das Gefühl, dass sie jemand beobachtet hatte. So als hätte der See selber plötzlich Augen bekommen. Eine Weile noch blickte sie auf das Wasser, das träge an die Holzpfosten schwappte. Dann zuckte sie die Schultern und ging zurück in das Haus, das sie gemeinsam mit ihrem Vater bewohnte. Es gab ausreichend zu tun, bis er von seinem heutigen Fischzug zurückkehrte.

Doch noch bevor sie an der Tür anlangte, legte sich ein Arm um ihre Schultern, und eine fröhliche Stimme erklang direkt an ihrem Ohr: »Was ist los, Hemma? Hast du Geister gesehen? Oder warum läufst du im schönsten Frühling mit einem Gesicht wie zehn Tage Regenwetter herum?«

Lachend drehte Hemma sich um und schloss ihre Freundin Rothild in die Arme. »Unsinn, ich bin heute wohl nur mit dem falschen Fuß aufgestanden. Wie geht es dir? Was machen Reginolf und der Kleine?«

Auch wenn Rothild ebenso viele Lenze zählte wie Hemma, so war sie doch schon seit drei Jahren mit dem Schreiner Reginolf verheiratet und hatte bereits ein Kind. Die beiden jungen Frauen waren seit ihrer Kindheit befreundet.

»Reginolf? Dem geht es doch immer gut. Und seit der Kleine laufen kann, fürchtet er nicht mehr täglich um sein Leben. Dabei habe ich schon seit seiner Geburt gesagt, dass Winidolf stark genug ist, um das erste Jahr zu überstehen. Reginolf ist zu ängstlich. Deswegen habe ich ihm auch noch nichts von meinem Verdacht erzählt …«

»Was denn?« Hemma sah ihre Freundin neugierig an, dann lachte sie auf und stieß Rothild in die Seite. »Nein! Ist es wirklich wahr? Du bist wieder guter Hoffnung?«

»Ich bin mir noch nicht sicher«, flüsterte Rothild. »Deswegen darfst du auch niemandem davon erzählen. Aber meine Blutung ist schon seit dem letzten Monat nicht mehr gekommen, und ich habe das Gefühl, in meinem Leib wächst wieder etwas heran.« Sie strich sich über den Bauch. »An der Zeit wäre es ja, die Geburt von Winidolf liegt schon mehr als ein Jahr zurück. Ich habe schon befürchtet, ich könne keine weiteren Kinder bekommen.«

»Rede doch keinen Blödsinn«, sagte Hemma. »Du wirst noch einen ganzen Stall voller Kinder haben, bevor mein Vater auch nur einen Mann für meiner würdig erachtet. Ich werde als alte Jungfer sterben, während du als geachtete alte Familienmutter enden wirst.« Sie lachte, doch ihre Stimme hatte einen bitteren Beiklang.

Noch bevor Rothild antworten konnte, erreichten sie

die Tür von Hemmas Vater. »Wir sehen uns später am Tag, ja?«, sagte Hemma. »Ich will alles über deine Neuigkeiten wissen. Ich kann mir gar nicht vorstellen, wie sich so etwas anfühlt.«

»Sicher! Wir treffen uns mittags, in Ordnung? Dann schläft der kleine Winidolf, und ich kann mir eine Pause gönnen.«

Die beiden Freundinnen umarmten sich flüchtig, dann schob Hemma die Tür des kleinen Steinhauses auf, in dem sie mit ihrem Vater wohnte, seit sie denken konnte. Entschlossen griff sie zum Reisigbesen und fegte den festgetretenen Erdboden mit schnellen Bewegungen. Sie wollte es sich kaum eingestehen, aber sie war eifersüchtig auf ihre beste Freundin. Rothild durfte ein eigenes Leben führen, während sie wohl bis an das Ende ihrer Tage ihrem Vater den Haushalt führen musste. Wahrscheinlich gab er sie nur deswegen nicht in die Hand eines Ehemannes, da er fürchten musste, dann niemanden mehr zu finden, der sich um ihn kümmerte. Sollte er doch wieder heiraten, es würde sich bestimmt eine Frau für einen Fischer aus der Klosterstadt finden. Nach den harten Jahren, die hinter ihnen lagen, war jeder froh, der noch lebte und ein Auskommen hatte. Routger war jetzt seit siebzehn Jahren Witwer, das sollte als Trauerzeit reichen, egal wie wunderbar Hemmas Mutter gewesen sein mochte.

Sie nahm das Brot vom Tisch, wickelte es in ein sauberes Stück Leinen und legte es wieder zurück. Die Versuchung, doch noch ein Stück davon abzubrechen, war groß – aber sie sollte doch erst neues Brot backen. Wenn Routger von seinem Tagwerk auf dem See wiederkam, wollte er etwas essen. Sie warf einen Blick auf den Sauerteig, der schon einige Zeit ging. Heute Vormittag würde sie den Laib ins Backhaus bringen.

Vom Kloster her hörte Hemma die Glocke zur Prim rufen. Bald würde die Klosterstadt von Sintlasau zum vollen Leben erwachen und das übliche Geschrei und Gedränge auf den engen Gassen beginnen. Sie lauschte dem Klang der Glocken und stellte sich vor, wie die Mönche durch die Morgendämmerung in die Kirche huschten und sich dort in das Gebet vertieften. Dort herrschte Stille und Schweigen – ganz im Gegensatz zu dem Leben, das hier tobte. Sie für ihren Teil war froh, am vollen Leben beteiligt zu sein. Wer wollte schon den größten Teil des Tages schweigen und die halbe Nacht beten – oder sich nur mit Handzeichen verständlich machen?

Mit einem Kopfschütteln zog sie die Tücher über den Strohmatratzen glatt und schnippte eine einsame Wanze davon, die sich aus dem Staub machen wollte. Sobald die Kräuter wieder in voller Blüte standen, musste sie die Matratzen wieder erneuern. Nur das duftende Kraut, gemischt mit den Gräsern und dem Stroh, sorgte dafür, dass sie von allzu vielen Bissen und Stichen in der Nacht verschont wurden.

5.

Gleichwohl hat doch mein Garten von dem,
was man einst ihm vertraute,
nichts ohne Hoffnung auf Wachstum untätig
im Boden verschlossen.

Mit wenig Appetit stocherte Thegan in seinem lauwarmen Brei herum, der häufig zum Frühstück gereicht wurde. Ein Mönch hatte ihm am Anfang seines Aufenthaltes auf der Sintlasau zugeraunt, es handele sich um den »Brei der Prüfung«. Wenn das stimmte, dann scheiterte er jeden Morgen jämmerlich. Er konnte sich für diese Mischung aus Getreide und Wasser nicht erwärmen, auch wenn sie bestimmt gut nährte. Allein ein paar Gäste von den Inseln im Norden hatten sich mit Begeisterung auf diesen Brei gestürzt und mehrmals geäußert, dass es sich dabei um eine wahre Delikatesse handele. Merkwürdiges Volk, diese Inselbewohner. Thegan sehnte sich in diesen Augenblicken nach den fremdartigen Gemüse- und Obstsorten in Barcelona. Da der Bote des gestrigen Abends offenbar schon aufgebrochen war oder aber vom Aufstehen im Morgengrauen wenig hielt, drängte ihm niemand ein Gespräch auf. So fingen seine Gedanken wieder an zu wandern.

Er konnte nicht für immer hinter den schützenden Mauern dieses Klosters bleiben. Irgendwann musste er sich wieder dem wahren Leben stellen. Der Müßiggang und die Kontemplation, denen er sich bereits seit seiner Ankunft hingab, taten seinem Seelenfrieden auch nicht gut. Sobald er sich auch nur ein wenig Ruhe gönnte, wanderten seine Gedanken unweigerlich zurück zu den Kämpfen gegen die Mauren.

Vielleicht hatte dieser Walahfrid ja doch recht, als er ihm die Mitarbeit im Gärtchen angeboten hatte. Womöglich würde die Beschäftigung seiner Hände dafür sorgen, dass sein Geist ein wenig Frieden fand. Er beschloss, den jungen Mönch später aufzusuchen. Mit ein wenig leichter Arbeit konnte er vielleicht auch seinen Körper wieder an Belastung und Bewegung gewöhnen – denn zu seiner Überraschung hatte das Bad im kalten Wasser des Sees ihm richtig gutgetan. Die Schmerzen und das brennende Jucken in seiner Seite waren zumindest für den Augenblick verschwunden.

Thegan schob die Schüssel mit dem Brei von sich, stand auf und machte sich auf den Weg zum Gärtchen des Walahfrid. Dabei versuchte er, die vielen Baustellen im Kloster zu umgehen. Der Abt setzte seinen ganzen Ehrgeiz darein, das Klostergebäude nicht nur instand zu halten, sondern ständig zu erneuern. Schließlich hatte es als Königskloster und eine der wichtigsten Stätten der Bildung und der Bücher in letzter Zeit immer mehr an Bedeutung gewonnen. Thegan kam es so vor, als wollte der Abt jede Mauer des Klosters verändern. Gerade sollte einer der Gänge verschoben werden, und sogar die Mönche mussten für einige Zeit ihre Schlafsäle verlassen, um dann in neuen Unterkünften zu schlafen. Die Ruhe und Kontemplation der Sintlasau wurde dadurch sicher nicht gefördert, aber das Kloster erstrahlte im Glanz des frisch Erbauten.

Thegan hatte Glück. Schon aus einiger Entfernung konnte er den niedrigen Zaun erkennen – und dahinter den gebückten Rücken des Mönches, der offensichtlich gerade damit beschäftigt war, in einem seiner Beete mit einer kleinen Hacke die Brennnesseln zu entfernen.

»Sei gegrüßt!«

Walahfrid fuhr auf, erkannte dann den Gast und wischte sich lächelnd den Schweiß von der Stirn. »Schade, dass ich für Brennnesseln keine Verwendung in meinem Gärtchen habe. Sie anzubauen wäre mir ein Leichtes – und nebenbei könnte ich auch noch unsere gesamte Bibliothek kopieren. Aber ich will nicht jammern. Ich habe mir diese Arbeit ausgewählt, also sollte ich sie singend verrichten und meinen Herrn loben.«

Thegan musterte sein Gegenüber genauer. Täuschte er sich, oder schaute dem jungen Mann der Schalk aus den Augen?

Walahfrid gähnte und streckte sich. »Andererseits habe ich an diesem Morgen bereits mehrere Stunden mit dem Lob meines Herrn verbracht, ich denke, ich kann jetzt eine Zeit lang still meine Arbeit verrichten.« Er musterte seinen Besucher. »Aber du bist sicher nicht gekommen, um dich mit mir über die Brennnesseln zu unterhalten. Was kann ich für dich tun? Hast du wieder Schmerzen?«

»Nein«, erklärte Thegan. »Tatsächlich war ich im See schwimmen, und zu meiner Überraschung haben die Schmerzen und das Gefühl der tausend krabbelnden Ameisen seither nachgelassen. Ich kann mir nicht vorstellen, dass das von Dauer ist, aber ich bin dankbar um jeden Moment, an dem ich nicht das Gefühl habe, bei den Mauren gefoltert zu werden.«

»Interessant«, murmelte der Mönch und rieb sich

nachdenklich das Kinn. »Kaltes Wasser als Heilmittel, davon habe ich bereits in den Aufzeichnungen der alten Griechen gelesen. Antonius Musa soll Kaiser Augustus einst mit kalten Güssen geheilt haben. Vielleicht sollte ich diesen Erkenntnissen ein wenig mehr Aufmerksamkeit schenken, als ich es bisher getan habe. Oder du solltest dem Infirmarius davon erzählen. Womöglich würde er seine Patienten dann seltener zur Ader lassen und häufiger waschen, wer weiß. So wäre auch das Zusammenleben mit den Brüdern, die nur zu Weihnachten und Ostern baden, weitaus angenehmer.« Er betrachtete seine leeren Beete. »Aber für den heutigen Tag werde ich mich damit bescheiden, weiter an meinem Gärtchen zu arbeiten. Allein eine Frage drängt mich: Wie kommt es, dass du schwimmen kannst?«

Thegan zuckte mit den Schultern. »Das Haus meines Vaters liegt in der Nähe eines Flusses, und als dritter Sohn stand ich nicht gerade im Mittelpunkt seiner Beachtung. Also habe ich mir an den sommerlichen Nachmittagen die Schwimmkunst von einem Rittmeister meines Vaters zeigen lassen. Wenn man einmal verstanden hat, wie es geht, dann ist es wie ein Spaziergang. Du denkst dabei ja auch nicht über jede Bewegung deiner Beine nach, sie kennen ihre Aufgabe.« Er zögerte einen Moment, bevor er weitersprach. »Aber das ist nicht der Grund meines Kommens. Es ist vielmehr so, dass ich über dein gestriges Angebot nachgedacht habe. Es tut mir leid, dass ich es so hochmütig abgelehnt habe. Denn ich würde gerne meine Tage nicht nur in Müßiggang und bei der Betrachtung meiner Gedanken verbringen, sondern auch meine Hände in deinen Dienst stellen.«

»Das freut mich«, meinte Walahfrid. »Auch wenn mich

dein Sinneswandel etwas verwundert. Wie kommt es dazu?«

»Nun, ich lag heute Nacht wieder Stunde um Stunde wach und fand keine Ruhe vor meinen Gedanken. Ich hoffe, dass die Beschäftigung meiner Hände dafür sorgt, dass mein Geist ein wenig ruhen kann. So wie du es gestern vorgeschlagen hast.«

Ohne einen weiteren Kommentar reichte Walahfrid ihm eine Hacke. »Dann sei mir willkommen als Gast in meinem Gärtchen. Bevor ich auch nur hoffen kann, dass eines meiner Pflänzchen seine Blätter entfaltet und an Kraft gewinnt, musst du mir helfen, die Brennnesseln aus den Beeten zu entfernen. Ich habe mich letztes Jahr im Herbst nicht mit der rechten Hingabe darum gekümmert, und so muss ich jetzt ein wenig Buße tun. Es ist schön, wenn wir diese Last gemeinsam tragen können.«

Thegan schwang sich über den niedrigen Zaun, griff nach der Hacke und beugte sich über das nächstgelegene Beet. Die hellgrünen Blätter der Brennnesseln streckten sich ihm mit der geballten Energie des Frühlings entgegen. Entschlossen fuhr er mit seiner Hacke in den Boden und fing an, die flachen Wurzeln des Krauts aus dem Erdreich zu holen. Walahfrid sah ihm einen Moment zu, griff dann in seine Holzkiste und warf ihm grobe Handschuhe zu. »Du möchtest die Höllenqualen deiner Erinnerungen bestimmt nicht gegen die Qualen dieser Nesseln vertauschen. Denn ein Morgen in ihrer Gesellschaft sorgt dafür, dass deine Hände rot sind und jucken.«

Thegan nahm die angebotenen Handschuhe dankbar an und machte sich erneut ans Werk. Zum ersten Mal sah er sich dabei die Nesseln genauer an. Die regelmäßigen Zacken, die feinen Härchen auf den Blättern – auf eine Art erschienen sie ihm beinahe schön. »Du bist dir sicher, dass diese Nesseln keine Verwendung haben? Wenn sie stark genug sind, um solchen Juckreiz auszulösen, dann könnten sie doch gewiss auch eine Krankheit vertreiben?«

»Gewiss«, erwiderte Walahfrid, während er eine kräftigere Wurzel mit einem Ruck entfernte. »Die Nessel reinigt das Blut und ist ein gutes Mittel gegen Schwäche. In Notzeiten dient sie dem Volk als nährender Salat. Und wenn du ein Stück Butter oder Käse in Brennnesselblätter wickelst, dann ist es sehr viel haltbarer, als wenn du es einfach auf dem Tisch stehen lässt. Warum das so ist, weiß keiner, vielleicht verbrennt die Nessel auch die Verderbnis, die in diesen Gerichten wohnt. Deswegen ist sie durchaus eine nützliche Pflanze, bedarf allerdings keiner Pflege in einem Gärtchen, denn sie wächst überall in großer Menge. Selbst in den Zeiten großer Hungersnot findest du am Waldesrand und in den Wiesen immer ausreichend Brennnesseln. Nein, in meinem Gärtchen möchte ich die Pflanzen hegen, die ohne unsere Hilfe nur selten oder überhaupt nicht wachsen. Die Nesselpflanze hingegen nimmt den anderen Kräutern nur die Kraft und die Sonne zum Leben.«

Er warf ein weiteres großes Büschel auf den Weg zwischen den Hochbeeten, die mit Holzbrettern umfasst waren.

»Was war es denn, was dich letztes Jahr von deiner Arbeit im Garten abgehalten hat?«, fragte Thegan neugierig, während er den Pflanzen mit schnellen Bewegungen ein Ende bereitete. Für einen winzigen Moment flackerte das Bild des Sensenmannes, der über ein Schlachtfeld schreitet, vor seinem inneren Auge auf. Doch dann berührte ihn eine Nessel am Arm, und der sofort einsetzende Juckreiz unterbrach seine Gedanken wirkungsvoll. Er stellte fest, dass er Walahfrids Ausführungen wohl einen Moment lang nicht gefolgt war, und zwang sich wieder zu mehr Konzentration.

»Dieses Gedicht sollte die Bilder beschreiben, die Wetti auf dem Sterbebett heimgesucht haben. Wetti war der Lehrer unseres Abtes, und er hat seine Visionen mit seinem besten Schüler geteilt. Der wiederum hat sie mir anvertraut und mich darum gebeten, sie in eine Versform zu gießen. Das hat doch reichlich von meiner Zeit beansprucht, muss ich sagen.«

»Auf dem Sterbebett? Was hat er da gesehen? Gibt es etwas Schlimmeres als das, was sich die Menschen im wirklichen Leben antun?«, fragte Thegan neugierig.

Ein Achselzucken war die Antwort. »Wetti wurde von einem Engel durchs Jenseits geführt. Dabei hat er Waldo, den ehemaligen Abt unseres Klosters, gesehen. Der musste seit zehn Jahren Qualen zur Reinigung seiner Seele erdulden. Wenn die Beschreibungen auch nur ein winziges bisschen von dem enthalten, was uns im Jenseits erwartet, dann möchte ich lieber noch ein wenig länger leben.«

»Aber warum? Ein Abt wird doch ein gottgefälliges Leben geführt haben?« Thegan war verwirrt.

»Es war seine Strafe dafür, dass ein befreundeter Bischof nicht ausreichend für ihn gebetet hatte. So reichte sein Leben nicht aus, um ihm einen Einzug ins Paradies zu gewähren.«

»Aber das ist doch ungerecht«, rief Thegan aus. »Es sollte doch dann vielmehr der befreundete Bischof bestraft werden!«

Walahfrid nickte, während er ungerührt weitere Brennnesseln aus dem Boden hackte. »Das ist richtig. Wetti sah Adalhelm auch jenseits des Berges der Läuterung leiden. Das sollte uns allen wohl eine Mahnung sein, die Pflichten gegenüber unseren Mitbrüdern und Freunden nicht zu vernachlässigen.«

»Schrecklich«, murmelte Thegan und wandte sich ebenfalls wieder dem Unkraut zu. »Und ungerecht obendrein. Jeder sollte wirklich nur für seine eigenen Taten und Untaten zur Rechenschaft gezogen werden, meinst du nicht?«

»Es steht mir wahrscheinlich nicht an, diese Frage zu beantworten«, meinte Walahfrid. »Aber unser Verbrüderungsbuch sieht das durchaus anders. Wenn wir für eine andere Seele beten, dann ist das die Arbeit, die wir als Mönche für andere leisten können.«

»Warum sitzt du dann nicht in der Kirche und leistest deine Gebetsarbeit?«

»Abt Erlebald ist der Meinung, dass ich besser meine Dichtkunst einsetzen sollte. Es gibt nicht allzu viele Mönche, die des Lateinischen so kundig sind wie ich.« So wie Walahfrid das erklärte, klang es nicht einmal besonders eitel.

»Woher kommt diese Begabung?«

Wieder das halbe Schulterzucken und ein Seitenblick aus dem schielenden Auge, das von einem merkwürdig hellen Grün war. »Ich denke, es ist ein Geschenk Gottes, das zusammen mit meiner Ausbildung in Fulda für eine Leichtigkeit in der Dichtkunst sorgt. Außerdem ist es an der Zeit, dass jemand die wichtigsten Heilkräuter beschreibt und ihren Einsatz auch für die weniger erfahrenen Mönche aufzeichnet. Wir wollen ja nicht, dass sie zu einem falschen Kräutlein greifen, nicht wahr?«

Ganz allmählich wurde Thegan klar, warum dieser Walahfrid so viele Sonderrechte genoss. Wenn er tatsächlich so etwas wie der Hausdichter des Abtes war, dann konnte er sich einiges herausnehmen.

Eine Zeit lang arbeiteten sie schweigend Seite an Seite. Die Sonne stieg allmählich höher am Himmel und brannte ihnen auf den Rücken. Kurz bevor sie den Zenit erreicht hatte, richtete Walahfrid sich auf und streckte sich.

»Komm, lass uns einen Augenblick lang auf dieser Bank ruhen, bevor wir nachsehen, was uns der Koch als Pulmentaria reicht. So früh im Jahr müssen wir mit Bohnenbrei rechnen.«

Gemeinsam setzten sie sich auf eine schmale Bank, die an der Wand lehnte. Walahfrid schloss genüsslich seine Augen und drehte sein Gesicht in die Sonne. »Und wenn ich die lässliche Sünde des Müßiggangs mit ein oder zwei Jahren auf dem Berg der Läuterung abdienen kann, dann wüsste ich nicht, ob ich darauf verzichten möchte«, bemerkte er lächelnd. »Diese wenigen Augenblicke vor dem Gebet zur Sext und dem Essen sind meine Schwächen, die ich in diesem Augenblick vertrauensselig mit dir teile.«

Eine Weile saßen sie schweigend da, und Thegan spürte, wie ihn die warme Sonne durchströmte und seine Gliedmaßen schwer machte. Fast hätte er sich dem Schlaf hingegeben, als der Mönch an seiner Seite unvermittelt seine Gedanken unterbrach.

»Was aber ist es, das deine Stirn beständig umwölkt? Gewiss, deine Verletzungen und Narben sind schwer und schmerzhaft – aber das allein kann nicht der Grund sein, warum du nachts wie ein Geist durch unsere Kreuzgänge wandelst.«

»Habe ich deinen Schlaf gestört?«, rief Thegan entsetzt aus. »Das wollte ich nicht. Ich habe immer versucht, möglichst ruhig zu sein.«

Ein Kopfschütteln war die Antwort. »Das ist es nicht. Ich liege häufig nachts wach und sinne über einige Dinge nach. Dabei ist mir aufgefallen, dass du keine Ruhe findest.«

»Das stimmt«, bekannte Thegan. »Es sind Erinnerungen an Kämpfe, die mich wach halten.«

Eine Weile lauschten sie dem Summen der ersten Bienen, die sich in das noch ziemlich kahle Gärtchen verirrt hatten. Der Adelige fand, dass seine Erklärung einigermaßen einleuchtend geklungen hatte.

Dann räusperte sich der junge Mönch. »Ich möchte nicht unhöflich erscheinen, aber sind Kämpfe nicht genau das, was deinen Beruf ausmacht? Krieger können selten in Frieden leben, und Blut und Geschrei muss dein Handwerk sein, wie meines das Gebet und die Schrift ist.«

»Doch ahnt man nicht, was man zu Gesicht bekommt, wenn man sich als junger Mann in die Fremde begibt«, versuchte Thegan eine Erklärung.

Wieder der Blick aus den hellen Augen. »Du kommst mir nicht so vor, als würde es dir an Geist und Verstand mangeln. Es kann doch kaum sein, dass du dir das Kriegshandwerk wie ein ewiges Fest vorgestellt hast? Auch im Haus deiner Eltern waren sicher reichlich Veteranen, die von ihren Tagen mit Schwert und Lanze erzählt haben. Meistens fehlt mehr als einem ein Arm oder ein Bein oder gar beides. Oder etwa nicht? Du musst etwas erlebt haben, was darüber hinausgeht.«

Er sah den jungen Adeligen an, der seine Augen weiter

geschlossen hielt. Allein das Flattern seiner Lider und der schneller werdende Atem verrieten Walahfrid, dass seine Annahme nicht ganz unbegründet war. Aber noch bevor er tiefer in Thegan dringen konnte, läutete die Glocke über der Sintlasau zum Mittagsgebet.

Walahfrid erhob sich. »Du bist nicht verpflichtet, mir zu antworten, und verzeih, wenn meine Neugier unbotmäßig war. Ich kann nur hoffen, dass die Beschäftigung in diesem Gärtchen deinen Geist zur Ruhe bringt. Solltest du vor meiner Rückkehr den Wunsch nach ein wenig Beschäftigung verspüren, dann lege ich dir das Beet dort hinten an der Wand ans Herz. In diesem Beet lebt die herrschaftliche Rose, und ich habe sie für den Winter mit den Ästen einiger Tannen abgedeckt. Befreie sie doch von ihrem wärmenden Winterkleid, damit sie sich mit reichlich Blüten bei uns bedanken kann.«

Damit entschwand der Mönch in Richtung Kirche und ließ den jungen Adeligen in der Sonne zurück. Thegan entspannte sich ein wenig und atmete tief durch. Wie sollte er erklären, dass er seinem maurischen Arzt sein Leben verdankte – und ihm fast in Freundschaft verbunden war? Dennoch hatte er sich nicht gerührt, als seine eigenen Männer ihn aus der Hand der Mauren befreit und dabei seinen Retter brutal umgebracht hatten.

Thegans Hand krallte sich um die Bretter der schmalen Bank. Wie oft sollte er sich noch sagen, dass er damals einfach zu krank gewesen war, um seinem Medicus zur Seite zu stehen? Wann würde er seinen eigenen Versicherungen, dass er nichts hätte ausrichten können, endlich Glauben schenken? Oder sollte er sich weiterhin selbst einreden, dass der Medicus ihn nur verlassen habe, dass ihm die Flucht aber bestimmt geglückt sei?

Um sich aus dem ewigen Kreislauf seiner Gedanken über eine Schuld ohne Sühne zu befreien, erhob er sich und machte sich an den Abdeckungen der Rosen an der Mauer zu schaffen. Hier im Schatten war es noch empfindlich kühl, und er konnte nachvollziehen, warum Walahfrid diese Königin der Pflanzen noch so lange unter dem Winterschutz belassen hatte. Die dürren Äste der Tannen und Fichten warf er vor das Gärtchen, wo er sie wenig später mit einer kleinen Axt zerlegte. Die Kamine des Klosters würden sie an den kühlen Frühlingsabenden in ein wenig Wärme verwandeln.

6.

Dann im Südhauch, erstrahlt von der Sonne,
erwärmt sich das Gärtchen.

Einige Tage später sah Thegan sie zum ersten Mal im hellen Schein der Sonne. Er lief durch die Klosterstadt hinunter zum Hafen, um dem Treiben der Fischer und reisenden Händler zuzusehen. Der Frühling gönnte sich keinen Augenblick der Pause, und ein laues Lüftchen erwärmte nicht nur die Menschen, sondern auch den Boden. Es roch nach frischer Erde, Gras und leider auch dem unvermeidlichen Unrat so vieler Menschen.

Da sah er das Mädchen im Gespräch mit einer anderen jungen Frau, die Köpfe zusammengesteckt, so als tauschten sie Geheimnisse aus. Die hellen Haare wagten sich vorwitzig aus dem Tuch, das sie um den Kopf gebunden hatte, und ihre Haut war so hell, als hätte sie schon lange keine Sonne mehr gesehen. Er betrachtete einen Moment lang ihre schmale Gestalt und dankte leise seinem Gott dafür, dass es so viel Schönheit in dieser Welt gab. Doch dann hob sie ihre Augen, als hätte sie seine unschicklichen Blicke bemerkt, und sah ihm direkt ins Gesicht. Ihre wasserhellen Augen lagen weit auseinander, und ihre Blicke trafen sich für einen winzigen Augenblick. Dann sahen beide zur Seite, so wie es sich gehörte, wenn man einander nicht kannte.

Thegan beobachtete, wie sie sich sofort zu ihrer Freundin hinüberbeugte und ihr etwas ins Ohr flüsterte. Und tatsächlich sah die Freundin wie beiläufig in seine Richtung. Wollte dieses schmale, helle Geschöpf etwa wissen, wer er war? Wie sollte er es nur anstellen, dieses Mädchen kennenzulernen – oder zumindest zu erfahren, ob es schon einem anderen Mann versprochen war?

Für einen Augenblick spürte auch Thegan den Aufbruch in ein neues Jahr des Wachsens und des Blühens. Seine dunklen Gedanken hatten in diesem Sonnenschein einfach keinen Platz. Doch leider fiel ihm kein Grund ein, wie er dem Mädchen noch länger hätte zusehen können, ohne dass er die Grenzen der Schicklichkeit überschritten hätte. Also lief er weiter wie geplant: hinunter zum Hafen, dann ein wenig das Seeufer entlang, bis er die Klosterstadt nicht mehr sehen konnte und nur noch das leise Plätschern des Wassers am Ufer und den Gesang der Vögel wahrnahm. Einen Moment stand er still und spürte den Frieden des Ortes, der ihn umgab wie ein schützendes Tuch. Allein das leise Pochen und Jucken seiner Narben störte ihn. Schon deswegen konnte er der Verlockung des Wassers nicht widerstehen. Wenige Augenblicke später lief er in die eisigen Fluten hinein. Er fühlte sich nur wohl, wenn er regelmäßig Wasser an seinen Körper brachte – und dabei war es ihm egal, dass die meisten Mönche es als ausreichend erachteten, wenn man an Ostern und Weihnachten seinen Körper gründlicher reinigte. Wenn Reinlichkeit denn eine Sünde war, dann wollte er sie gerne auf sich nehmen.

Er drehte sich auf den Rücken und genoss das Gefühl des klaren Wassers auf seiner nackten Haut. So lebendig fühlte er sich derzeit nur selten, und mit einem Anflug von Mitleid dachte er an Walahfrid. Er hatte ihm erst an diesem Morgen erzählt, dass die Mönche auf keinen Fall länger als unbedingt nötig im Badewasser verweilen durften. Sie könnten ja Freude dabei verspüren, und das war womöglich eine Sünde.

Der junge Adelige sah in den Himmel und verfolgte einige Vögel in ihrem Flug. Täuschte er sich, oder war da bereits eine frühe Schwalbe, die vom nahenden Sommer kündete? Mit einem Lächeln murmelte er: »Willkommen!«

Im Wasser tastete er vorsichtig die Narben an seiner Seite ab. Sie spannten sich immer noch über seine Rippen und Hüften, so als könnten sie bei einer unbedachten Bewegung aufplatzen. Walahfrid hatte ihm versichert, dass das nicht passieren werde. »Der menschliche Körper verfügt über stärkere Selbstheilungskräfte, als wir uns gemeinhin vorstellen können«, hatte er ihm erklärt, als Thegan ihm in den letzten Tagen seine diesbezüglichen Befürchtungen anvertraut hatte.

Über den Grund für seine düsteren Träume, aber auch über sein Grübeln und Zaudern, das ihn hin und wieder am helllichten Tage überfiel, hatten sie allerdings noch immer nicht gesprochen. Stattdessen hatte Walahfrid aus seiner Kindheit erzählt. Seine Eltern gehörten zum unbedeutenden Adel, der fernab des Hofes in einem einfachen Haus seinen Geschäften nachging. Schon als kleiner Junge war Walahfrid dem Kloster als Oblate übergeben worden. Während andere Kinder auch in der Klosterstadt mit Holzschwertern ihren fröhlichen Spielen nachgehen durften, wurden die Jungen, die in der Obhut des Klosters standen, dazu erzogen, immer nur den Studien und dem Wissen nachzugehen. Lautes Gelächter und übermütiges Wesen sollten diesen Kindern schnell ausgetrieben werden.

Walahfrid schien dieses Schicksal mit Gleichmut hinzunehmen. »Wie sonst hätte ich meinen Lehrer Rabanus Maurus kennenlernen können? Die Hungersnot vor zwei Jahren ging an uns Novizen fast unbemerkt vorbei. Während andere Jungen in meinem Alter nur noch Erde fressen konnten, habe ich mich in der Schreibstube mit der perfekten Schrift gequält. Das erscheint mir nicht das härteste Schicksal zu sein, das einem Jungen meines Alters widerfahren kann.«

Das kalte Wasser umfing Thegans Gliedmaßen wie ein eisiger Handschuh. Er spürte, dass es an der Zeit war, den See wieder zu verlassen – auch wenn er hier im Wasser wohl am glücklichsten war. Mit einigen kraftvollen Zügen schwamm er zurück ans Ufer und legte sich unbekleidet in das frische Gras, um seine Haut von der warmen Sonne trocknen zu lassen. Zu seinem Entsetzen hörte er schon nach wenigen Augenblicken Stimmen, die schnell näher kamen. Eilig streifte er sein Gewand über und strich sich die nassen Haare aus dem Gesicht.

Als Hemma und Rothild um die Ecke bogen, fanden sie Thegan bereits wieder in seinen Kleidern – auch wenn er immer noch damit beschäftigt war, die Bänder an den Schuhen neu zu schnüren. Hemma lächelte ihn unbefangen an. Er sollte nicht merken, dass sie Rothild eigens darum gebeten hatte, sie auf diesem Weg zu begleiten. Sie wollte den jungen Mann mit den dunklen Locken und dem traurigen Gesicht unbedingt kennenlernen.

»Was hat dich denn hierher ans Wasser verschlagen? Hast du keine ordentliche Arbeit, der du an einem Tag wie diesem nachgehen solltest?« Ihre Stimme klang in seinen Ohren wie ein feines Glockenspiel im Wind. Ein Glockenspiel, das ihn sacht verspottete.

»In der Tat gehe ich keinem Handwerk nach, ich muss also an einem schönen Tag wie diesem nichts tun, außer Gott einen guten Mann sein lassen und ihm für die Sonne danken.« Endlich war er mit seinen Schuhriemen fertig und richtete sich zu seiner stattlichen Größe auf. »Ich lebe im Kloster als Gast des Abtes. Als solcher bin ich in diesen Wochen von allen Pflichten befreit.«

Sie sah ihn mit kaum verhohlener Neugier an. »Was muss man tun, um zu so einer Ehre zu kommen?«

»Spenden an das Kloster sind durchaus behilflich«, erklärte Thegan mit einem ironischen Lächeln. »Abt Erlebalds Gastfreundschaft hat mich einen Teil meines Lohnes als Kämpfer bei den Mauren gekostet.« Er verneigte sich höflich in Richtung der beiden jungen Frauen und konnte sich des Verdachtes nicht erwehren, dass sie ihm vorsätzlich gefolgt waren. »Wenn ich mich vorstellen darf: Mein Name ist Thegan.«

»Rothild, Gemahlin des Reginolf«, erklärte die junge Frau, mit der das hellblonde Mädchen sich schon vorher unterhalten hatte. Sie deutete auf ihre Begleiterin. »Und das ist Hemma, Tochter des Routger.«

Hemma nickte ihm zu und fuhr fort: »Ich muss gestehen, ich habe noch nie einen Mann getroffen, der sich dem Müßiggang hingeben kann. Womit beschäftigst du dich den ganzen Tag?«

»Ich wandere umher und sehe den Menschen von Sintlasau bei ihrem Tun zu.« Er lächelte, als er sah, wie ihre Augen vor Überraschung etwas größer wurden, und redete rasch weiter, um vor diesem Mädchen nicht wie ein nichtsnutziger Tropf dazustehen. »Die Wahrheit ist: Ich war jahrelang im Land der Mauren und bin erst vor wenigen Monaten heimgekehrt. Jetzt kuriere ich meine

Wunden, bevor ich in das Haus meines Vaters zurückkehre und sehe, was es dort für mich zu tun gibt. Da mir die Untätigkeit aber nicht gefällt, helfe ich seit einigen Tagen einem Mönch bei der Pflege seines Gärtchens.« Er merkte selber, dass das wie eine schwache Entschuldigung klang.

»Ungewohnte Arbeit für einen Krieger«, bemerkte das Mädchen, das als Hemma vorgestellt worden war. »Bearbeitest du die Beete mit einem Schwert?«

Lachend schüttelte Thegan den Kopf. »Nein! Einerseits würde mein Schwert sicherlich stumpf werden, wenn ich damit im Boden zwischen den Steinen und Erdklumpen herumgraben würde. Und dann gebietet es die Achtung vor dem Frieden des Klosters, dass ich mein Schwert nicht bei mir trage, während ich zu Gast bin. Nein, Walahfrid ist so freundlich, mir seine Werkzeuge zu überlassen – und ich bin mir sicher, dass seine Harken, Rechen und Schaufeln eher zur Pflege der Beete geeignet sind!«

Wieder diese Stimme, die beständig so wirkte, als würde ihre Besitzerin lächeln. »Aber fällt dir das denn leicht? Du hast doch sicher nichts anderes als das Kriegshandwerk gelernt?«

»Man ist doch nie zu alt, um etwas Neues zu erlernen, oder? Und Walahfrid ist ein geduldiger Lehrer«, erklärte Thegan.

Hemma musterte den Fremden neugierig. Die schwarzen Locken umgaben ein ungewöhnlich bleiches Gesicht mit hohen Wangenknochen und einem dunklen Bartschatten. Die Lippen waren schmal, doch der Mann hatte ein durchaus ansteckendes Lächeln. Sie war sich nicht sicher, ob seine Augen von einem dunklen Grau oder einem dunklen Blau waren – in jedem Fall wirkten sie düster, und auch bei seinem seltenen Lächeln blieben sie ernst, als führten sie ein Eigenleben. Thegan war größer als die meisten Männer, die in der Klosterstadt lebten, aber seine Schultern waren nicht sonderlich breit. Und wenn sie ihn recht betrachtete, dann war seine Gestalt leicht gebeugt, als würden ihn Schmerzen quälen.

Rothild stieß sie von der Seite leicht an. »Hemma, wir müssen weiter. Hast du nicht gesagt, wir wollen Melden sammeln, um ein bisschen frisches Grün auf den Tisch zu bringen? Wenn wir vor dem Nachmittag wieder zu Hause sein wollen, haben wir keine Zeit zu verlieren.«

Die junge Frau nickte. »Stimmt, wir müssen weiter.«

Sie zögerte noch einen Moment, und Thegan nutzte die Gelegenheit. »Wann kann ich euch denn wiedersehen?«

»Wiedersehen? Schickt sich das?«, fragte Rothild streng.

Aber Hemma unterbrach sie. »In zehn Tagen feiern wir das Osterfest. Ich bin mir sicher, dass in der Kirche ein großer Gottesdienst stattfindet, der uns alle erbauen wird. Aber am späten Nachmittag und am Abend wird in der Klosterstadt das Frühlingsfest gefeiert. Du musst unbedingt kommen!«

Rothild sah ihre Freundin strafend von der Seite an. »Was meine Freundin damit sagen will, ist, dass wir uns über deinen Besuch auf unserem Osterfest freuen würden. Von dem grimmigen Winter sollte man sich ordentlich verabschieden – und den neuen Frühling mit offenen Armen begrüßen.«

Der Adelige nickte, ließ Hemma aber nicht aus den

Augen. »Keine Sorge, ich werde auf jeden Fall kommen. Recht herzlichen Dank für die Einladung!«

Rothild griff nach Hemmas Ärmel und zog sie weiter. Erst als sie um die nächste Biegung des Uferweges verschwunden waren, zischte sie ihrer Freundin zu: »Was fällt dir ein, so einen hohen Herrn anzusprechen? Einen Gast von Abt Erlebald, einen Kämpfer gegen die Mauren … Dieser Mann ist nichts für dich, Hemma. Du hättest mit ihm nicht einmal ein Wort wechseln dürfen. Mal ehrlich, du hast gesehen, wohin er gegangen ist, gib es zu. Diese Sache mit dem Meldensammeln, das war doch nur ein Vorwand, auf den ich leichtgläubig hereingefallen bin.«

Hemma drehte eine fröhliche kleine Pirouette und strahlte Rothild an. »Und es hat funktioniert! Er kommt auf das Osterfest, ich sehe ihn wieder.«

»Ein Mann des Adels! Wach auf, Hemma – der sieht dich nicht einmal. Und sollte er dich doch sehen, dann nur, weil du so ein hübsches Gesicht hast. Dein Vater wird alles andere sicher zu verhindern wissen. Ein Mann wie dieser Thegan sieht in einem Mädchen wie dir höchstens einen Zeitvertreib.«

»Lass mir doch meine Träume«, verteidigte Hemma sich. »Mein Vater hält mich unter Verschluss, als wäre ich die heilige Jungfrau. Es ist höchste Zeit, dass ich wenigstens in Gedanken ein wenig von Männern träume.«

Ein leises Schnauben von Rothild war die Antwort. »Sei doch dankbar, dass du mit deinem Vater ein so schönes Leben führst. Du hast nicht einmal in den letzten Notzeiten Hunger gelitten, Routger wird immer dafür sorgen, dass du glücklich bist. Das ist mehr, als so manches Mädchen erhoffen kann.« Sie schüttelte mahnend den Kopf. »Außerdem ist es weniger großartig, als du annimmst, bei einem Mann zu liegen. So manche Frau würde lieber als Jungfrau leben, so grob sind sie. Und so ungeschickt mit den Fingern …«

»Das Leben geht an mir vorbei, und ich werde eine alte Jungfer, die nicht einmal ahnt, warum es von Bedeutung sein kann, dass die Finger sich gut bewegen können!«, protestierte Hemma. »Das nennst du mein Glück? Mein Vater achtet eifersüchtig darauf, dass ich niemanden kennenlerne – und er denkt schon gar nicht daran, meine Hand jemals einem Mann zur Ehe zu reichen. Was soll ich darüber dankbar sein? Du musst mir versprechen, dass du ihm nichts von Thegan erzählst, sonst darf ich womöglich nicht zum Frühlingsfest!«

»Warum sollte ich ihm von einem Adeligen erzählen, den wir bei einem Spaziergang getroffen haben und mit dem du einige Worte gewechselt hast?«, fragte Rothild mit nüchternem Ton. »Wahrscheinlich war dieser Mann nur höflich und wird beim Fest der Klosterstadt überhaupt nicht erscheinen. Was soll er bei dem einfachen Volk, wie wir es sind? Da gibt es nichts, was ich deinem Vater erzählen muss, und da wird es auch nichts geben, was ihn beunruhigt. Hör auf zu träumen, Hemma.«

»Jetzt sei schon still, Rothild. Du hast gut reden, mit deinem Reginolf hast du einen Mann und erwartest schon dein zweites Kind. Du bist eine echte Frau, während mein Vater dafür sorgt, dass ich auf ewig nur sein Kind bleibe.« Sie zuckte mit den Schultern. »Da können ein paar Träume nicht schaden. Und jetzt lass uns sehen, ob wir tatsächlich ein paar Melden finden.«

Die beiden Mädchen gingen lachend und scherzend davon. Sie bemerkten nicht, dass Thegan ihnen noch eine Weile hinterhersah. Diese Hemma ging ihm nicht aus dem Sinn. Mit ihrer hellen Haut kam sie ihm so vor, als würde sie die Sonne und die Fröhlichkeit des Sommers in sich tragen. So viel Licht in einem Menschen hatte er lange nicht gesehen.

Erst als sie aus seinem Blick entschwunden war, machte er sich wieder in Richtung Kloster auf. Es war an der Zeit, Walahfrid wieder bei seinen Beeten zu helfen.

Schon aus einiger Entfernung konnte er sehen, dass der Mönch dieses Mal nicht allein war. Er arbeitete an den Beeten – aber auf der schmalen Bank an der Mauer saß ein Mann in Thegans Alter und schien mit Walahfrid in einen heftigen Disput verwickelt. Als Thegan näher kam, konnte er nicht umhin, den beiden zuzuhören.

»Ich werde allen beweisen, dass man mich nicht zwingen kann!«, rief der Besucher. Er trug seine kastanienbraunen Locken etwas länger, als es üblich war, und sein Bart war auch nicht so sorgfältig gestutzt, wie man es von einem gebildeten Mann erwarten würde. Trotzdem verriet seine Kleidung, dass er aus einem guten Haus stammte, denn sie war von guter Qualität und nach der neuesten Mode geschnitten – auch wenn sie seine breiten Schultern nur schlecht verbarg. Er wirkte wie ein geborener Krieger.

Thegan räusperte sich, damit er nicht einer Unterhaltung zuhören musste, die nicht für seine Ohren bestimmt war. Walahfrid fuhr herum. Als er Thegan erkannte, machte sich ein Lächeln auf seinem Gesicht breit.

»Thegan! Darf ich dir Gottschalk vorstellen? Er ist ein guter Freund aus meiner Zeit bei Rabanus Maurus in

Fulda. Heute Morgen ist er hier in Sintlasau eingetroffen und hat mich mit seinem Besuch überrascht. Er wird wohl einige Zeit bleiben.«

Thegan nickte dem Besucher zu und musterte ihn mit nur schlecht verborgener Neugier. »Aus Fulda? Ich war immer der Meinung, dass Rabanus Maurus nur Oblaten, Novizen und junge Mönche unterrichtet.«

Walahfrid nickte. »Da hast du auch recht. Gottschalk war dem Kloster versprochen. Allein, er ist der Meinung, dass er sich nicht an das Versprechen seiner Eltern an das Kloster halten muss. Deswegen ist er hier.«

»Du hast jahrelang als Oblate im Kloster gelebt und dann die Profess nicht abgelegt?«, wandte sich Thegan an den Fremden. »Das ist ungewöhnlich, wenn ich ehrlich sein soll. Ich wusste nicht, dass so etwas möglich ist.«

»Ist es auch nicht«, knurrte Walahfrid. »Aber mein Freund glaubt nicht daran, dass man Regeln folgen muss. Wahrscheinlich findet Gottschalk es sogar eine Frechheit, dass unser Herr es so eingerichtet hat, dass man regelmäßig atmen muss, um am Leben zu bleiben.«

»Blödsinn!«, erklärte Gottschalk. »Ich will nicht den Weltenlauf ändern, sondern nur den Lauf meines eigenen Lebens. Das eine hat mit dem anderen nichts zu tun.« Er grinste Thegan an. »Walahfrid übertreibt gerne. Ich fühle mich lediglich nicht zu einem Leben als Mönch berufen – und möchte deswegen auf die Kutte und die Sicherheit der Klostermauern verzichten. Was kann daran schon schlecht sein?«

»Nun, wenn es der Weg ist, den deine Eltern für dich vorgesehen haben, und sie dich an das Kloster versprochen haben …«, begann Thegan.

Er wurde von einem aufgebrachten Gottschalk unterbrochen. »Aber genau das ist doch der Punkt! Wie können meine Eltern über mein Schicksal und mein Leben entscheiden, wo es doch um mich geht und nicht um sie?«

»Nun, der Brauch will es, dass ein Vater seinen Sohn mit dem Altartuch an ein Kloster binden kann. Du hast eine Ausbildung genossen, der Abt hat jahrelang auf dich geachtet, dich gekleidet und dich gefüttert. Da ist es doch nur recht und billig, wenn du jetzt deinen Preis für dieses Leben erbringst. Deine Fähigkeiten werden in deinem Kloster sicherlich benötigt …«

»Ich kann meine Fähigkeiten aber auch sehr gut für mich selber einsetzen!«, schnaubte Gottschalk. »Auf jeden Fall werde ich die Gerichte anrufen, meinen Fall zu verhandeln. Ich werde nicht ohne Widerspruch eine Kutte anziehen. Mein Leben ist ein anderes als das eines braven Mönchleins.«

»Bei dir klingt es, als wäre es eine Todesstrafe«, erklärte Walahfrid. »Dabei kann ich dir versichern, dass mein Leben durchaus vielseitig und nicht nur von den Regeln meines Ordens geknechtet ist.« Er deutete auf seine Beete, in denen sich inzwischen ein zartes Grün zeigte. »Das hier ist doch nur möglich, wenn meine Mitbrüder für mein täglich Brot sorgen, während ich die Geheimnisse der einzelnen Kräuter erforsche. Das wäre mir als nachgeborener Sohn im Haus meiner Eltern sicher verwehrt geblieben.«

Ein Augenrollen war die Antwort. »Walahfrid, mit deinen Talenten wäre dir der Weg an den Königshof auf jeden Fall vorherbestimmt gewesen. Ein Mann wie du hätte sich immer und überall durchgesetzt – ungeachtet der Profess.«

»Gottschalk, das ist nicht wahr. Ohne eine Ausbildung, wie ich sie erhalten habe, nützten mir meine Talente wenig. Womöglich hätte ich nie erfahren, dass mir die lateinische Sprache so leichtfällt, als wäre ich im Schatten des Kapitols groß geworden – es hätte sich ja keiner die Mühe gemacht, mich diese Sprache zu lehren.« Walahfrid runzelte die Stirn. »Was erhoffst du dir von deinem Kirchengericht?«

»Gerechtigkeit!«, erklärte Gottschalk mit großer Geste.

Walahfrid lachte. »Und ein freies Bier für alle Menschen mit Brot, das sich von selber in den Backofen begibt. Gottschalk, du verlangst ein bisschen viel von deinem Leben.«

»Was soll ich denn sonst wollen? Immer nur leise durch die Kreuzgänge schleichen und Bücher kopieren oder für einen Mann beten, der mir ausreichend Geld dafür zahlt – das kann es nicht sein.« Er sah Thegan herausfordernd an. »Wie siehst du das, hoher Herr? Was hält das Schicksal für dich bereit?«

»Nicht hoher Herr«, wehrte Thegan ab. »Das wäre mein Bruder, der Titel und Land erben wird. Mir bleibt nur ein Leben als Krieger, da mein Vater mich nicht in ein Kloster gegeben hat.«

»Und?« Gottschalk strich sich die Haare aus der Stirn und sah ihn fragend an. »Bist du damit zufrieden? Hättest du gerne ein anderes Leben?«

Thegan runzelte die Stirn. »Wenn ich es recht bedenke, dann ist das eine Frage, die sich nicht stellt. Es ist uns allen vorherbestimmt, welches Leben wir zu führen haben, und wir müssen uns bemühen, es bestmöglich auszufüllen.«

»Da siehst du es, Gottschalk! So muss ein gottgefälliger Mann leben! Deine Bedenken und deine Pläne sind eine Sünde!«, rief Walahfrid aus. »Wenn alle Menschen so denken würden wie du, dann gäbe es bald keine Ordnung mehr auf der Erde.« Er dachte einen Moment nach und zuckte dann mit den Schultern. »Stell dir das mal vor: Die Mönche beten, wann immer ihnen der Sinn nach einem Gespräch mit ihrem Herrn steht. Die Bauern pflügen, wenn sie lange genug unter dem Apfelbäumchen gelegen haben. Und die Hühner legen erst dann ihre Eier, wenn sie Lust dazu haben. Ein Leben, das kein Halten mehr kennt.«

»Das grenzenlose Leben«, erklärte Gottschalk mit großer Geste. »Das ist das Dasein, auf das jeder Mensch ein Recht haben sollte. Dein Freund hier«, er deutete auf Thegan, »müsste keine Menschen mehr totschlagen, und du könntest deine gesamten Tage damit verbringen, Gedichte zu schreiben. Das Paradies!«

»Die Hölle«, widersprach Walahfrid. »Die Erde würde sich aus den Angeln heben, wenn du sie regieren würdest.«

Gottschalk erhob sich und klopfte Walahfrid auf den Rücken. »Du hast keine Ahnung, was diese Erde alles aushält, wenn wir es nur wagen, etwas Neues zu denken. Aber jetzt solltest du mit uns essen, wie es um diese Zeit Brauch auf der Sintlasau ist. Wir sollten sehen, was der Bruder in der Küche für uns bereitet hat.«

Während sie sich zum Speisesaal begaben, sah Thegan seinen Begleiter neugierig an. Woher nahm dieser Mann nur diese Freiheit der Gedanken? Er war sich keineswegs sicher, ob es sich dabei um Sünde oder um den richtigen Weg handelte.

7.

Schließlich besprengt bisweilen ein Frühlingsregen die junge Saat,
und wechselnd erquickt der schmeichelnde Mondschein der Blätter zartes Gefieder.

Was hindert dich, auf dieses Fest zu gehen? Unser schielender Freund hier möchte lieber ein wenig dichten und seinen Pflänzchen beim Wachsen zusehen. Aber du? Die Bewohner der Klosterstadt wollen das Osterfest und den Frühling feiern, für dich sollte das doch eine willkommene Abwechslung beim Warten auf Neuigkeiten aus Worms sein!« Thegan sah Gottschalk herausfordernd an.

In den letzten Tagen hatte er den aufbrausenden Freund Walahfrids in sein Herz geschlossen. Sicher, seine Ansichten waren ungewöhnlich, und wenn sich seine Meinung durchsetzen würde, dann wäre der Lauf der Welt nicht mehr sicher. Aber Gottschalk schien Thegan in diesen Tagen wie ein Kraftquell, der nicht versiegen konnte. Er fand sich mit Gegebenheiten niemals ab und suchte immer nach einem anderen Weg, den er unbeschadet gehen konnte. Darüber hinaus quälten ihn offensichtlich nie Selbstzweifel: Wenn Gottschalk von einer Meinung überzeugt war, dann ließ er nichts anderes gelten – und sei es das Wort des Papstes.

Jetzt allerdings hatte er keine Lust, Thegan auf das

Frühlingsfest der Klosterstadt zu begleiten. Er winkte ab und blieb auf der kleinen Bank in Walahfrids Gärtchen sitzen. »Ich war schon häufig auf diesen Festen, mit denen die einfachen Leute den Frühling und das Ende der Fastenzeit feiern. Wenn ich ehrlich bin, dann sind mir die ausschweifende Freude und die Begeisterung an den weltlichen Genüssen fremd. Wenn ich das Leben feiern möchte, dann nicht auf eine so … gewöhnliche Art.«

»Ich dachte, genau das ist der Grund, warum du dich so beharrlich weigerst, die Profess abzulegen? Dir geht es gar nicht um die Dinge, die dir ein Leben außerhalb der Klostermauern bieten kann?« Dieser Gottschalk schaffte es immer wieder, Thegan zu überraschen.

Gottschalk lachte. »Nein. Ich finde in den Klöstern bereits alles, was ich für mein Wohlbefinden benötige: Bildung, Bücher, Macht und auch ausreichend Zerstreuung und Essen. Das Bier nicht zu vergessen. Aber mir gefällt es nicht, dass ich den Befehlen und Anordnungen eines Abtes jederzeit Gehorsam leisten muss. Schlimmer noch: dass dieser Abt mir vorschreiben kann, wie ich meine Gaben am besten einsetzen soll. Und ich bin der Meinung, dass ich der einzige Mensch bin, der beurteilen kann, wo meine wahren Talente liegen.«

»Da magst du recht haben, lieber Gottschalk«, unterbrach ihn Thegan. »Auch wenn ich mir nicht immer sicher bin, ob du wirklich weißt, was du mit deiner gewonnenen Freiheit anfangen würdest. Ich für meinen Teil werde meinen freien Willen jetzt dazu einsetzen, in der Klosterstadt ein wenig dem Feiern und dem Tanz der Menschen zuzusehen. Ich wünsche dir viel Spaß beim Singen mit deinen Mitbrüdern.« Er schlug Gottschalk noch einmal auf den Rücken und wandte sich zum

Gehen, als er plötzlich die ironische Stimme von Walahfrid hörte. Der Mönch hatte sich bis dahin in einer Ecke seines Gärtchens über einen Strauch gebeugt und die ersten keimenden Blättchen betrachtet. »Dein Bestreben, dem einfachen Volk bei seinen Vergnügungen zuzusehen, hat doch nicht etwa mit dem blonden Mädchen zu tun, nach dem du dich in den letzten Tagen so angelegentlich erkundigt hast? Diese Fischerstochter, wie hieß sie noch?«

»Hemma«, sagte Thegan.

»Ja, richtig. Hemma. Schöner Name für ein noch schöneres Mädchen. Also, sprich: Damit hat es nichts zu tun?« Walahfrid musterte seinen adeligen Helfer. »Oder vertreibt die Luft des Frühlings womöglich sogar die winterliche Schwermut aus deinen vernarbten Gliedern?«

Thegan bückte sich, packte einen Erdklumpen und warf ihn mit einer schnellen, geschickten Bewegung nach Walahfrid. »Dein Spott ist überflüssig, mein guter Freund. Das Mädchen ist wahrscheinlich ohnehin schon einem der Männer aus der Stadt versprochen. Darüber hinaus habe ich bis jetzt nur wenige Worte mit ihr gewechselt – ich kann also nicht wissen, ob es sich nicht vielleicht um ein eitles Ding handelt, das keine weitere Beachtung verdient.«

Gelassen wischte Walahfrid die Erdkrumen von seinem Habit. Ein Grinsen umspielte seine Lippen. »Wie ich höre, hast du dir schon einige Gedanken über diese Hemma gemacht. Du denkst sogar über ihren Vater nach. Wo mag das hinführen, edler Herr?«

»Nirgendwohin!«, erklärte Thegan ärgerlich, als er die beiden Freunde nebeneinander sah, beide mit einem eindeutigen Lächeln auf dem Gesicht.

Walahfrid bückte sich, brach ein zartes Blättchen von der Pflanze und reichte sie mit einer angedeuteten Verbeugung seinem Gehilfen. »Auch wenn es ›nirgendwohin‹ führen mag, so rate ich dir doch, deine Haut mit ein wenig Salbei einzureiben. So verströmt deine Haut einen feinen Geruch. Die Damen finden so etwas anziehend, habe ich gehört.«

Mit einem letzten Kopfschütteln wandte Thegan sich zum Gehen. Für diesen Festtag hatte er eigens das dunkelrote Oberkleid übergezogen, dass er einst im Land der Mauren hatte schneidern lassen. Anfangs hatte es nur selten Kämpfe gegeben, und die Krieger des Königs hatten sich die Zeit damit vertrieben, in den Städten schöne Dinge zu kaufen, die sie dann stolz ins Lager trugen und vor ihren Kameraden ausbreiteten. Diesen besonders feinen Wollstoff hatte er eines Tages in einer dunklen Gasse entdeckt, und der Verkäufer hatte ihm daraus nach dem Schnittmuster seines Wamses ein Oberkleid gefertigt. Er trug das gute Stück nur selten, freute sich aber jedes Mal daran, wie es sich unter seinen Fingern anfühlte.

Während er durch die engen Straßen dem Klang der Musik und dem Gelächter entgegenging, hob er verstohlen das Salbeiblatt unter seine Nase. Es roch in der Tat wunderbar. Entschlossen verrieb er es zwischen seinen Handflächen und strich sich dann mit beiden Händen kräftig über Hals und Brust. Vielleicht hatte der schielende Mönch sogar recht, und der feine Geruch zog die Mädchen wirklich an. Auch wenn Thegan sich nicht recht vorstellen konnte, wie ein Mönch wie Walahfrid überhaupt zu irgendwelchen Erfahrungen mit dem schönen Geschlecht kommen sollte.

Mit diesen Gedanken bog er um die nächste Ecke

und stand direkt vor dem Tanzboden auf dem Ergat. Unter der mächtigen Linde des Dorfplatzes drängten sich Männer in bunter Kleidung und junge Frauen, die sich Bänder in die Haare und um die Kopftücher geflochten hatten. Gelächter und Gesang erfüllten die Luft.

Thegan lehnte sich unauffällig im Halbschatten gegen die Ummauerung eines Brunnens. Die Trommel gab den Takt des nächsten Liedes vor, zu dem die Menschen tanzten – erst langsam und dann immer schneller. In seiner Nähe wurde Wein ausgeschenkt. Womöglich war es Rebensaft direkt von der Sintlasau. Seit einigen Jahren wurden hier Trauben angebaut – und es hatte sich gezeigt, dass das Klima dieser Insel dem Wein mehr als förderlich war. Eigentlich war der Rebensaft fast ausschließlich den Mönchen vorbehalten – aber wahrscheinlich gab es heute, an diesem ausgelassenen Osterfest, eine Ausnahme.

Der Geruch von gebratenem Fleisch und Fisch mischte sich aufs Köstlichste, irgendwo musste auch Routger seine Ware feilbieten. Oder war diese Aufgabe womöglich Hemma zugefallen? Thegan sah sich etwas genauer um. Die Sonne schien hell vom Himmel, und er konnte in den Schatten der Fachwerkhäuser mit ihren tief heruntergezogenen Dächern mit den dunklen Holzschindeln nur wenig erkennen.

Er legte eine Hand über seine Augen, und auf einmal sah er sie. Hemma schien geradezu über die Tanzfläche zu fliegen, ihre Füße markierten den Takt des Liedes fast besser als die Trommel. Dabei bewegte sie sich von einem Tanzpartner zum anderen, und Thegan bildete sich ein, dass die Tänzer die blonde junge Frau nur ungern wieder aus den Händen ließen. Ihre Haare trug sie heute unter einem leuchtend blauen Tuch verborgen, ihr Kleid passte farblich dazu, um ihre schmale Taille hatte sie ein buntes Tuch gebunden. Auf ihren Lippen sah er ein fröhliches Lachen, mit dem sie in seinen Augen sogar dem Strahlen der Sonne Konkurrenz machte. Überrascht stellte er fest, dass sein Herz beim Anblick der Fischerstochter schneller schlug. Hatte Walahfrid mit seinen Scherzen über seine Gefühle für dieses Mädchen womöglich doch recht gehabt?

Während er darüber nachdachte, wie er Hemma nur auf sich aufmerksam machen konnte, wurden seine Handflächen feucht. Verlegen wischte Thegan sie sich an seinem feinen Gewand ab – und überlegte gleich, ob er unter den einfachen Leuten bei diesem Fest womöglich auffiel wie ein bunter Vogel unter lauter Raben. Er zögerte und erwog für einen Moment, ob er nicht doch lieber hinter die schützenden Mauern des Klosters zurückkehren sollte.

Aber noch bevor er sich vom Anblick der tanzenden Hemma losreißen konnte, stand Rothild vor ihm und streckte ihm ein Brot hin, das mit gegrilltem Fisch belegt war. »Das soll ich dir von meiner Freundin bringen. Sie ist der Meinung, du musst dich stärken, bevor du zu ihr auf die Tanzfläche kommst.« Sie schüttelte missbilligend den Kopf. »Ich bin allerdings der Meinung, dass sie mich nur benutzt, um dich wissen zu lassen, dass sie deine Nähe sucht. Und ich bin mir nicht so sicher, ob das wirklich eine gute Idee ist.« Sie sah ihn lauernd an. »Ich habe keine Ahnung, was du mit meiner Freundin vorhast – aber eines sollst du wissen: Du darfst ihr keine Schmerzen zufügen, sonst sorge ich dafür, dass du deines Lebens nicht mehr froh wirst.«

Diese Drohung aus dem Mund der jungen Frau mochte

nicht sonderlich wirkungsvoll klingen, trotzdem nickte Thegan. »Du kannst dir dessen gewiss sein, dass ich nichts Böses gegen Hemma im Schilde führe. Und sei bedankt für die Gabe, die du mir gebracht hast.«

Damit biss er in das Brot und freute sich über das saftige Stück Fisch. Dieses einfache Essen war das Köstlichste, was er seit Langem zu sich genommen hatte. Als er sah, dass Hemma immer wieder in seine Richtung blickte, nickte er ihr möglichst unauffällig zu. Und als er den letzten Bissen heruntergeschluckt und den Mund an seinem Ärmel sauber gewischt hatte, machte er sich auf in Richtung Tanzfläche.

Hemma sprang wie ein atemloser, verschwitzter Wirbelwind von der Tanzfläche und tauchte vor ihm auf.

»Komm, edler Herr. Tanz mit mir!«, sagte sie lachend und wollte schon nach seiner Hand greifen, als er den Kopf schüttelte und einen Schritt nach hinten machte.

»Ich kenne diese Tänze nicht. Bei den Spaniern werden andere Schritte getanzt – und der Tanzunterricht meiner Kindheit liegt schon lange zurück«, erklärte er.

»Schade«, meinte sie leichthin. »Und womöglich hast du ohnehin lieber mit deinen Schwertern gespielt als dem Takt der Trommel gelauscht.«

»Das könnte stimmen. Ich konnte ja nicht ahnen, dass ich dereinst von einer so schönen Maid aufgefordert werde.« Er runzelte die Stirn. »Wobei ich gedacht hätte, dass eigentlich der Mann die Frau zum Tanze bittet. Ist es nicht so?«

»Nicht im April!«, erklärte Hemma und nahm ihn an die Hand. »Und jetzt komm. Dieser Tanz ist ganz leicht zu erlernen!«

Sie zog ihn auf die Tanzfläche, zeigte ihm einige

Schritte, und Thegan konnte sich nicht des Gefühls erwehren, dass sämtliche Männer der Klosterstadt belustigt zusahen, wie der adelige Gast mit unbeholfenen Schritten hinter Hemma hertapste und sich bemühte, wenigstens einigermaßen im Takt zu bleiben. Zu seinem Glück wischte sich das Mädchen am Ende des Tanzes den Schweiß von der Stirn.

»Mir ist jetzt wirklich warm, ich brauche einen Schluck zu trinken. Könntest du mir etwas von dem Wein bringen?«

Eilfertig machte Thegan sich auf den Weg und brachte ihr einen Tonbecher, den sie ohne Zögern in einem Zug leerte. Mit dem Handrücken wischte sie ihre Lippen ab und sah ihn an.

»Ehrlich gesagt habe ich nicht geglaubt, dass du wirklich kommen würdest. Warum bist du hier? Die Mönche und ihre Gäste brechen doch an diesem heiligen Sonntag ebenfalls das Fasten und feiern das Fest der Auferstehung unseres Herrn.«

»Sicher tun sie das«, erklärte Thegan. »Aber ich wollte dich wiedersehen.«

Dieser einfache Satz sorgte bei Hemma für ein flüchtiges Erröten. »Ich bin doch nur ein einfaches Mädchen«, murmelte sie. »Ich bin mir sicher, deine Frau ist sehr viel edler und schöner.«

»Ich habe keine Frau. Sie wäre bei meinen Kämpfen in Barcelona lange allein geblieben – und hätte meinem älteren Bruder und meinem Vater nur auf der Tasche gelegen. Das wollte ich verhindern, auch wenn der Gedanke an eine Frau, die in der Heimat auf mich wartet, mehr als einmal verführerisch war.« Thegan deutete eine kleine Verbeugung an. »Du musst also nicht fürchten, dass sie mit einem Mal auf diesem Fest erscheinen könnte.«

»Ohnehin kaum ein Fest für eine adelige Frau«, meinte Hemma. »Ich hätte es wissen müssen: Wenn du verheiratet wärest, dann wärest du nicht hier.« Er füllte ihren Becher ein weiteres Mal mit Wein, und sie nahm einen tiefen Schluck. Offensichtlich gewann sie so neuen Mut, denn mit einem Mal meinte sie: »Lass uns doch ein wenig gehen.«

»Wohin? Alleine? Schickt sich das denn?« Er war überrascht.

Aber Hemma zuckte mit den Achseln. »Wenn es darum geht, was sich für ein Mädchen in meinem Alter schickt und was nicht, dann müsste ich wohl jetzt zu Hause sitzen und das Wams meines Vaters stopfen.«

»Er weiß nicht, dass du hier bist?«

»Nein. Hätte ich ihn gefragt, dann hätte er mir die Erlaubnis sicher nicht gegeben. So habe ich ihn nicht gefragt, und er konnte mir die Erlaubnis nicht verweigern.« Ein Lächeln umspielte ihre Lippen, und ihre Stimme bekam wieder den fröhlichen Unterton. »So ist es doch viel besser, und alle sind glücklich.«

Sie griff nach seiner Hand und zog ihn in eine schmale Gasse. Zu beiden Seiten sah er Werkstätten, in denen heute die Arbeit ruhte. Halb fertige Kupferkessel glänzten im dämmrigen Licht, die Feuer in den Essen glimmten nur leise vor sich hin. Schon bald gelangten sie auf das offene Feld hinter der Klosterstadt, allerdings hatte Hemma nicht den Weg hinunter zum Wasser gewählt, sondern strebte die leichte Erhöhung auf der Insel an. Dabei hielt sie seine Hand weiter fest umklammert.

»Wo gehen wir hin?« Thegan sah sich neugierig um.

Ihn zog es seit seiner Ankunft auf der Sintlasau immer nur zum Wasser, hier in der Inselmitte war er noch nie gewesen. Sie erreichten die Anhöhe, auf der einige Büsche in voller Blüte standen und sich sacht im Wind wiegten. Nach allen vier Seiten konnte man von diesem Ort aus die Insel überblicken. In der späten Nachmittagssonne glitzerten die Wellen, in der Ferne konnte man schemenhaft das Ufer des Festlandes erkennen.

»Die Hochwart«, erklärte das Mädchen. »Ich komme oft hierher. Wenn ich nachdenken oder einfach nur meine Ruhe haben will, dann ist das ein wunderbarer Ort. Der Geist wird freier, wenn das Auge weit blicken kann. Finde ich zumindest.« Sie sah ihn von der Seite an. »Was meinst du? Gefällt es dir hier?«

»Es ist wunderschön. Doch ich bin neugierig: Wie kommt es, dass du an so einem einsamen Ort deine Ruhe suchst? Was möchte dein Geist ergründen, wenn er dann hier oben frei ist?« Er sah sie ernst an.

Für einen Augenblick verschwand das beständige Lächeln aus Hemmas Augen. Sie nestelte verlegen an einer der Fibeln, die ihr Obergewand verzierten. Dann zuckte sie mit den Achseln. »Mein Vater beschützt mich ein wenig mehr, als es meinem Alter angemessen wäre. Und er erlaubt mir nicht, das Leben zu führen, das ich gerne hätte. Das sorgt manchmal dafür, dass sich dunkle Gedanken bei mir breitmachen.«

»Tatsächlich?«, neckte Thegan sie. »Und ich dachte, du läufst beständig mit einem Lächeln durch die Welt?«

Hemma ließ sich jedoch nicht zu einem Lächeln verleiten. »Das denken alle. Hemma, die Fröhliche.« Sie drehte ihm den Rücken zu und sah für einen Augenblick in die Ferne. Der Wind strich über den See und ließ die wenigen Haarsträhnen flattern, die sich aus ihrem Kopftuch gelöst hatten. Thegan stand hinter Hemma und betrachtete den zarten Schwung ihres Halses. Er hob die Hand, um sie zu berühren – aber auf halbem Weg fiel ihm wieder ein, was sich schickte, und vor allem: was nicht. Er ließ die Hand wieder fallen.

»Bist du denn nicht ein fröhlicher Mensch?«, fragte er. »Vorhin auf der Tanzfläche kamst du mir vor wie das Mensch gewordene Lachen.«

Sie schüttelte den Kopf. »Nicht immer.« Mit einem Ruck drehte sie sich wieder zu ihm um. »Aber du hast recht: Heute ist ein Feiertag, heute sollte ich nicht Trübsal blasen. Ich wollte dir nur diesen Ort zeigen, weil ich ihn so schön finde. Und ich habe das Gefühl, dass du bei deinen unablässigen Wanderungen am Seeufer entlang vielleicht auch einmal ein neues Ziel haben solltest.«

»Du hast bemerkt, dass ich häufig umherlaufe?« Jetzt war es an ihm, überrascht zu sein.

»Ich denke, das weiß jeder hier auf der Insel. Ein Mann, dessen Hände untätig sind, fällt auf wie ein sprechender Gaul. Wenn ich meinem Vater helfe, dann bin ich immer am See – und du suchst dir meistens den Weg am Hafen entlang aus. Also kam ich nicht umhin, seit Wochen zu bemerken, dass du bei jeder Tages- und Nachtzeit unterwegs bist.« Sie sah ihn aus ihren leuchtend blauen Augen an. »Du scheinst mir aber nicht sehr glücklich zu sein, auch wenn du offensichtlich nicht dazu gezwungen bist, beständig zu arbeiten. Dabei ist das ein großes Geschenk, weißt du das? Du bist der einzige Mensch, den ich kenne, der Zeit für Müßiggang hat – oder dafür, einfach nur zum Vergnügen am See zu sein.«

Thegan breitete verlegen seine Arme aus. »Es war mir

nicht klar, wie sehr ich auffalle. Ich kann allerdings auch nichts Unrechtes daran erkennen. Beim Kampf gegen die Mauren wurde ich verletzt, ich kann also noch nicht wieder das Schwert tragen. Während mein Körper allmählich heilt, dürften ein wenig Bewegung und erbauliche Gespräche mit den Mönchen doch eine gute Art sein, die Zeit zu vertreiben.«

»Zeit vertreiben?« Jetzt war sie ehrlich überrascht. »Aber wer will denn die Zeit vertreiben? Festhalten sollte man sie, solange man jung ist und die Sorgen des Lebens einen noch nicht niedergedrückt haben!« Sie musterte ihn genauer. »Oder ist es bei dir schon so weit, dass du dir das Ende deines Lebens herbeisehnst und du nur noch abwartest, bis sich die Tore des Paradieses öffnen?« Sie wirkte ernstlich besorgt.

Abwehrend hob er die Hände. »Nein, das ist es nicht. Ich muss in diesen Tagen nur Geduld aufbringen, bis ich wieder ganz hergestellt bin. Und was das Paradies betrifft, so bin ich mir nicht so sicher, ob ich dafür vorgesehen bin. Krieger ist kein sehr gottgefälliger Beruf, denke ich.«

»Du hast gegen Ungläubige gekämpft, das kann unserem Herrn nur recht sein!«, sagte Hemma. »Im Gegenteil: Jeder Maure, den du totgeschlagen hast, sollte dir einige Jahre im Fegefeuer ersparen.«

Für einen winzigen Augenblick tauchte das Gesicht des maurischen Arztes vor Thegans innerem Auge auf. Dann sah er wieder Hemma, die offensichtlich auf eine Antwort wartete.

Er seufzte. »Und doch kann ich mich des Gefühls nicht erwehren, dass das alles nicht so einfach ist. Auch die Mauren sind Menschen mit Gefühlen, sie glauben an einen Gott, sie empfinden Schmerzen und Liebe … Es sind Menschen wie wir, Hemma. Warum sollte es gut sein, auch nur einen einzigen von ihnen zu töten?«

»Weil sie drohen, unser Land zu überrennen und uns die Köpfe abzuschlagen. Dein Mitgefühl mit ihnen scheint mir nicht wirklich angemessen!«

»Wer hat dir das erzählt?«, wollte er wissen.

»Das muss mir keiner erzählen! Sie sind in Spanien, und das ist nicht ihr angestammtes Land. Das erscheint mir Beweis genug für ihre unfreundliche Haltung uns Christen gegenüber.« Sie wirkte ernsthaft aufgebracht.

Thegan musterte sie belustigt. »Für eine Frau machst du dir wirklich erstaunlich viele Gedanken! Ich habe nicht geahnt, dass das weibliche Geschlecht dazu fähig ist.«

»Das ist eine Frechheit!«, rief Hemma aus. »Frauen waren schon Königinnen von großen Reichen, sie können durchaus Männer führen. Meistens wollt ihr Männer uns nur nicht nach unserer Meinung fragen. Wahrscheinlich weil ihr fürchtet, dass wir recht haben könnten!«

»Frauen sind von Gott dazu bestimmt, das zu tun, was die Männer ihnen sagen. Hast du es denn nicht gehört, wenn du in der Kirche warst? Das Weib schweige in der Gemeinde!«

»Das mag sein. Das heißt aber nicht, dass wir in der Familie schweigen sollen. Im Gegenteil: In der Familie sind wir Frauen die Herrscherinnen!« Sie sah ihn herausfordernd an.

Einen Augenblick lang wollte Thegan ihr widersprechen, dann sah er plötzlich das Glitzern in ihren Augen. Er brach in Gelächter aus. »Hemma, hast du mich nur an diesen Ort geführt, damit du mich verlachen und mir merkwürdige Dinge über Mann und Frau erzählen kannst? Dann sollte ich vielleicht doch lieber schreiend den Hügel hinunterlaufen und mich vor dir verstecken.« Er sah sich um. Die Sonne stand jetzt nur noch knapp über dem Horizont und tauchte alles in goldenes Licht. Für einen winzigen Moment kam es ihm so vor, als wäre er in einem Traum, in dem die Regeln des täglichen Lebens keine Bedeutung mehr hatten.

Dann riss ihn ein scherzhafter Hieb in die Seite aus seinen Träumen. Mit einem Aufschrei ging er in die Knie und hielt seine Hände über die Narbe. Tränen liefen über sein Gesicht, während er mühsam nach Atem rang.

»Das wollte ich nicht, bitte entschuldige!«, rief Hemma. Sie hatte sich neben ihm ins Gras gekniet und hielt vor Schreck die Hände vor den Mund. »Ich wollte doch nur … Es sollte ein Scherz sein, weil du doch weglaufen wolltest. Ich habe gedacht, wir würden miteinander lachen, wenn dich jetzt auch noch eine Frau schlägt … Ich habe gar nicht gedacht … Es tut mir so leid!«

»Du konntest doch nicht wissen, dass jede Berührung an dieser Seite schmerzhaft ist. Ich weiß, man kann nichts erkennen, wenn man mich bekleidet sieht – aber die Wahrheit ist, dass mich ein Kind in die Knie zwingen könnte.« Er wagte ein schiefes Lächeln. »Oder eben auch eine Frau mit kräftigen Armen, die mir zum Scherz einen kleinen Hieb verpassen will. Und das nur, weil ich angedroht habe, einfach aus ihrer Nähe zu fliehen! Du siehst: Im Moment bin ich ein Krieger, der recht wenig zu seinem Handwerk taugt.«

Hemma war immer noch entsetzt über das, was sie mit ihrem scherzhaften Hieb angerichtet hatte. Sie hob hilflos die Hand, um eine Träne aus seinem Gesicht zu wischen. Mit einer schnellen Bewegung fing Thegan die

Hand ein und drückte sie an seine Wange. »Das ist jeden Schmerz wert«, murmelte er.

Hemma wehrte sich nicht gegen seinen Griff. Im Gegenteil. Sie hob die zweite Hand und berührte vorsichtig seine Wangen, als müsste sie ihre Form und ihr genaues Aussehen ertasten.

»Bitte glaub mir, dass es ganz sicher nicht mein Bestreben ist, dir Schmerzen zuzufügen«, erklärte sie. »Dafür erscheinst du mir viel zu liebenswert …« Sie brach im Satz ab, als wäre ihr mit einem Mal bewusst geworden, was sie da gesagt hatte.

Vorsichtig hob Thegan seine freie Hand und fuhr ihr über den Arm. Unter dem Stoff konnte er ihre warme Haut spüren. Sie sah ihn mit weit geöffneten Augen an, und er konnte der Versuchung nicht widerstehen. Langsam beugte er sich vor und küsste sie auf die Lippen, die ihm so einladend wie ein frischer Apfel erschienen. Zu seiner Überraschung wich das Mädchen nicht zurück, sondern erwiderte den Kuss.

Vorsichtig legte er beide Arme um sie und zog sie etwas näher an sich. Einen Moment lang spürte er, wie ihr Rücken sich versteifte und sie mit sich zu ringen schien. Aber dann gab sie nach und lag in seinen Armen. Sie lösten sich voneinander und sahen sich an. Keiner sagte ein Wort.

Thegan strich mit seinem Zeigefinger über ihre Stirn, die Nase mit den hellen Sommersprossen und über ihren Mund. »Du bist wunderschön, weißt du das?«, murmelte er.

Statt einer Antwort beugte sie sich zu ihm hinüber, legte ihre Arme um seinen Hals und küsste ihn erneut. Diesmal war der Kuss weniger schüchtern und keusch, sondern fordernd und liebevoll. Er erwiderte ihn und ließ seine Hände über ihren Rücken laufen. Langsam sanken sie in das frische, weiche Gras, lagen nebeneinander und erlaubten ihren Händen, den Körper des anderen zu erforschen.

Fast fragend tastete Thegan sich langsam unter ihr Kleid und verharrte einen Augenblick, als wollte er ihr eine Chance geben, seine Bewegung doch noch abzulehnen. Aber Hemma hob sich ihm entgegen, und so erforschten seine Finger weiter ihre glatte Haut unter dem Stoff.

Plötzlich richtete sie sich auf. »Zieh dich aus!«, erklärte sie.

Er sah Hemma überrascht an. »Was?«

»Ich habe ständig Angst, wieder deine Wunde zu berühren und dir Schmerzen zu bereiten. Wenn du dein Gewand ausziehst, weiß ich, welche Stellen ich meiden muss. Sonst kann ich die ganze Zeit nur daran denken, dass ich dir bestimmt gleich wieder wehtue …« Sie lächelte ihn an. »Und das will ich nicht.«

Zögernd zog Thegan sein fein gewebtes Tuch über den Kopf und legte es auf die Wiese. Er hörte, wie Hemma die Luft anhielt, als sie seine rot glänzenden Narben sah.

»Es wird schon besser, Walahfrid kümmert sich darum«, versicherte er.

Hemma fuhr mit den Fingerspitzen unendlich zart über die entzündete Haut. Dann drehte sie sich zu ihm und nahm ihn in die Arme, während sie ihn erneut auf den Mund küsste. Dieses Mal spürte er ihre Hände und ihren Körper an seiner nackten Haut, und er spürte, wie sein Verlangen nach dieser Frau wuchs. Er ließ seine

Hände unter ihr Unterkleid gleiten, streichelte ihre Schenkel und spürte, wie sie sich ihm öffnete. Langsam und vorsichtig fuhr er zwischen ihre Beine. Zögerte, spürte, wie sie ihm ihre Hüften entgegendrängte, und erkundete dann ihre geheimsten Orte.

Währenddessen nestelte sie an seinen Beinkleidern, die er mit einer einzigen schnellen Bewegung abstreifte. Als Hemma sich auf den Rücken drehte und ihr Kleid nach oben rutschte, konnte er sich kaum noch beherrschen. Vorsichtig legte er sich auf sie, zögerte noch ein letztes Mal. Aber sie griff nach ihm und zog ihn endgültig in sich. Unendlich langsam und vorsichtig bewegte er sich und küsste sie immer heftiger. Plötzlich merkte er, wie Hemma die Augen öffnete und in den Himmel sah, während ihr Tränen über das Gesicht liefen. Aber ihr Körper schien ihn immer mehr zu verlangen, ihre Bewegungen wurden wilder, bis sie sich beide noch einmal aufbäumten und einander mit einem Stöhnen in die Arme sanken.

Aus der Klosterstadt hörten sie die Fetzen von Gesang und Trommelschlag, die Vögel sangen rings um sie das Abendlied, und der Wind strich sacht über ihre erhitzten Körper. Er streichelte sie, so zart er konnte, und war immer noch erstaunt, wie plötzlich die Lust sie beide übermannt hatte. Und noch mehr, wie sehr er die junge Frau neben sich immer noch begehrte.

Sie stützte sich auf und sah ihn an. In ihren Augen las er Überraschung, aber auch eine warme Freude, die sie beide zu umhüllen schien. Langsam fuhr sie mit den Fingern erneut über seine Seite, verfolgte die hässlichen Narben bis zum Oberschenkel.

»Es ist ein Wunder, dass du noch lebst«, stellte sie fest.

»Und es wäre ein Jammer, wenn ich das nicht erlebt hätte, was gerade eben passiert ist. Wenn ich jemals nach einem Grund gesucht habe, warum es sich gelohnt hat zu überleben, dann habe ich ihn eben gefunden.«

»Ich kann nur hoffen, dass du es ernst meinst. Es war nicht meine Absicht, zum Zeitvertreib eines edlen Herren zu werden, dem es nur ein wenig an Zerstreuung mangelt, während er darauf wartet, dass sein Leben wieder beginnt.« Sie hatte sich bemüht, es wie einen Scherz klingen zu lassen, und doch merkte er, dass sie seine Antwort fast ängstlich erwartete.

Vorsichtig beugte er sich nach vorne und drückte ihr einen weiteren Kuss auf den Mund. »Ich gelobe, dass ich in dir mehr als nur einen Zeitvertreib sehe. Du bist …« Er suchte nach den passenden Worten. »So eine Frau wie du ist mir noch nie begegnet. Mit deinem Licht erhellst du auch das Dunkel, das mich so oft umgibt. Das ist das größte Geschenk, das mir jemals gemacht worden ist.«

»Dann sollten wir darauf achten, dass uns dieses Geschenk nicht wieder verloren geht«, erklärte sie ernsthaft und küsste ihn. Erst langsam und forschend, dann wurde ihr Atem schneller, und sie drängte sich an ihn. Plötzlich richtete sie sich auf, löste die Bänder an ihrem Kleid und ihrem Haar und warf alles von sich, bis sie neben ihm saß, wie Gott sie erschaffen hatte. »Ich möchte nicht nur das Mädchen mit dem hochgeschobenen Rock sein«, erklärte sie. »Ich will, dass du mich wirklich siehst – und auch überall berühren kannst.«

Thegan betrachtete ihren Körper, als hätte er noch nie den unbekleideten Körper einer Frau gesehen. Hemma war zierlich, fast zerbrechlich, und dieser Eindruck verstärkte sich durch ihre helle Haut. Ihre schmale Taille und ihr biegsamer Leib erschienen ihm wie eine Offenbarung, und er konnte es kaum fassen, dass er damit beschenkt worden war. Ihre Brüste sahen für ihn wie kleine Früchte aus. Vorsichtig zog er sie an sich und nahm die hellen Brustwarzen in den Mund. Als er hörte, wie ihr Atem schneller ging, reizte er sie weiter mit seiner Zunge, während er ihr mit der Hand wieder zwischen die Beine fuhr und dort die Feuchtigkeit ihrer Weiblichkeit erforschte. Sie fing an, sich zu bewegen, und es gefiel ihm, wie er ihr Freude bereiten konnte, ohne sie weiter zu bedrängen. Endlich neckte er sie mit kleinen Bissen und heftigen Berührungen, bis sie endlich aufstöhnte und sich doch immer heftiger bewegte. Erst als sie schließlich aufschrie, drang er erneut in sie ein und erfreute sich an ihrer und seiner Lust, bis sie endlich ermattet zurücksanken.

Ihre langen Haare klebten ihr an der Schläfe, und sie hielt die Augen geschlossen, während ihre Lippen ein Lächeln umspielte, das ihn an eine Katze erinnerte, die gerade eben einen Vogel gefangen hatte. Sacht küsste er sie auf die Schläfe. »Ich hoffe, es hat euch gefallen, mein Fräulein«, flüsterte er leise.

»Und wie. Das möchte ich jeden Tag erleben, bis zu meinem Tod. Erst jetzt habe ich das Gefühl, dass mein Leben vollständig geworden ist. Du hast mich zu einer Frau gemacht.«

»Immer gerne zu deinen Diensten«, murmelte Thegan und hielt sie fest in seinen Armen.

Erst als es dunkel über der Insel wurde und der Wind allmählich kühl über den Hügel strich, lösten sie sich voneinander und kleideten sich fast widerstrebend an.

»Wird es jemals wieder so schön?«, fragte Hemma ihn.

»Immer schöner, das verspreche ich dir«, meinte Thegan lächelnd.

Hand in Hand schritten sie hinunter in die Klosterstadt, aus der ihnen fröhliches Gelächter und betrunkene Gesänge entgegenschallten. Das Fest war in vollem Gang, und sie konnten sogar darauf hoffen, dass niemand ihr Fehlen in den letzten Stunden bemerkt hatte. Sie trennten ihre Hände voneinander, bevor sie den Festplatz erreichten – und als Hemma den Tanzboden sah, winkte sie ihm noch einmal zu und mischte sich dann unter die Tanzenden, die sich im wilden Wirbel zum Klang der Trommel und der Pfeifen drehten.

Thegan ließ sich Wein einschenken und lehnte sich an eine Wand, von der aus er dem Tanz zusehen konnte. Er ließ seinen Gedanken freien Lauf, und zum ersten Mal seit fast einem Jahr waren es leuchtende und fröhliche Gedanken. Er fühlte sich innerhalb weniger Stunden gesundet und ertappte sich sogar dabei, bei dem einfachen Lied mitzusummen und den Takt mit dem Fuß zu begleiten. An diesem Abend, an dem alle die Ankunft des Frühlings feierten und den Winter verabschiedeten, fühlte er sich wie der glücklichste Mensch der Welt.

8.

Die du mit heiligem Mund das hochberühmte Gedächtnis so vieler Kriege besingst und so viel bedeutender Taten, fromme Erato, verschmähe es nicht, den bescheidenen Reichtum meiner Gewächse im Garten mit mir im Gedicht zu durchgehen.

Du gehst so beschwingt wie ein junger Schafbock!«, stellte Walahfrid fest, während er aus einem Strauch einen dürren Ast abbrach. »Was ist passiert? Hat das blonde Mädchen sich etwa als eine bessere Medizin als meine Kräuter bewährt?«

»Es wird das Zusammenspiel von beidem sein, mein lieber Freund«, gab Thegan zurück, der mit einer kleinen Schaufel Pferdemist als Dünger zu den treibenden Kürbispflanzen gab.

»Ich bin kein Experte, wenn es um das schöne Geschlecht geht«, fuhr Walahfrid fort. »Aber ist es auf Dauer nicht ermüdend, wenn man sich an den Händen hält, in die Augen sieht und ein wenig Glück ausdünstet? Wo ist die Beschäftigung für deinen Geist, wenn du so viel deiner Zeit mit diesem Mädchen verbringst?«

»Wenn ich es nicht besser wüsste, dann würde ich dir unterstellen, du wärest eifersüchtig, lieber Walahfrid.« Thegan sah seinem Freund einen Augenblick ins linke Auge. Da es unmöglich war, dem schielenden Mönch in beide Augen gleichzeitig zu blicken, hatte er sich angewöhnt, immer das linke Auge zu wählen. »Das Mädchen wird Hemma gerufen und ist alles andere als ein dummes Lärvchen, das nichts zu sagen weiß.«

»Das kann nicht sein«, erklärte Walahfrid mit viel Überzeugung in der Stimme. »Frauen wurden von Gott so geschaffen, dass sie zu tieferen Gedanken nicht fähig sind. Das hat er uns, den Männern, vorbehalten.«

»Hat Gott dir das in einer der weniger bekannten Visionen von Wetti verkündet?«, scherzte Thegan. »Du weißt, dass das nicht stimmt, denn die Frauen sind voller Weisheit, und wir verehren die Mutter unseres Heilands doch nicht als ein dummes Mädchen, sondern als die Verkörperung der Weisheit!«

»Du wirst doch deine Hemma nicht mit Maria vergleichen wollen!«, rief Walahfrid entrüstet aus. »Das grenzt ja an Blasphemie, da kann dich auch der Verweis auf deine frühlingshaft entbrannte Liebe nicht retten. Aber keine Sorge – ich weiß, dass ich nur auf den Herbst warten muss, bis deine Liebe verblüht sein wird.« Er rupfte einen weiteren dürren Stängel aus. »So wie bei diesem Salbei, der im letzten Jahr noch breite, duftende Blätter trug und jetzt dürr und kahl ist. Er kann nur weiterleben, wenn ich ihm die toten Äste entferne.«

»Oh, dann kann ich wohl dankbar sein, wenn du mir jetzt nicht ebenfalls einen Stängel herausreißt.« Thegan duckte sich, als Walahfrid einen Brocken Erde ergriff und nach ihm warf. »Und doch ist es an der Zeit, dass du einsiehst, zu welchen Gedanken auch Frauen fähig sind.«

»Ich werde mit Frauen kaum einen so engen Kontakt pflegen wie du – also kann ich mich auch nicht von ihren Vorzügen überzeugen. Aber wenn ich sehe, wie du dich jetzt bewegst, dann muss ich zugeben, dass ich diese

Medizin am liebsten hier in meinem Gärtchen anpflanzen würde. Sie scheint gut zu wirken und nur wenige Qualen am Rande hervorzurufen.«

»Wo steckt überhaupt Gottschalk?«, versuchte Thegan das Thema zu wechseln. Er hatte keine Lust, länger mit dem Mönch über Hemma und die Freuden der Liebe zu reden. Die Zuneigung, die er für das Mädchen empfand, kam ihm vor wie eine kostbare Pflanze, die man nicht zu vielen Menschen zeigen durfte. Seit ihrem ersten Zusammensein am Hochwart waren inzwischen einige Wochen vergangen, in denen sie sich fast jeden Tag getroffen hatten. Und mit jedem Mal waren ihm ihr unbeschwertes Lachen und ihre Lebensfreude mehr ans Herz gewachsen. Sie schien nie die Düsternis des Daseins zu empfinden, die ihn in den letzten Monaten umfangen hatte.

»Der? Ich denke, er sitzt in unserer Bibliothek und sucht nach weiteren Argumenten in seiner Angelegenheit. Außerdem möchte er andere Männer finden, die sich auch nicht in ihr von Kindheit an vorherbestimmtes Schicksal fügen wollten. Gottschalk wird sich seinen sturen Kopf noch an vielen Mauern einrennen müssen, bevor er endlich lernt, dass man manche Dinge nicht ändern kann und auch nicht ändern sollte.«

»Was droht ihm denn, wenn er nicht nachgibt?«, wollte Thegan wissen. Er mochte den hünenhaften Freund von Walahfrid und war von dessen ungewöhnlichen Ansichten fasziniert. Der Gedanke, dass nicht jeder Schritt und jede Tat bereits bei Gott in einem Buch vorherbestimmt waren, gefiel ihm. Allein die Möglichkeit, dass sich auch nur ein Körnchen Wahrheit in dieser Ansicht verbergen könnte, machte seine Gedanken freier.

»Ich weiß es nicht.« Walahfrid senkte seine Stimme, als befürchtete er, dass ihm jemand zuhören könne, für den diese Worte nicht gedacht waren. »Man könnte ihn zwingen, die Profess abzulegen, und ihn dann zu einem einfachen Dienst im Kloster einteilen, der seinen Geist mit Untätigkeit quält. Oder schlimmer noch: Das Kirchengericht könnte eine Strafe für ihn erwägen. Kerker oder gar Exkommunizierung. Schmerzhafte Befragungen. Es kommt darauf an, wen Gottschalk in seinem Ungestüm noch alles beleidigt.«

»Kannst du ihn nicht bremsen?«

»Kaum. Selbst wenn er jetzt reumütig in sein Kloster zurückkehren würde, könnte sein Abt ihn nach der Profess in jedes beliebige Amt schicken. Kannst du dir vorstellen, dass Gottschalk jetzt noch einen Posten in der Bibliothek oder etwas Ähnliches erhält? Wir wissen doch beide, dass er an jeder Stelle im Kloster für Unruhe sorgen würde. Ach, ich weiß nicht, was mit Gottschalk noch passieren wird, aber er macht mir Sorgen.« Walahfrid ließ seinen Blick über die Beete wandern. »Vielleicht ist mir deswegen mein Gärtchen so lieb: Ich weiß genau, was meine Kräuter tun, wenn ich sie gut behandele, sie bieten mir keine Überraschungen, und ich kann mich auf ihre Wirkung verlassen. Das gibt mir einen sicheren Stand im Leben. Pflanzen sind sehr viel zuverlässiger als die Menschen.«

»Für meinen Geschmack sind sie ein wenig zu schweigsam.« Behutsam arbeitete Thegan die letzte Schaufel des Düngers unter und streckte sich. »Ich für meinen Teil habe deinen Lieblingen jetzt lange genug gedient. Es ist an der Zeit, dass ich ein wenig meine Glieder strecke. Ich habe deine Arbeit hier im Garten wirklich zu schätzen gelernt – aber auf Dauer macht die gebeugte Haltung den Rücken krumm und verursacht Schmerzen.«

»Du bist offensichtlich nicht für die Landarbeit geboren, mein lieber Freund«, meinte Walahfrid lächelnd. »Aber geh nur, und suche nach Zerstreuung bei diesem Mädchen. Es scheint dir wirklich gutzutun.«

Thegan deutete eine scherzhafte Verbeugung an. »Danke, dass ich mit deiner Erlaubnis in die weite Welt ziehen darf. Aber tatsächlich muss Hemma heute wieder ihrem Vater helfen, den Fang aus dem See ans Ufer zu bringen. Ich werde also nur ein wenig schwimmen – denn das scheint meinen Narben ebenfalls einige Linderung zu bringen.«

»Irgendwann bist du so gesund, dass du dir überlegen musst, was du mit dem Rest deines Lebens anstellen willst. Aber bis dahin freue ich mich, wenn du mir Gesellschaft leistest.«

Frohgemut ging Thegan durch die Pforte hinaus in das Leben der Klosterstadt. Das Klopfen der Schmiede, das Hämmern der Schreiner und der Geruch nach frisch gegerbter Tierhaut umfingen ihn wie ein Gewand. Die Straße, über die er sich im Winter täglich geärgert hatte, war endlich getrocknet und bot seinen Füßen festen Halt. Fast hätte er leise vor sich hin gesungen, während er den Weg zum kleinen Hafen suchte. Vielleicht war ihm das Glück ja gewogen, und er konnte einen Blick auf Hemma erhaschen, bevor er weiter zu der kleinen Bucht lief, in der er zu schwimmen pflegte.

Er erkannte sie schon von Weitem. Mit ihren schnellen Bewegungen fiel sie neben ihrem Vater auf wie ein Sonnenstrahl in der Dämmerung. Bedächtig belud Routger gerade sein Boot mit den Netzen, mit denen er den Fischen nachstellte. Hemma sorgte dafür, dass auch die Leinen, ein wenig Speis und Trank und eine wärmende Decke mit auf die Reise zur Seemitte gingen. Thegan konnte den Blick nicht von ihr lösen, während er langsam näher kam. Dieses Mal war es allerdings nicht Hemma, die seine Anwesenheit spürte, sondern Routger, der mit einem Mal sein Tun unterbrach, sich aufrichtete und die Menschen am Ufer musterte, bis sein Blick auf Thegan fiel. Er sah Thegan einen langen Augenblick an, in dem sich sein Gesichtsausdruck verfinsterte. Er schien seiner Tochter einige unfreundliche Worte zuzurufen. Sie wurde flammend rot und beschäftigte sich mit einem Mal nur noch mit der Ordnung der Leinen und Taue, die sie ihrem Vater zurechtlegte. Ihr Blick wich dem seinen aus.

Möglichst beiläufig nickte Thegan dem Fischer zu und ging weiter. Konnte es wirklich sein, dass der Mann durch ihn so ungehalten war? Sie kannten einander nicht, und Hemma hatte sorgfältig darauf geachtet, dass ihr Vater von ihrer Liebe nichts bemerkte. Sie erklärte, dass er jede Verbindung seiner Tochter ablehnte mit der Begründung, dass keiner sich so gut um sie kümmern könne wie er, Routger. Thegan sah in diesen Sätzen nur einen Mann, dem es schwerfiel, seine Tochter endlich ziehen zu lassen. Die arme Hemma gehörte ohnehin schon fast zu den alten Jungfern, während alle ihre Freundinnen längst verheiratet waren.

Kopfschüttelnd verschwand Thegan aus der Sichtweite des Hafens. Heute Abend würde er sich wieder mit Hemma treffen, sie wollte sich aus dem Haus ihres Vaters schleichen, während er auf dem See auf fetten Fang hoffte. Wahrscheinlich eine vergebliche Hoffnung, seit der letzten Hungersnot war der Untersee so gut wie leer gefischt.

Routger sah seine Tochter drohend an. »Er schleicht hier herum wie ein verliebter Gockel. Ich kenne diesen Blick, der hat kein anderes Ziel, als dich endlich zu bekommen.«

»Der Mann ist ein Adeliger«, protestierte Hemma und hoffte, dass die Röte ihrer Wangen sie nicht verraten würde. »Der muss nicht ein Mädchen aus der Klosterstadt ansprechen, wenn ihm nach Zerstreuung ist. Ich denke, da gibt es genügend Mädchen, die sich freuen, wenn sie seine Aufmerksamkeit auf sich ziehen können.«

Routger sah sie an, ohne eine Miene zu verziehen. »Angeblich wurdest du mit ihm zusammen gesehen. Stimmt das?«

»Wer behauptet so etwas?«, wehrte Hemma sich. Wer konnte sie nur gesehen haben – mal abgesehen von ihrer Freundin Rothild, der sie fast täglich ihr Herz ausschüttete.

»Das tut nichts zur Sache«, erklärte Routger. »Ich möchte, dass du dich von ihm fernhältst. Wenn ich einen passenden Mann für dich auswähle, dann soll es ganz gewiss kein Krieger sein, der nach seiner Genesung wieder mit dem Schwert in der Hand in die Welt zieht. Ein Mann sollte seine Frau nicht zu lange alleine lassen.«

»Als ob du jemals einen Mann für mich auswählen würdest«, funkelte Hemma ihn an. »Das wird dann passieren, wenn der See kein Wasser mehr hat oder die Fische anfangen zu fliegen. Nie. Du hältst mich doch lieber in unserem Haus gefangen, damit du jederzeit frisches Brot und gewaschene Leinen hast. Wie eine Dienstbotin!«

»Diese Worte stehen dir nicht zu«, knurrte Routger düster. »Du hast keine Ahnung, warum ich etwas tue, also schweigst du besser stille. Hast du mich verstanden?« Damit stieg er in seinen Nachen und griff nach den Rudern. »Geh jetzt nach Hause. Wenn ich heute Nacht heimkomme, dann möchte ich sehen, dass du alles in bester Ordnung hast. Wir schlafen immer noch auf dem Stroh des letzten Herbstes, so nachlässig bist du geworden. Allmählich wird es Zeit für frische Kräuter und duftendes Heu. Haben wir uns verstanden?«

Hemma senkte den Kopf. Wenn ihr Vater erfuhr, dass sie sich in jedem freien Augenblick mit Thegan traf, würde er sie womöglich geradewegs ins nächste Kloster bringen. Eines für Frauen, nicht zu den Benediktinern, bei denen ihr Geliebter zu Gast war. Sie nickte ihm gehorsam zu und machte sich auf den Weg in ihr Haus. Da fiel ihr Thegan wieder ein, der am Seeufer verschwunden war. Sie kannte sein Ziel – die Bucht, in der er fast täglich schwimmen ging.

Trotzig drehte sie sich um und folgte ihm. Es war ihr egal, wenn es jemandem auffiel. Sie wollte jetzt Thegans warme Haut spüren und sein Gesicht aufleuchten sehen, wenn sie kam. Ihm erzählen, dass sie noch vorsichtiger sein mussten, um Routger nicht zu reizen. Und ihm sagen, dass sie sich ein Leben ohne ihn gar nicht mehr vorstellen konnte …

Es dauerte nicht lange, bis sie um die letzte Biegung des Uferwegs trat und seinen Kopf einige Hundert Schritt draußen auf dem See sah. Geduldig setzte Hemma sich in den Schatten eines Strauches und sah sinnend über die Wellen hinweg.

Sicher, ihr Vater hatte recht, dass ihre Liebe zu dem

Adeligen keine Hoffnung auf eine Zukunft hatte. Was wollte Thegan mit einer einfachen Fischerstochter? Was meinte er, wenn er lachend über ihre Bedenken hinwegging und erklärte, er sei ein freier Mann, der alle seine Entscheidungen frei treffen könne? Und überhaupt, was sollte dieses Gerede von Freiheit – wenn seine Narben endgültig verheilt waren, dann musste er wohl oder übel ins Haus seines Vaters zurückkehren, um wieder in den Kampf zu ziehen. Aber an diesen Moment wollte sie noch nicht denken.

Sie beobachtete Thegan, wie er in Richtung Ufer schwamm, und staunte wieder einmal, dass ein Mensch sich wie ein Fisch im Wasser bewegen konnte. Obwohl ihr Vater wie alle seine Vorfahren Fischer auf dem See war, konnte keiner von ihnen schwimmen. Wenn ein Boot unterging, dann nahm es auch das Leben der Männer mit, die darauf arbeiteten.

Kurz entschlossen schlüpfte sie aus ihrem Kleid und watete ins Wasser. Sie konnte ihm nicht entgegenschwimmen – aber immerhin im See auf ihn warten. Das klare Wasser umfing ihren schmalen Körper, und sie tauchte bis zum Hals unter. Thegan erkannte sie und schwamm etwas schneller. Als er bei ihr ankam, war er außer Atem, und seine Augen strahlten. »Du wagst dich ins Wasser?«, meinte er lachend. »Pass nur auf, dass die Geister des Sees dich nicht erwischen!«

»Die Mönche sagen, dass es gar keine Geister gibt«, entgegnete sie ernst. »Und wenn es sie doch geben sollte, dann helfen sie doch jeden Tag, dich zu heilen. Vor ihnen kann ich gar keine Angst haben!«

Er nahm sie in seine Arme, und sie schloss die Augen, um das Gefühl seiner kühlen, nassen Haut zu genießen.

Für einen Moment lang konnte sie sich einbilden, dass es auf dieser Welt nichts anderes als sie beide gab.

Er sah sie prüfend an. »Du wirkst traurig. Was bedrückt dein Herz?«

»Mein Vater. Er befürchtet, dass ich mich mit dir getroffen und mich in dich verliebt habe. In einen Mann, der sicher nicht an meiner Seite leben kann und darf.« Sie sah ihn ernst an. »Stimmt das?«

»Hemma, ich habe nicht vor, meinen Vater über mein Leben bestimmen zu lassen. Ab sofort mache ich, was ich will. Du solltest mal Gottschalk hören – der glaubt, dass ein jeder seinen Weg selber finden muss, der ins Himmelreich führt. Und ich bin mir sicher, dass mein Weg an deiner Seite ist.« Er sah sie an, und die Fältchen um seine Augen vertieften sich. »Womöglich bin ich sogar schon im Himmel, und du bist die Belohnung für meinen Kampf im Auftrag des Christentums?«

Sie schlug mit der flachen Hand auf das Wasser, das sich in einem glitzernden Schwall über seinen Kopf ergoss. »Das hier ist ganz bestimmt nicht der Himmel!«, rief sie. »Und noch weniger kann ich glauben, dass unsere Liebe deine Belohnung für treue Dienste ist. Die Wahrheit ist: Ich bin kein Engel! Merk dir das!«

Er wischte sich die Tropfen aus den Augen. »Für mich bist du es aber schon. Also doch das Paradies …« Er drückte ihr einen Kuss auf die Lippen, der sie wohl zum Schweigen bringen sollte. Hemma erwiderte ihn und öffnete leicht ihre Lippen, während sie spürte, wie sehr ihr Körper nach dem mageren Mann in ihren Armen verlangte. Thegan löste sich vorsichtig aus dem heftiger werdenden Kuss.

»Es ist helllichter Tag, und ich kann dir versichern, dass

ich in dieser Bucht nur selten längere Zeit ungestört bin. Nimm Vernunft an, Hemma.« Er küsste sie sanft. »Aber ich hoffe, wir sehen uns heute Abend.«

Damit wandte er sich um, griff nach ihrer Hand, und sie verließen gemeinsam den kalten See. Dann setzten sie sich unter einen blühenden Holunderstrauch, der betörend in der Nachmittagssonne duftete. Bienen summten in den Blüten, und Thegan genoss diesen Moment des perfekten Friedens. Dann griff er nach seinen Beinkleidern und fing an, sich wieder anzuziehen. Hemma sah ihm zu, ohne Anstalten zu machen, sich selbst zu bedecken. Sie schien in ihren Gedanken gefangen.

»Wach auf, Hemma!«, rief Thegan und warf ihr das Kleid zu. »Deine Kleidung wartet auf dich. Wenn jetzt jemand kommt, dann wirke ich wie ein Unhold, der die keusche Magd am Seeufer verführt hat …«

»… und du solltest nicht darauf bauen, dass ich die Wahrheit erzähle!«, konterte Hemma, die ihre trüben Gedanken abgeschüttelt hatte.

»Und die wäre?«, fragte Thegan grinsend.

»Dass ich von dir verschmäht wurde, obwohl ich dir nackt in den See gefolgt bin – und das nur, weil du fürchtest, wir könnten entdeckt werden.« Herausfordernd sah sie ihn an.

»Verschmäht? Bloß weil ich ausnahmsweise einmal ein wenig Vernunft einsetze?« Mit gespielter Empörung warf er sich auf sie und gab ihr einen Kuss auf die Stirn, dann auf den Mund.

Hemma zog ihn an sich. »Komm jetzt, lass dich nicht so bitten …« Dieses Mal konnte er der Versuchung nicht widerstehen und nahm sie fest in seine Arme, während sich ihre Körper vereinigten. Wäre jetzt ein ganzes Heer am Uferweg vorbeigezogen, sie hätten es nicht bemerkt.

Bald darauf schob er seine Beinkleider wieder nach oben. »Ich bitte dich, zieh dich wieder an. Ich möchte nicht zum Gespött der ganzen Insel werden.«

Das Mädchen kleidete sich rasch an und ließ ihre Haare unter dem blauen Tuch verschwinden. Dann setzte sie sich unter den Holunderbusch und klopfte auffordernd auf den freien Platz neben sich.

Thegan lachte, griff in den Busch und brach einen Zweig mit Blüten ab, den er ihr mit einer kleinen Verbeugung überreichte. Dabei erklärte er: »In meiner Heimat offenbaren die jungen Männer ihre Liebe, indem sie einen Holunderzweig an das Fenster der Angebeteten stecken. Da ich deinen Vater nicht misstrauisch machen möchte, gebe ich dir den Zweig lieber in die Hand. Oder ist dieser Brauch hier nicht bekannt?«

Sie betrachtete den Zweig und legte ihn dann so liebevoll neben sich, als wäre er ein ganz besonderer Schatz. Dann sah sie sinnend in den Busch. »Um die Liebe zu offenbaren – nein, dazu dient der Holler bei uns ganz bestimmt nicht. Er soll Geister und Blitze fernhalten. Und wenn ein Holunder auf einem Grab steht und nach langer Zeit wieder ausschlägt, dann hat die Seele des Menschen, der darunter ruht, für immer ihren Frieden gefunden. Die Menschen hier verwenden die Blüten, um das Fieber zu senken und den Husten zu lösen. Ich sollte schon bald einige davon sammeln und trocknen, damit ich im nächsten Winter einen Vorrat habe. Mein Vater wird durch die Nebel, die im Herbst über den See ziehen, hin und wieder sehr krank. Bei seinem ekelhaften, festsitzenden Husten verschafft der Holler Linderung.«

»Und für die Liebenden hat er keine Bedeutung?« Thegan sah den Bienen bei ihrer Arbeit in dem Strauch zu. »Das finde ich schade – ich habe den Strauch gerade deswegen immer so gemocht. Bei uns reimen sogar die Kinder: ›An Johanni blüht der Holler, da wird die Liebe noch toller!‹ Wenn das nicht wahr ist, warte einige Wochen. Noch ein Monat und wir haben Johanni – dieser Busch hier ist zu früh dran!« Er lachte.

»Wie ist es sonst bei dir zu Hause? Du hast noch nie von deiner Familie erzählt. Hast du viele Geschwister – ich meine neben deinen älteren Brüdern, die den Besitz deines Vaters erben werden?« Sie sah ihn neugierig an.

»Ja. Neben den beiden älteren Brüdern gibt es noch eine ältere Schwester – und zwei jüngere. Ich bin der jüngste Sohn und wurde deswegen wohl immer ein bisschen verwöhnt.« Ein Schatten glitt über sein Gesicht. »Meine Mutter wurde nach meiner Geburt noch einige Male schwanger, aber diese Kinder kamen allesamt tot auf die Welt. Sie wurde darüber schwermütig, vermute ich. Als Kind habe ich mich immer gewundert, dass sie nicht mehr in den Hof kommen wollte und keinen Spaß daran hatte, mit uns Kindern zu spielen. Das hat dann unser Rittmeister übernommen, mit sehr eigenwilligen Methoden. Er hat uns das Schwimmen beigebracht, indem er uns einfach in den nahe gelegenen See warf und erklärte, wie wir uns zu bewegen hatten. Es hat funktioniert: Es dauerte keinen Sommer, und wir alle fühlten uns im Wasser wohler als an der Luft. Nur meine Mutter hatte immer die Sorge, wir könnten mit dem vielen Wasser unsere Lebensgeister abwaschen.«

»Lebt deine Mutter noch?«, fragte Hemma vorsichtig nach.

»Sie tat es, als ich zu meinem großen Abenteuer aufgebrochen bin. Nachdem ich mich entschieden hatte, gegen die Mauren zu kämpfen, weinte sie einige Tage lang. Es half nicht, dass ich ihr immer wieder erklärt habe, ich werde mich auf keinen Fall von den Ungläubigen umbringen lassen. Sie war der Meinung, sie hätte ein weiteres Kind verloren. Dabei ist das der Lauf der Dinge: Jüngere Söhne müssen ihr Glück auf eigene Faust versuchen – oder ihr Leben im Schatten des ältesten Bruders fristen. Und das wäre nun wirklich nicht mein Leben!«

»Hast du deiner Mutter denn Nachricht gegeben, dass du wieder in der Heimat bist – oder zumindest nicht mehr weit davon entfernt?« Das Lachen war aus ihren Augen verschwunden, und sie sah ihn ernst an.

Zerknirscht schüttelte Thegan den Kopf. »Anfangs wollte ich ihr keine Sorgen machen. Ihr nicht erklären, dass ich vor meiner Heimkunft erst meine Verletzungen auskurieren wollte. Und jetzt möchte ich erst einen Plan für den Rest meines Lebens haben, bevor ich mich meiner Familie stelle. Klingt das sehr selbstsüchtig?«

»Fürchtest du nicht, dass sie die ganze Zeit um dich trauert, obwohl dafür eigentlich kein Grund besteht? Was ist, wenn sie in dem Glauben sterben muss, dass ihr Sohn im Kampf gegen die Mauren sein Leben gelassen hat?«

Überrascht fuhr Thegan sich mit den Händen durch die Haare. »Ich bin ein schrecklicher Sohn. Tatsächlich habe ich noch nie darüber nachgedacht, sondern mir immer nur vorgestellt, wie ich ins Haus meiner Eltern zurückkehre und wie ein geschlagener Krieger dastehe. Mein ältester Bruder und ich verstehen uns nicht so recht. Er wurde schon als Erbe erzogen, und ich nehme an, das kann das Verhältnis zwischen zwei Geschwistern durchaus vergiften. Auf jeden Fall wollte ich nicht von seinen Almosen abhängig sein.«

Hemma spielte ein wenig mit den Blättern an dem Zweig, den er ihr geschenkt hatte. Sie zögerte, bevor sie die nächste Frage zu stellen wagte. »Und … hast du schon einen Plan, was du mit dem Leben anfängst, das dir geschenkt wurde? Wirst du wieder in den Krieg ziehen?«

»Nicht, wenn ich es verhindern kann. Andererseits habe ich kein anderes Handwerk gelernt als das des Tötens. Was kann ich schon? Reichlich nutzlose Dinge wie die lateinische Sprache, Wissen über die Geschichte und die Umtriebe unserer Könige, ein wenig über die Bibel – was man Kindern wie mir eben neben dem Schwertkampf beibringt. Das wird hier nicht anders sein als im Haus meiner Eltern.«

»Wie viele Tagesreisen liegt dein Heimatort entfernt?«, wollte Hemma wissen.

»Drei oder vier, es kommt auf die Jahreszeit und die Wege an. Es liegt in der Nähe des Rheins, in einem der Täler, die das Wasser zu ihm bringen. Vom Dach aus kann ich immer zum großen Fluss sehen und mir vorstellen, dass er nach Norden ins Meer führt – zu neuen und großen Abenteuern. Das habe ich zumindest als Kind getan.« Er lächelte versonnen. »Aber da stellt man sich manches so einfach vor. Von den Schwierigkeiten erfährt man erst später.«

»Trotzdem«, meinte Hemma. »Du wirst dort hinmüssen, allein um deine Mutter zu beruhigen. Vielleicht kannst du danach ja hierher zurückkehren. Kannst du nicht für immer hier auf der Insel leben? Wäre das nicht möglich?«

Lachend nahm er sie in den Arm. »Wenn ich eine Idee habe, wie wir unser Leben in Frieden führen können, dann freue ich mich auf eine Zukunft an deiner Seite! Auch wenn ich fürchte, dass dein Vater dich niemals aus der Hand geben wird. Du kochst zu gut und achtest zu sehr auf seinen Haushalt …«

Mit einem Schlag setzte Hemma sich auf. »Ich muss los! Mein Vater hat mir befohlen, dass ich sein Haus putze und für ihn koche, bis er wieder da ist. Sogar frische Betten hat er von mir verlangt. Er möchte wohl nicht, dass ich zu viel freie Zeit habe, um auf dumme Gedanken zu kommen.«

»Als ob du jemals einen dummen Gedanken hättest«, lächelte Thegan und zog sie für einen letzten sanften Kuss an sich. »Am besten lasse ich dir ein wenig Vorsprung, wir sollten nicht Hand in Hand in der Klosterstadt auftauchen. Das würde nun wirklich jeder deinem Vater erzählen.«

Hemma nickte nur, stand auf, richtete noch einmal das Kopftuch und verschwand mit einem letzten Winken. Thegan erhob sich. Er hatte Walahfrid versprochen, vor dem Abendgebet noch einmal im Gärtchen zu helfen – und dieses Versprechen wollte er auch halten.

Sein Freund machte sich bereits an den Beeten zu schaffen, als Thegan wieder auftauchte. Er sah auf und lächelte zur Begrüßung. »Schön, dass du kommst. Ich habe schon fast die Hoffnung aufgegeben, meinen treuen Helfer heute wiederzusehen. Was können meine Kräuter denn bieten, wenn sie in Konkurrenz zu deinem schönen Mädchen stehen?«

Mit einer abwehrenden Handbewegung stellte Thegan sich neben den Mönch, den eine Duftwolke umgab. Überrascht sah er Walahfrid an. »Was ist das? Hier riecht es so lieblich, dass ich meinen könnte, es stünde immer noch ein wunderbares Mädchen neben mir.«

»Das ist die Raute.« Walahfrid bückte sich und pflückte ein einzelnes Blatt, das er gegen die Sonne hielt. »Siehst du die kleinen Punkte? Das sind die Drüsen, in denen dieser Duft sitzt. Die Raute ist wirklich ungewöhnlich – und ihre wunderschönen Blätter eine wahre Zier meines Gartens.«

»Und was kann sie?« Thegan hatte in den letzten Wochen und Monaten diesen Moment lieben gelernt. Wenn Walahfrid seine Pflanzen erklärte, dann wurden aus den einfachsten Blättern wahre Wunderwerke.

»Die Raute wird meistens nur anderen Pflanzen beigemischt«, erklärte Walahfrid. »Aber dann entwickelt sie eine gute Kraft gegen Fieber und Gicht. Außerdem kann man sie in der Speisekammer aufhängen. Die Ameisen bleiben dann fern, und es riecht gut. Nicht zu unterschätzende Vorteile.«

Thegan fuhr mit seiner Hand durch die kleinen Blätter und hielt sie dann unter seine Nase. »Sollte ich jemals ein eigenes Haus haben, dann soll diese Raute im Garten stehen!«

Er drehte sich um und roch an dem Kraut, das direkt daneben wuchs. Mit gekräuselter Nase richtete er sich wieder auf. »Walahfrid, das riecht nach einer herzhaften Suppe und einem nahrhaften Mahl. Wann willst du diese Pflanze einsetzen? Wenn deine Patienten hungrig sind?«

»Das sagen viele, die den Sellerie in meinem Garten entdecken«, meinte Walahfrid lächelnd. »Aber das zeugt doch nur von Unkenntnis über die wahren Werte dieser Pflanze. Wenn du die Samen zerreibst, dann kannst du damit die quälenden Leiden der Blase beenden. Und die Sprossen können die Übelkeit nach einem verdorbenen Gericht oder dem Genuss von unsauberem Wasser von dir fernhalten. Also sei nachsichtig mit dem einfachen Sellerie, und achte ihn. Er ist so hilfreich wie jedes andere Kräutlein in meinem kleinen Paradies.« Er deutete in die Ecke. »Das ist wie mit dem Rettich. Die meisten essen ihn ohne Sinn und Bedacht, aber in Wahrheit ist er ein guter Helfer gegen den Husten und hat bestimmt schon so manches Leben gerettet.«

Thegan liebte dieses Spiel und versuchte sich wirklich alles zu merken, was ihm der Mönch aus seinem reichen Wissen weitergab. Er zeigte auf ein reich blühendes Beet an der Wand, direkt neben dem Ausgang. »Aber die hier stehen wirklich nur hier, um das Auge zu erfreuen. Oder willst du mir etwas anderes erzählen?«

Langsam ging Walahfrid zu den hohen Pflanzen, die hier wuchsen. Die eine hatte lange Stängel, an deren Spitze die letzten Blüten sich wie ein hauchzartes, rotes Vlies öffneten. Bei den meisten der Blüten aber waren diese Blätter längst abgefallen und zeigten eine grüne Kapsel. Der Mönch wurde ernst. »Diese Schönheit hier birgt Gefahren. Die vielen Körner in den Kapseln fördern das Vergessen – aber ich bin mir nicht immer sicher, ob das Vergessen ein Segen oder ein Fluch ist.«

Neugierig betrachtete Thegan die harmlosen Kapseln. »Sie helfen beim Vergessen? Vielleicht sollte ich sie gegen meine üblen Erinnerungen aus Barcelona nehmen?«

Ein nachdenkliches Kopfschütteln war die Antwort. »Du kannst nicht steuern, welche Erinnerungen er nimmt. Und hin und wieder bin ich mir nicht sicher, ob diese Pflanze überhaupt so gut ist, wie ich immer dachte.

Aber sie kann wirksam gegen Schmerz sein – und solange es Menschen gibt, die sich mit der Axt in den Fuß hauen, so lange hat der Schlafmohn sicher das Recht auf ein Beet in meinem Gärtchen.« Er deutete auf die schneeweiß blühenden Lilien. »Mit dieser Schönheit ist es einfacher. Ihr Saft hilft bei blauen Flecken und Verrenkungen, und darüber hinaus sieht sie wunderbar aus und erinnert an unsere heilige Jungfrau. So sollten alle Pflanzen sein …«

Dann warf er Thegan eine Hacke zu. »So, jetzt haben wir genug geredet. Komm und hilf mir beim Kampf gegen das Unkraut. Und nach so einem warmen Tag werden wir unsere Beete auch wässern müssen, wenn wir irgendwann ernten wollen.«

Gemeinsam machten sie sich an die Arbeit – und redeten weder über die Pflanzen noch über junge Frauen. Thegan war das Schweigen recht. So konnte er seinen Gedanken nachhängen, die sich immer nur um Hemma drehten …

9.

Hier gefällt es mir wohl, im Kranz meiner leichten Gedichtchen nun des Feldmohns Erwähnung zu tun, den die Mutter Latona trauernd wegen des Raubs ihrer Tochter genossen, so sagt man, dass ersehntes Vergessen die Brust ihr vom Kummer befreie.

Hemma dreht sich auf den Rücken und legte eine flache Hand auf ihren Bauch. »Ich glaube, ich bekomme ein Kind«, sagte sie ohne große Vorreden.

Rothild fuhr hoch, soweit ihr schwerer werdender Körper es ihr gestattete, und starrte ihre Freundin an. Die beiden hatten sich unweit der Klosterstadt einen ruhigen Platz am Ufer gesucht und seit bestimmt einer Stunde über ihre Gedanken und Träume gesprochen. Wobei Hemmas Träume sich in diesen Wochen ausschließlich um ihren adeligen Geliebten drehten.

»Das meinst du nicht im Ernst!«, rief Rothild. »Dein Vater wird dich erschlagen! Du bringst nichts als Schande über ihn, und dieser Thegan wird sich schneller hinter seine Klostermauern zurückziehen als eine Schnecke in ihr Häuschen! Bist du dir denn sicher?« Sie musterte ihre Freundin. »Ich kann noch nichts sehen!«

»Das liegt an dem Kleid«, erklärte Hemma. »Wenn ich unbekleidet bin, kann man den Bauch schon recht deutlich sehen. Und geblutet habe ich seit drei oder vier Monden nicht mehr. Eigentlich seit ich Thegan treffe. Ich dachte anfangs, es wäre die Aufregung. Oder das Glück. Es ist doch hinderlich, wenn man beieinanderliegen will …« Sie sah betreten zur Seite. »Ich habe mir verboten, daran auch nur zu denken. Ich wollte nur mein Glück genießen und mir keine Sorgen machen. Das ist dumm, ich weiß – aber ich wollte es mir einfach nicht eingestehen.«

»Und du hast nie daran gedacht, dass es heißen könnte, du bekommst ein Kind?« Rothild war immer noch fassungslos.

»Doch, schon. Aber was hätte es denn geändert? Ich habe gehofft, dass meine Blutung einfach wieder einsetzt.« Sie fuhr sich mit der Hand über den Bauch. »Aber in den letzten Tagen habe ich gespürt, wie es sich bewegt. Es fühlt sich an, als hätte ich einen Beutel mit Schmetterlingen verschluckt.« Sie sah ihre Freundin an und deutete auf deren dicken Bauch. »Fühlt sich das immer so an?«

Rothild nickte. »Ja, am Anfang sind es nur ganz kleine und zarte Flügelschläge – später halten sie dich vom Schlafen ab. Du wirst sehen. Es bedeutet nur Gutes, nämlich dass das Kind gesund ist. Aber du hast dann auch nur noch wenige Monate, bis das Kleine auf die Welt kommt …« Sie biss sich auf die Lippen. »Und es bedeutet, dass schon bald jeder sehen kann, dass du ein Kind erwartest. Du wirst es deinem Vater sagen müssen.«

»Zuerst Thegan!«, warf Hemma ein.

»Ja, sicher. Aber was erwartest du? Dass er dich heiratet? Hör auf zu träumen, Hemma! Er hat eine Gespielin für diesen Frühling und diesen Sommer gesucht und gefunden. Ein Mann wie Thegan wird ein Mädchen von Adel heiraten, es wird ihm sogar nichts anderes übrig bleiben, denn er kann noch weniger frei wählen als du! Also, erzähl ihm, dass er dich in eine üble Lage gebracht hat, aber erwarte nicht, dass er dich daraus wieder retten kann.«

»So ist er nicht«, erklärte Hemma entrüstet. Sie zögerte. »Aber du hast recht, es ist nicht das Gespräch mit Thegan, das ich scheue. Mein Vater wird mich umbringen.«

»Wohl kaum«, meinte Rothild trocken. »Dafür liebt er dich viel zu sehr.«

»Ich habe keine Ahnung, wie ich es ihm beibringen soll. Ich kann doch nicht seine Taue aufrollen und dabei sagen: ›Ach, du wirst übrigens bald Großvater.‹ Das geht doch nicht!«

»Nein, du solltest einen besseren Zeitpunkt wählen. Auch wenn ich den Verdacht hege, dass es niemals einen guten Zeitpunkt geben wird.« Rothild schüttelte den Kopf. »In was für eine Sache hast du dich da nur hineingeritten, Hemma!«

»Und doch freue ich mich. Darf ich das? Ich habe dich immer um deinen Sohn beneidet und schon befürchtet, ich würde niemals ein eigenes Kind in den Armen halten ...« Hemma streichelte sich über den Bauch. »Und jetzt geht mein Wunsch in Erfüllung!«

»Was bist du für ein Kind!«, rief Rothild aus. »Du solltest verzweifelt sein und dein Unglück beklagen. Stattdessen sitzt du hier und streichelst deinen Bauch und murmelst etwas von Wünschen, die in Erfüllung gehen. Hemma, wach endlich auf! Mütter, die keinen Mann zu ihrem Kind haben, werden von allen verachtet. Und dein Vater, der dich immer so beschützt hat, wird außer sich sein!«

»Und doch muss er endlich lernen, dass er mich nicht zu Hause einsperren kann!«, erklärte Hemma trotzig.

Eine Träne lief ihr über die Wange. »Das hier ist doch der einzige Weg, wie ich mich von ihm befreien kann!«

»Keine Ahnung, wie man so dumm sein kann, in einem Kind eine Befreiung zu sehen«, erklärte Rothild energisch. »Es ist vielmehr die stärkste Fessel, die du in deinem Leben angelegt kriegst. Mal abgesehen davon, dass es sehr mühselig ist, ein Kind auf die Welt zu bringen. Bei meinem Sohn habe ich ein paarmal gedacht, dass mein letztes Stündlein geschlagen hätte …«

»Aber das denkt doch jede Mutter. Das weiß sogar ich: Die Mütter schimpfen, schreien und jammern – und dann halten sie voller Glück ihr Kind in den Armen.«

»Nun, bis dahin wird noch viel Wasser an die Ufer unserer Insel schlagen.« Rothild legte ihre Stirn in Falten. »Am wichtigsten ist die Frage, wie du deinem Vater die freudige Botschaft mitteilst, ohne dass er dich sofort umbringt. Am besten machst du das ziemlich bald. Wenn man dir deinen Zustand ansieht und ihn andere darauf ansprechen, ohne dass er davon weiß, ist er auch noch in seinem Stolz angegriffen.«

Nachdenklich sah Hemma auf den See hinaus. »Er wird toben. Immer hat er mir gesagt, dass er mir irgendwann einen passenden Mann aussuchen wird.« Sie pflückte eine Wiesenblume und zupfte gedankenverloren einige der Blütenblätter ab. »Aber du hast recht. Ich muss es ihm sagen. Besser heute als morgen. Ich fürchte mich nur davor, ihm ganz allein gegenüberzutreten.«

Beruhigend streichelte ihr Rothild über den Arm. »Ich kann mit dir kommen, wenn du willst. Er liebt dich, er wird dich schon nicht schlagen.« Ein halbes Lächeln zog über ihr Gesicht. »Obwohl du es wirklich verdient hättest!«

Die beiden Freundinnen lachten ein wenig. Rothild griff nach Hemmas Hand. »Komm, bringen wir es hinter uns. Es wird nicht besser, wenn du jetzt noch wartest, oder?«

»Eigentlich wollte ich erst Thegan davon erzählen …«, wehrte Hemma sich halbherzig.

»Blödsinn. Wenn der bis jetzt nichts mitgekriegt hat, dann ist er wahrscheinlich sowieso blind für Frauendinge. Was soll er schon sagen? Bei deinem Vater um deine Hand anhalten? Das steht ihm nicht frei, selbst wenn er es wollte. Seine Familie wird auch ein Wörtchen mitreden wollen. Dein Vater ist die viel wichtigere Person in dieser Sache, das steht fest.«

Widerstrebend machte Hemma sich mit ihrer Freundin auf den Rückweg in die Klosterstadt. Es war ein friedlicher Sommersonntag, auf den Feldern herrschte Ruhe, die Bienen summten von Blüte zu Blüte, und nur das Schlagen der Glocke, die die Mönche zum Gebet rief, unterbrach die Stille. Das würde sich ganz sicher ändern, wenn Routger vom Zustand seiner Tochter erfuhr.

Das Glockengeläut begleitete Thegan, als er später an diesem Tag durch die Straßen der Klosterstadt ging. Immer wieder überraschte es ihn, wie still es sonntags wurde. Aus den Werkstätten drang kein Geräusch, nur die spielenden Kinder mit ihrem Geschrei zeigten, dass die Stadt nicht vollständig ausgestorben war. Alle Hände ruhten heute. Er ertappte sich dabei, dass er leise vor sich hin sang, und musste lächeln. Die düsteren Stunden des Winters und des Frühling erschienen ihm Ewigkeiten entfernt, die Lebensfreude war wieder zurückgekehrt. Schuld daran war einzig Hemma, die ihn mit ihrem fröhlichen Gemüt aus aller Finsternis gezogen hatte.

Doch lange konnte er sich nicht an diesen Gedanken erfreuen. Noch bevor er die kleine Ansammlung von Häusern verließ, um sich zu seinem Lieblingsschwimmplatz aufzumachen, tauchte Routger vor ihm auf. Mit Hemmas Vater hatte Thegan bis jetzt noch kein einziges Wort gewechselt. Warum auch? Der Fischer sah ihm oft düster hinterher und war dafür bekannt, seine Tochter unter Verschluss zu halten, als wäre sie ein besonders seltener Edelstein in der Krone des Königs. Eine Einschätzung, die Thegan durchaus teilte, wenn auch aus anderen Gründen.

Jetzt schien Routger allerdings nicht über die Schönheit seiner Tochter reden zu wollen. Sein Gesicht war puterrot vor Zorn, und er griff ohne lange Umschweife nach Thegans Arm. »Du kommst mit zu mir nach Hause!«, knurrte er. »Wir müssen reden. Sofort.« Er wartete keine Antwort ab, sondern zerrte Thegan gleich mit sich.

Das kleine Haus unterschied sich nur wenig von den anderen der Klosterstadt: Es bestand aus geschwärztem Fachwerk und hatte ein mit dunklen Schindeln gedecktes Dach. Routger schob Thegan durch die niedrige Tür. Drinnen musste der junge Mann kurz warten, bis seine Augen sich an das dämmrige Licht gewöhnt hatten. Dann erst erkannte er Hemma, die an einem grob geschnitzten Tisch saß und ihm mit vor Angst geweiteten Augen entgegensah.

Routger war offensichtlich kein Freund von langen, kunstvollen Reden. Er deutete auf seine Tochter. »Du hast meine Tochter in Schwierigkeiten gebracht«, erklärte er. »Sie bekommt jetzt ein Kind von dir. Und weißt du, was das für die Frauen in ihrer Familie heißt? Sie sterben.«

»Sterben? Ein Kind?« Thegan versuchte die wenigen Sätze, die Routger eben gesagt hatte, zu begreifen. »Von mir?«

»Von wem denn sonst?«, donnerte Routger. »Oder willst du etwa unterstellen, dass meine Hemma mit einem anderen Mann Umgang gepflegt hätte?«

»Nein, nein, das war dumm von mir«, sagte Thegan erschrocken. »Ich bin nur so überrascht, damit habe ich nicht gerechnet …«

»Was hast du denn geglaubt, wie Kinder entstehen?« Routger war kein bisschen leiser geworden, und Thegan ertappte sich bei dem Gedanken, dass jetzt bestimmt auch die Nachbarn von Hemmas Zustand wussten. Sein Blick suchte den ihren, aber sie starrte auf die Tischplatte und knetete ihre schmalen Finger.

»Sicher, ich wusste nur nicht, dass Hemma und ich … Aber ein Kind ist doch etwas Wunderbares!«, rief Thegan aus, der erst jetzt richtig begriff, was Routger ihm da gesagt hatte. »Wir sollten uns freuen, ich werde es auch sicher anerkennen, das ist doch selbstverständlich …«

Er wollte eigentlich weiterreden, aber Routger unterbrach ihn, indem er mit voller Wucht auf die schwere Tischplatte schlug. »Das mag ein freudiges Ereignis sein, wenn es sich um eine Frau aus einer anderen Familie handelt. Aber nicht bei Hemma! Sie ist gebaut wie ihre Mutter, ein wahres Ebenbild von ihr. Und diese Frauen können keine Kinder bekommen, ohne mit ihrem Leben dafür zu bezahlen. Verstehst du das nicht? Hemma wird an dem Kind in ihrem Bauch sterben! Und daran können weder du noch deine Freunde drüben im Kloster etwas ändern! Du hast meine Tochter dem Untergang geweiht!« Der große Mann wirkte verzweifelt. »Dabei habe ich alles getan, um meine Hemma von den Männern fernzuhalten. Es war mir egal, dass meine Tochter mich regelmäßig beschimpft hat, mir erklärt hat, dass sie nicht als alte Jungfer sterben wollte. Ich habe dafür gesorgt, dass sie nicht so jämmerlich wie ihre Mutter im Kindbett sterben muss.« Er deutete auf das Bett in der Zimmerecke. »Auf diesem Lager hat sie gelegen. Hat geschrien, bis sie nicht mehr schreien konnte. Geblutet, bis kein Blut mehr in ihr war. Und am Ende, als sie ihr Leben verloren hat, war es eine Gnade. Die Hebamme hat ihr Hemma aus dem Leib geschnitten, damit wenigstens das Kind überlebt. Sie hätte sie besser mit ihrer Mutter sterben lassen sollen, dann stünde ihr jetzt nicht das gleiche Ende bevor.«

»Das ist doch noch nicht sicher«, widersprach Thegan. »Bestimmt können wir sie retten. Es könnte doch sein, dass sie aus einem ganz anderen Holz geschnitzt ist als ihre Mutter …«

»Blödsinn!«, schnitt Routger ihm das Wort ab. »Hemma sieht aus wie ihre Mutter. Blass, zart, schmal. Warum sollte es ihr leichter fallen, Kinder auf die Welt zu bringen, als ihrer Mutter und ihrer Großmutter, die beide bei der Geburt des ersten Kindes gestorben sind? Ich hätte Hemma besser ins Kloster bringen sollen, um sie zu retten – aber wahrscheinlich hätte sich selbst hinter den Klostermauern ein Narr wie du gefunden, der sie in Schwierigkeiten bringt.«

»Warum hast du mir nur nie etwas gesagt, Vater?«, fragte Hemma plötzlich. »Zeit meines Lebens war ich der

Meinung, dass du einfach nur ein selbstsüchtiger Esel bist, der mich als Haushälterin missbraucht. Ich konnte doch nicht ahnen, dass du einfach nur Angst um mein Leben hast.« Tränen liefen über ihr Gesicht. »Warum nur hast du mir nicht genug vertraut, um mir die Geschichte meiner Mutter zu erzählen?«

»Wann hätte ich es dir denn sagen sollen? Als du ein Kind warst? Du hättest womöglich alle Lebensfreude verloren – und ich fand es so schön, wie du strahlend durchs Leben gegangen bist und alle Hindernisse einfach missachtet hast. Du hast dir deinen eigenen Weg gesucht, das hast du immer getan … Doch das hat dazu geführt, dass dieser Weg bald beendet ist.«

»Das muss doch nicht so sein! Es könnte doch sein, dass die Hebammen etwas gefunden haben, um Frauen zu helfen.« Hemma wandte sich an Thegan. »Du bist doch mit diesem Kräutermönch befreundet, diesem Walahfrid. Hast du nicht gesagt, dass er in seinem Garten gegen jedes Gebrechen ein Kraut hat? Dann wächst dort doch bestimmt auch etwas, das mir helfen kann. Es ist so lange her, dass meine Mutter gestorben ist, da hat sich doch so viel verändert …« Ihre Stimme wurde leiser. »Aber warum hast du mir nie gesagt, was wirklich bei meiner Geburt geschehen ist? Ich hätte dich so viel besser verstanden!«

»Und was hätte das genutzt?« Routgers Stimme klang bitter, als er sich schwer auf die Bank fallen ließ. »Hättest du verstanden, warum ich dich vor allem beschützen möchte? Das denke ich nicht. Du bist so voller Lebensfreude – genau wie deine Mutter es war. Auch sie hat nicht daran geglaubt, dass der Fluch ihrer Familie sie heimsuchen würde. Als er dann über sie kam, war es zu spät.«

»Was …« Thegan zögerte. »Was passierte denn genau?«

»Sie hat so viel Blut verloren, dass sie zu schwach für die Geburt war. Ihre Lebenskraft lief einfach aus ihr heraus, da konnte auch die Hebamme nichts ausrichten. Sie hat nur hilflos irgendwelches Räucherwerk verbrannt und Gebete gemurmelt. Später hatte ich das Gefühl, das hat sie nur getan, damit ich nach der Geburt trotzdem Geld zahle.« Er seufzte. »Auf jeden Fall hat es zwei Tage und zwei Nächte gedauert, bis meine Irmingard endlich erlöst wurde. Sie hat sich so gequält.« Er biss sich auf die Lippen. »Aber bis ihre Stunde kam, wollte sie auch nichts davon hören, dass es gefährlich werden könnte. Sie war wie du. Der festen Überzeugung, dass sie die Erste sein würde, die von dieser schrecklichen Sache verschont wird.«

Eine Weile herrschte Schweigen. Schließlich durchbrach Hemma die Stille. »Es mag sein, dass ich meiner Mutter ähnlich bin. Aber ich habe auch einige Teile von dir, Vater – und deine Mutter hat dich und deine Brüder stark und gesund auf die Welt gebracht. Womöglich ähnele ich ja nur äußerlich meiner Mutter, bekomme aber mühelos Kinder. Das kann doch niemand vorhersehen! Du siehst das zu finster, Vater.« Sie dachte kurz nach, bevor sie weiterredete. »Darüber hinaus kann ich jetzt nichts mehr daran ändern. Ich trage ein Kind in mir, das irgendwann das Licht der Welt erblicken wird. Und ich gedenke mich darauf zu freuen!«

Ihre Stimme klang trotzig und so entschlossen, dass niemand wagte, ihr zu widersprechen.

In Thegans Kopf überschlugen sich die Gedanken. Er träumte davon, den Rest seines Lebens mit Hemma zu verbringen. Aber wie sollte das gehen? Er musste seinen Vater um Erlaubnis fragen. Oder sich einfach das Recht nehmen und dieses Mädchen zu ehelichen. Allerdings war er sich nicht sicher, ob sein Mut reichen würde.

Er trat neben Hemma und legte seinen Arm um sie. »Ich werde sicher an deiner Seite stehen«, erklärte er. »Womöglich weiß Walahfrid ja wirklich etwas über eine Pflanze, die dir helfen kann?«

Ein verächtliches Schnauben von Routger war die Antwort. »Als ob die Mönche jemals mehr gewusst hätten als die weisen Frauen und Hebammen. Die verbieten doch eher ein Kraut, als dass sie nach einem suchen. Weißt du, warum du in dem Gärtchen deines Freundes kein Bohnenkraut findest? Weil es die Lust der Männer weckt und die Mönche Angst davor haben! Sie sehen darin kein Geschenk Gottes, sondern einen Fluch des Teufels. Und weißt du, warum es in jedem Klostergarten Mönchspfeffer gibt? Weil genau diese Pflanze dafür sorgt, dass die Mönche nicht mehr mit ihrer Leidenschaft kämpfen müssen!« Routger lachte auf. »Obwohl ich mir jetzt wünsche, dass dieser Walahfrid jede einzelne deiner Mahlzeiten mit Mönchspfeffer gewürzt hätte: Das zeigt doch, dass diese Kuttenträger zu nichts nutze sind. Da halte ich es lieber mit den Seegeistern!«

»Im Gärtchen des Walahfrid findet sich weder das eine noch das andere«, widersprach Thegan. »Er hegt dort Pflanzen, die bei wirklichen Gebrechen helfen. Ich kann mir nicht vorstellen, dass er in einem Zuviel an Lust und Begehren eine Krankheit sieht, die behandelt werden müsste.«

»Du kennst nicht sein wahres Gesicht«, sagte Routger.

»Und du kennst ihn überhaupt nicht«, erwiderte Thegan herausfordernd. »Er wird dir schon noch zeigen, dass er einiges von Kräutern versteht!«

Einen Moment lang sahen die beiden Männer sich in die Augen, und Hemma befürchtete, dass sie womöglich aufeinander losgehen würden. Sie spürte, wie sich Thegan, der sie immer noch im Arm hielt, anspannte. Aber dann setzte Routger sich wieder hin. Er sah nachdenklich auf seine Hände. »Du erinnerst mich daran, wie ich seinerzeit war. Ich habe nicht daran geglaubt, dass etwas passieren könnte. Irmingard war kein schwaches Weib, bei dem man sich vor der Geburt fürchten musste – und doch war es wahr, was mir ihr Vater noch vor der Hochzeit warnend sagte. Und genau das war der Grund, warum ich niemals wollte, das Hemma bei einem Mann liegt. Ich war mir sicher, dass ich sie schützen könnte – wie vermessen von mir. Es musste nur ein Mann kommen, der nicht an Sitte und Anstand glaubt. Der meiner Tochter den Kopf verdreht und sie gleich in die nächste Wiese mitnimmt, um sie zu schwängern.« Er machte eine müde Handbewegung. »Es war vermessen von mir zu glauben, ich könnte den Lauf der Welt aufhalten. Geh jetzt, Thegan. Lass mich alleine mit meiner Tochter, damit wir die letzten Monate gemeinsam genießen können. Hier in meinem Haus will ich dich nicht mehr sehen. Du bist schuld an meinem größten Unglück, denn du hast meine schlimmsten Albträume wahr gemacht.«

Langsam ließ Routger seinen schweren Kopf auf die Arme sinken. Hemma sah ihren Vater stirnrunzelnd an. »Ich werde mir sicher nicht verbieten lassen, weiter den Vater meines Kindes zu sehen!«, erklärte sie mit fester Stimme. »Ich werde mich jetzt um die Zukunft kümmern, statt meinen Tod vorzubereiten. Ich will nicht, dass du jetzt schon um mich trauerst. Dazu hast du noch genug Zeit an meinem Grab – obwohl ich fest daran glaube, dass ich dereinst mit meinen Kindern an deinem Grab stehen werde. Aber jetzt bin ich lebendig, und es gibt keinen Grund, warum ich wie deine Irmingard enden sollte. Ich bin anders!«

Routger hob den Kopf und musterte sie einen Moment lang. »Das hat sie auch gesagt. Und doch … Es muss reichen, dass ich den Mann nicht mehr sehen will, der dich in dieses Unglück gestürzt hat. Und du sollst ihn auch nicht mehr sehen. Du bleibst jetzt bei mir hier im Haus.« Dann richtete er seinen Blick auf Thegan. »Du bist schuld an ihrem Tod, merk dir das! Wenn sie leidet, wenn sie den Himmel darum bittet, sie endlich zu erlösen – dann will ich, dass du in jeder Sekunde weißt: Es ist deine Schuld! Und jetzt scher dich zum Teufel!«

10.

Meine Glieder waren schwer wie Blei, und meine Gedanken fanden nur mühsam zurück aus dem lebhaften Traum, den ich gehabt hatte. Das Nachthemd klebte verschwitzt an meinem Rücken, meine Haare waren immer noch feucht. Langsam richtete ich mich auf und blinzelte in das Licht, das durchs Fenster hereinfiel. Es hatte aufgehört zu regnen, der Himmel war blau und mit einigen Wölkchen bedeckt. Vorsichtig ließ ich meine Füße aus dem Bett gleiten, während ich mich in dem Zimmer umsah.

Geblümte Vorhänge, gelb gestrichene Wände und dunkle Möbel – es war das Zimmer, in dem ich eingeschlafen war. Und doch fühlte ich mich, als hätte ich einen Ausflug in eine andere Welt gemacht. Warum nur war es so hell draußen? Ich hatte mich doch nur kurz hingelegt, um ein wenig zu Kräften zu kommen – und jetzt schien es, als hätte ich seit gestern Nachmittag geschlafen.

Mühsam stellte ich mich auf meine Beine. Hatte ich etwa Fieber? Mit den Fingern fuhr ich über meine immer noch feuchte Stirn. Nein, die Haut fühlte sich nicht warm an. Wenn ich nur die Erinnerungen an diesen Traum wieder loswerden würde. Es hatte sich so beängstigend angefühlt, so real, als wäre ich wirklich an der Seite dieses Adeligen durch die schlammigen Straßen von Sintlasau gelaufen. Richtig. Sintlasau. War das nicht der frühere Name der Reichenau gewesen? Hatte ich das nicht irgendwo gelesen? Ich konnte mich nicht mehr erinnern.

Schwankend ging ich zu meinen Kleidern, die ich achtlos über einen Stuhl geworfen hatte. Meine Beine fühlten sich dabei so schwach an, dass ich mich vorsichtshalber am Bett und dann am Schrank abstützte. Ich kramte mein Handy aus der Handtasche, die immer noch feucht war, und sah aufs blinkende Display. 15:23.

Es war helllichter Nachmittag, und ich hatte über zwanzig Stunden geschlafen. Mein Magen knurrte vernehmlich. Kein Wunder, die letzte Mahlzeit war ein Frühstück gewesen, das ich bei meinen Eltern vor dem Aufbruch auf die Reichenau gegessen hatte. Bis auf einen Schokoriegel, den ich bei meiner Ankunft auf der Insel zu mir genommen hatte, war mein Magen leer. Höchste Zeit, sich auf die Suche nach etwas Essbarem zu machen.

Auf wackeligen Beinen wankte ich unter die Dusche, die in einem winzigen Raum direkt neben dem Schlafzimmer untergebracht war. Das Wasser kam in einem dicken Strahl aus dem Duschkopf und war herrlich heiß. Ich fühlte mich sofort besser, als ich meine schweißverklebten Haare waschen konnte. Danach trocknete ich mich sorgfältig ab, föhnte meine Haare trocken und schlüpfte in die trockene Kleidung, die noch in meiner Tasche war. Einzig die dünnen Sommerschuhe, in denen ich gestern so gefroren hatte, waren noch feucht. Ich versprach mir selbst, mich sofort mit neuen Schuhen zu beschenken, während ich in die klammen Dinger stieg.

Als ich nach unten kam, wartete niemand auf mich, die Pension wirkte wie ausgestorben. Konnte es sein, dass die Wirtin mich einfach vergessen hatte? Oder gar nicht bemerkt hatte, dass ich fast vierundzwanzig Stunden lang mein Zimmer nicht verlassen hatte?

Ich trat vor die Tür. Statt des eiskalten Regens strich jetzt laue Frühlingsluft über mein Gesicht. Die Vögel sangen um die Wette, es roch nach frisch umgegrabenem Boden und Gras. Offensichtlich hatte ich lange genug geschlafen, um das Ende des Winters zu verpassen. Ich atmete tief ein und beschloss spontan, dem Golf meiner Eltern eine Pause zu gönnen und mich lieber zu einem kleinen Spaziergang in Richtung des Klosters aufzumachen. Der viereckige Turm des Münsters war schon von der Pension aus zu sehen – auf dieser kleinen Insel war nichts sonderlich weit entfernt.

Beschwingt machte ich mich auf den Weg. Die Bewegung sorgte dafür, dass ich mich schnell wieder besser fühlte – und doch merkte ich, dass ein Teil von mir immer noch dem Traum nachhing. Warum nur erschien mir die Insel so klein, während sie mir doch in meinem Traum niemals beengt vorgekommen war? Hatte ich mir womöglich eine mittelalterliche Sichtweise zugelegt, in der sich das Leben der meisten Menschen selten außerhalb der Dorfgrenzen abspielte?

Stirnrunzelnd ging ich weiter. Meine Füße liefen über die schmale asphaltierte Straße, doch zugleich spürte ich, wie sich die Trampelpfade und die unebenen Fahrrinnen des Mittelalters unter Thegans Füßen angefühlt haben mussten. Thegan. So hieß der Adelige aus meinem Traum, den ich immer noch so deutlich vor mir sehen konnte, als wäre ich ihm erst vor wenigen Minuten begegnet.

Fast von selbst bog ich ab und kam wieder an dem Gärtchen vorbei, das ich gestern schon gesehen hatte. Mit dem Unterschied, dass es mir heute beinahe zu ordentlich vorkam – viel zu sehr wie ein moderner Gemüsegarten und nicht wie die Beete des Walahfrid, der um diese Jahreszeit noch mit den Brennnesseln gerungen hatte. In diese ordentlichen Beete hatte sich bestimmt noch nie eine Brennnessel verlaufen, da war ich mir sicher. Dem Mönch hätte das gefallen, schließlich hatte er ständig über dieses Unkraut geschimpft.

Ich lächelte bei der Erinnerung an Walahfrid – bis mir mit einem Mal klar wurde, dass ich so lebhaft von ihm geträumt hatte, dass ich fast glaubte, ihn zu kennen. Womöglich hatte Walahfrids Handschrift dafür gesorgt, dass mein Unterbewusstsein gleich eine komplette Geschichte um den Mönch zusammenphantasiert hatte. Wobei ich nirgends gelesen hatte, dass Walahfrid schon kurz nach seiner Profess, also als blutjunger Mann, seine wichtigsten Werke geschrieben hatte.

Neugierig ging ich von Beet zu Beet, las die Inschriften und hatte immer wieder das Gefühl, als würde mir der schielende Mönch über die Schulter sehen und Bemerkungen über die Bedeutung jedes einzelnen Kräutleins machen. Ich richtete mich auf und sah mich langsam um. Gab es außer diesem Nachbau von Walahfrids Gärtchen womöglich noch etwas, das ich wiedererkannte?

Sicher, die Glocken im Turm des nahe gelegenen Münsters hatten schon in meinem Traum die Gebetsstunden der Mönche geschlagen. Aber sogar die Anordnung der Steine sah jetzt anders aus, fast so, als seien Teile seitenverkehrt. Ich schüttelte den Kopf über meine lebhafte Phantasie. Offensichtlich hatte sich mein Gehirn aus den wenigen Dingen, die ich gestern gesehen hatte, eine Art Wunschkloster zusammengedichtet. Ohne den Vergleich mit den echten Bauten wäre mir das nie aufgefallen. Lustig war allerdings, dass ich in meiner Phantasie aus allen Wänden funkelnagelneue Mauern gemacht hatte.

Die Klosterstadt war natürlich nicht mehr zu sehen. Wie war ich nur auf den Gedanken gekommen, dass es sich ausschließlich um dich an dicht gebaute Fachwerkhäuser mit tief gezogenen Schindeldächern gehandelt hatte? Wenn meine Zeit es zuließ, musste ich unbedingt einmal nachsehen, wie diese Klosterstädte in Wirklichkeit ausgesehen hatten. Ich konnte mir nicht so recht vorstellen, dass man damals die Klosterstadt so eng an die Kirche gedrängt hatte. Ein wenig Abstand zu den heiligen Männern und ihrem Gemäuer war doch sicher auch im 9. Jahrhundert angebracht gewesen.

Ohne zu zögern, ging ich weiter zum Münster. Durch die geöffnete Tür hörte ich die Orgel spielen. Beim Eintreten umfing mich der typische Weihrauchgeruch. An den hellen Wänden waren einige alte Fresken zu sehen, Bögen und Fenster waren mit gestreiftem Mauerwerk verziert, die mich an den Dom von Siena erinnerten, den ich mal im Urlaub gesehen hatte. Diese Verzierung war zumindest in meinen Träumen nirgends aufgetaucht – und überhaupt hatte ich mir in meiner Phantasie eine sehr viel kleinere Kirche ausgemalt. Langsam ging ich an den Wänden entlang und freute mich über bunte Fenster und einen herrlichen Hochaltar. Ein Schild klärte mich allerdings auf, dass dieser Altar tatsächlich erst mehr als fünf Jahrhunderte nach Walahfrid auf die Insel gekommen war.

Wieder sah ich mich um. Womöglich traf das auf die gesamte Klosteranlage zu? War sie in ihrer jetzigen Form schon 826 vollendet? Wohl kaum. Kunstgeschichte war zwar nicht mein Lieblingsfach, aber da konnte ich mir sicher sein. Ein solcher Klosterbau wurde im Lauf der Jahrhunderte wieder und wieder verändert, jeder Abt wollte hier wahrscheinlich seine Spur in Stein meißeln. Und mit dieser Erkenntnis begann ich auch wieder an mir und meiner Phantasie zu zweifeln.

Wie konnte es sein, dass ich eine Kirche gesehen hatte – und dann von einer sehr viel älteren Version genau dieser Kirche geträumt hatte? Das war ja fast so, als hätte ich Visionen aus der Vergangenheit gehabt. Und das klang sogar für jemanden mit einer überschäumenden Phantasie und reichlich Fieber etwas unwahrscheinlich.

Um meinen Kopf wieder frei zu bekommen, verließ ich die Kirche und wandte mich in Richtung des nahe gelegenen Sees. Der Geruch nach Weihrauch beflügelte meine Gedanken nicht im Geringsten. Eher im Gegenteil, ich fand Weihrauch einfach nur penetrant. Bald fand ich mich an dem modernen Hafen wieder. Jachten und schnittige Segelboote warteten hier fest vertäut auf den Beginn der wärmeren Jahreszeit. Ein Routger hätte sich hier niemals zurechtgefunden. Ich suchte mir einen Weg am Seeufer und musste mir eingestehen, dass ich nach der Bucht suchte, in der Thegan seine Schwimmübungen gemacht hatte.

Meine Füße wurden wieder nass, als ich über eine Wiese lief und dann am Wasser weiterging. Warum nur wunderte ich mich kaum noch, als das Land tatsächlich einen eleganten Schwung machte und sich zu einer hübschen, kleinen Bucht öffnete? Sicher, den Steg hatte es damals sicher nicht gegeben, das Ufer war viel zu ordentlich befestigt, und weit und breit war kein ausladender Holunderbusch in voller Blüte zu sehen – aber das hier war die richtige Bucht. Langsam schritt ich sie ab und versuchte einen Sinn in den Bildern aus meinem Traum zu finden.

Fast war es zu spät, als ich merkte, dass mir schlecht wurde und ich mit einem Schwindelgefühl kämpfen musste. Offensichtlich hatte ich vergessen, dass ich eigentlich dringend etwas essen wollte. Jetzt meldete sich mein Körper mit aller Macht. Suchend blickte ich mich um. Die Ortschaft war nicht allzu weit, da würde ich sicher etwas zu essen finden. So schnell wie möglich machte ich mich auf den Weg – vorbei am Hafen und dem alten Kloster. Ich stieß auf eine Wirtschaft, die ganz vielversprechend aussah – aber als ich die Tür öffnen wollte, entdeckte ich einen kleinen handgeschriebenen Zettel, der mich darauf hinwies, dass das Lokal in den Osterferien wieder seine Pforten öffnen würde. Also erst in ein paar Wochen. Noch lag die Insel im Winterschlaf.

In dem zweiten Gasthaus, das ich fand, hatte sich offensichtlich die gesamte Einwohnerschaft der Reichenau versammelt. Es war voll, es war laut, und vor allem gab es keinen einzigen freien Platz mehr für jemanden wie mich.

Genervt stand ich wieder auf der Straße. Zu meinem Glück gab es noch einen kleinen Laden, in dem ich eine Packung Kekse, eine Tafel Vollmilchschokolade und eine Flasche mit Mineralwasser kaufen konnte. Kaum die richtige Ernährung für meinen etwas verwirrten Zustand, aber mir war in diesem Augenblick wirklich alles recht, was Kalorien aufwies und mich wieder zum Leben erweckte.

Gierig riss ich die Packung auf und kaute auf dem ersten Keks herum, während ich ziellos weiter durch den

Ort ging. Keine Ahnung, was ich erwartete. Einen Ausblick vielleicht, der mir aus meinen Träumen bekannt vorkam, oder wenigstens eine Bank, auf der ich meine Kekspackung leeren konnte?

Am Ortsrand entdeckte ich einen ordentlich angelegten Garten mit Hochbeeten, der dem des Walahfrid ähnlicher sah als der Nachbau direkt am Kloster. Jedes einzelne Beet war mit Weidengeflecht umgeben, und mit einem Blick konnte ich erkennen, dass hier mehr als nur die berühmten vierundzwanzig Kräuter des Walahfrid angebaut wurden. Es waren bestimmt vierzig oder fünfzig verschiedene Pflanzen und Gemüsesorten, die so früh im Jahr gerade angefangen hatten, ihre charakteristischen Blätter auszutreiben.

Der Garten gehörte zu einem Geschäft, dessen verschlossene Fensterläden aber zeigten, dass hier niemand bereit war, mir einen Tee zu verkaufen oder etwas über diese Pflanzen zu erzählen. Die Dämmerung brach allmählich herein, und ich beschloss, in meine Pension zurückzukehren. Mit ein bisschen Glück würde ich im Manuskript von Walahfrid auch noch etwas Hilfreiches für eine Recherche im Internet finden.

Wieder schien niemand zu bemerken, dass ich in mein Zimmer zurückkehrte. Sorgfältig stellte ich meine erneut durchnässten Schuhe an die Heizung, zog eine bequeme Jogginghose über und machte es mir mit den Keksen und der Schokolade unter der Bettdecke bequem. Damit ich in meinem Zimmer nicht nur das leise Gluckern der Heizung hören musste, setzte ich die Kopfhörer auf und schaltete meine Lieblingsmusik für mittelalterliche Studien an: Monteverdis Marienvesper. Genau so stellte ich mir immer den Gesang der Mönche im Kloster vor, auch wenn mir klar war, dass das zeitlich nicht ganz stimmen konnte.

Als Erstes öffnete ich die Datei mit den Fotos vom Manuskript, die ich bei der Buchbinderin geschossen und auf mein Laptop geladen hatte. Mit gerunzelter Stirn schaute ich mir die gestochen scharfe Minuskel an, schob mir noch einen Keks in den Mund und fing an, den Text sorgfältig in ein anderes Dokument zu übertragen. Ein paar einleitende Worte über die Plage mit den wuchernden Brennnesseln, über den Lohn des unermüdlichen Gärtners – dann ging Walahfrid bei den einzelnen Pflanzen ins Detail. Ich nahm mir vor, den Text erst einmal selbst zu übersetzen, später wollte ich meine Version mit den im Internet kursierenden Übersetzungen abgleichen.

Mithilfe meines Wörterbuchs identifizierte ich die Pflanzen des Gärtchens als Salbei, Raute, Eberraute, Flaschenkürbis, Melone, Wermut, Andorn, Fenchel, Schwertlilie, Liebstöckel, Kerbel, Lilie, Schlafmohn, Muskatellersalbei, Frauenminze, Minze, Poleiminze, Sellerie, Betonie, Odermennig und Ambrosia ... Ambrosia? Bis zu diesem Moment hatten mein Wörterbuch und ich uns erfolgreich durch alle lateinischen Bezeichnungen gekämpft. Aber Ambrosia war kein Heilkraut. Zumindest keines, das mir geläufig war oder durch mein Wörterbuch sinnvoll übersetzt wurde.

Ich beschloss, ein wenig im Internet zu recherchieren, gab Ambrosia und Walahfrid als Suchbegriffe ein und landete auf einer Menge Seiten, die letztlich alle das Gleiche sagten: Ambrosia könnte Rainfarn sein. Oder auch Schafgarbe. Oder aber etwas ganz anderes, das heute keiner mehr kannte. Ich las noch einmal das Gedicht. Walahfrid hatte offensichtlich auch nicht wirklich gewusst, was er mit diesem Kraut anfangen sollte. *Es entzieht, als Mittel getrunken, dem Körper so viel Blut, wie es Säfte ihm heilsam wiederum zuführt.* Das klang wie eine Regieanweisung mit dem Inhalt: »Mach es oder lass es.« Wirklich eigentümlich, weil er bei den anderen Bewohnern seines Gärtchens sehr präzise die Wirkung, das Aussehen und auch die Probleme beim Anbau beschrieb.

Nachdenklich vervollständigte ich meine Liste. Nach der Ambrosia wurde es wieder einfach. Katzenminze, Rettich und Rose. Die Erinnerung an den Walahfrid meiner Träume stand lebhaft vor meinem inneren Auge. Konnte es wirklich sein, dass er so jung war, als er dieses Werk verfasst hatte? Und konnte es sein, dass ein so junger Mönch sich seinem Gärtchen so intensiv widmen konnte?

Obwohl mir die Augen fast zufielen, sah ich noch einmal im Internet nach. Für den heutigen Tag musste ein bisschen Wikipedia reichen. Und tatsächlich: Walahfrid war noch keine zwanzig gewesen, als er über seine Kräuter schrieb. Später hatte er für so etwas keine Zeit mehr, er lebte am Hof des Königs und dichtete für seinen Herrscher. Bis er in einem Fluss ertrank. Traurige Geschichte, sogar in den dürren Fakten, die ein emsiger Wikipedia-Schreiber zusammengetragen hatte. In einem winzigen Nebensatz gab es einen Hinweis auf seinen Freund Gottschalk, den Sachsen.

Neugierig klickte ich weiter. Den freiheitsliebenden Freund des Mönches hatte ich also nicht erfunden? Dabei war ich mir absolut sicher, von ihm noch nie gehört zu haben. Das neunte Jahrhundert war nicht gerade mein Studienschwerpunkt gewesen. Karl der Große war mir entschieden zu dröge, außerdem gab es kaum verlässliche Quellen über das Leben der Menschen in dieser Zeit. Aber es war durchaus möglich, dass irgendein Professor mit leuchtenden Augen von dem Teufelskerl Gottschalk erzählt hatte.

Entschlossen schaltete ich mein Laptop aus. Ich brauchte dringend ein bisschen Schlaf, und morgen musste ich mich unbedingt nach einem Fachmann für die Kräuter des Walahfrid umsehen. Es konnte ja sein, dass das Internet keine Antworten für meine Fragen hatte. Meine Erfahrung war, dass echte Menschen häufig von Dingen wussten, die noch nicht in der Schwarmintelligenz des Internets gelandet waren. Kräuterexperten schrieben nicht unbedingt Blogs wie Modefreaks oder Medienschaffende. Die wühlten lieber in der Erde und hatten damit meine ganze Sympathie.

Ich drehte mich auf die Seite und schloss die Augen – nicht ohne noch einmal entschuldigend an meine Eltern zu denken. Ich hatte mich seit meinem Eintreffen auf der Reichenau kein einziges Mal bei ihnen gemeldet, und sie machten sich bestimmt schon Sorgen. Jetzt war es zu spät, um bei ihnen anzurufen, aber ich nahm mir fest vor, es gleich morgen zu tun. Mit diesem Versprechen an mich selbst schlief ich ein.

11.

Als ich am nächsten Morgen wieder aufwachte, fühlte ich mich gut erholt. Ich hatte fest und traumlos geschlafen und freute mich aufs Frühstück. Ohne die Miene zu verziehen, stellte meine Pensionswirtin unten im Essraum eine große Tasse Kaffee und einen Korb mit knusprigen Brötchen auf den Tisch. Womöglich hatte sie gar nicht bemerkt, dass ich einen kompletten Tag verschlafen hatte. Mit Begeisterung häufte ich frische Marmelade auf mein Brötchen, köpfte ein Ei und holte mir aus dem Kaffeeautomaten immer wieder einen tiefschwarzen Kaffee mit herrlich dampfendem Schaum. So sah für mich ein perfekter Morgen aus.

Erst als ich beim besten Willen nichts mehr essen konnte, stand ich auf und wandte mich mit meinem freundlichsten Lächeln an meine Wirtin. »Wo finde ich denn ein Geschäft für Kräuter und Tee?«

»Am Ortsausgang ist der Laden vom jungen Linde. Da finden Sie alles, was Sie brauchen. Und noch jede Menge Zeug, was Sie nicht brauchen.« Das klang nicht wie die beste aller Empfehlungen, aber ich erinnerte mich wieder an den wunderschönen Kräutergarten mit den Hochbeeten aus Weidengeflecht, vor dem ich gestern gestanden hatte. Das musste dieser Linde sein. Ich bedankte mich und machte mich auf den Weg.

Das Wetter auf der Reichenau zeigte sich immer noch von seiner schönsten Seite, und ich erfreute mich an den

Obstbäumen, die zum Teil schon in voller Blüte standen. So oder so ähnlich musste das Paradies aussehen.

Die Läden des kleinen Hauses standen jetzt weit offen, und die gekippten Fenster zeigten, dass hier jemand den Frühling in sein Haus einladen wollte. Auch die Tür zum Laden stand offen. Neugierig ging ich hinein.

Drinnen war es recht dunkel, aber zu meiner Überraschung waren im Hintergrund einige kleine runde Tische mit geflochtenen Stühlen zu erkennen. Offensichtlich war das hier nicht nur ein Laden, sondern auch ein Café – oder man konnte den Tee hier in aller Ruhe verkosten. Im Vordergrund stand eine Theke, deren goldfarbenes Holz an den Kanten durch den jahrzehntelangen Gebrauch völlig rund geschliffen war.

Auf der Theke stand eine alte Apothekerwaage mit kleinen Gewichten. Dahinter befand sich eine Unzahl von Schubladen, Blechdosen und Glasbehältern. Über allem lag der Geruch nach Tee, Kräutern, Blüten und Minze. Wer hier zu tief einatmete, wurde berauscht oder zumindest wieder gesund. Unwillkürlich musste ich lächeln. In diesen kleinen Räumen, die mit einem Durchbruch verbunden waren, fühlte ich mich auf Anhieb so wohl, als wäre ich in meinem eigenen Wohnzimmer.

»Was kann ich für dich tun?«, erklang eine tiefe Stimme aus dem Dunkel des Ladens. Ich zuckte zusammen und fuhr herum, um zu sehen, wer da gesprochen hatte. Ein junger Mann trat zwischen zwei Regalen hervor. »Entschuldigung, ich wollte dich nicht erschrecken. Ich dachte, du hättest mich schon gesehen.«

»Ich hatte gedacht, ich wäre allein hier«, brachte ich hervor.

Er trat hinter die Theke, musterte mich einen Augenblick und griff dann nach einer großen Blechdose, die hinter ihm stand. Routiniert nahm er zwischen den Fingerspitzen eine kleine Dosis heraus, öffnete eine andere Dose und nahm noch einmal die gleiche Menge. »Du bist erkältet«, erklärte er beiläufig. »Ich mache dir einen Tee, das wird dir guttun.«

»Eigentlich wollte ich gar nicht …«, wagte ich einen Protest, aber er setzte einen Wasserkocher auf und hängte ein kleines Sieb in eine große Tasse aus Steingut.

»Geht aufs Haus, keine Sorge!«, meinte er und lächelte. Als er das kochende Wasser über seine Blättermischung goss, sah er kurz auf die Uhr und wandte sich mir zu. »Dauert jetzt sechs oder sieben Minuten. Was kann ich sonst noch für dich tun?«

Erst jetzt fiel das spärliche Licht auf sein Gesicht, und ich sah ihn verwundert an. Woher kannte ich ihn nur? Sein Kopf war schmal mit hohen Wangenknochen und einer etwas zu langen Nase. Die dunklen Augen standen weit auseinander, dunkle Locken umrahmten das Gesicht und fielen fast bis auf die Schultern. In dem niedrigen Raum wirkte er noch größer, als er ohnehin war.

Er lächelte immer noch. »Also?«

Erst jetzt merkte ich, dass ich ihn zwar angestarrt, aber keinen Ton gesagt hatte. Der Gipfel der Unhöflichkeit. »Entschuldigung«, stammelte ich. »Ich war in Gedanken. Irgendwie kommst du mir bekannt vor, aber das muss ein Irrtum sein.«

Schulterzucken. »Das kann ich mir ehrlich gesagt nicht vorstellen. Du bist Touristin, oder? Ich habe dich noch nie hier gesehen.«

»Ich bin auch das erste Mal hier auf der Insel. Schön habt ihr es hier.« Ich erinnerte mich an den eigentlichen

Grund meines Kommens. »Ich bin auf der Suche nach einem Kraut, und meine Zimmerwirtin hat mir gesagt, dass es nichts gibt, was man in diesem Laden nicht kriegen kann.«

»Eine Übertreibung«, erklärte er, während er das Sieb aus meinem Tee nahm, einen Löffel goldgelben Honig dazugab und einen mit Hafer bestreuten Keks auf eine Untertasse legte und alles zu einem der kleinen Tische trug. »Setz dich doch. Wie heißt dein Kraut denn?«

»Ambrosia«, erklärte ich ohne Umschweife, während ich mich auf dem bequemen Stuhl niederließ.

Er legte seine Stirn in Falten, dachte einen Augenblick nach und schüttelte dann den Kopf. »Aus welcher Gegend der Welt soll das denn kommen?« Ohne Umschweife setzte er sich zu mir. »Vielleicht wird es ja nur dort so genannt. Obwohl … es klingt nach einem lateinischen Namen. Nichts Griechisches.«

»Ich habe es aus einem lateinischen Gedicht, das auf dieser Insel entstanden ist. Es wird ›Hortulus‹ genannt und stammt von …«

»Walahfrid Strabo.« Die Fältchen um seine Augen wurden tiefer. »Deswegen kam es mir so bekannt vor. Das Gartengedicht kennt natürlich jeder hier.« Er zeigte auf die Wand, an der ich erst jetzt ein Poster entdeckte, das eine Handschrift meines Walahfrid-Gedichts zeigte. »Vor allem, wenn man einen Laden hat wie ich hier. Damit ist Walahfrid ja so etwas wie mein Schutzheiliger. Mal abgesehen davon, dass es kein Heiliger war.«

Ich nahm einen vorsichtigen Schluck von dem Tee, den er für mich gemischt hatte. Es schmeckte angenehm erfrischend. Überrascht sah ich ihn an. »Was ist da drin? Der Erkältungstee meiner Mutter schmeckt anders!«

»Das war bestimmt eine Fertigmischung. Die Firmen nehmen immer gerne Pfefferminze, die kostet nicht so viel und wirkt schon auch irgendwie in die richtige Richtung. Ich finde, es gibt wirksamere Mittel. In deinem Tee sind Eibischwurzel und Eibischblätter, Anis, Thymian, Salbei – und ein ganz klein wenig von Königskerzen und Schlüsselblumen.« Er grinste. »Nach meiner Erfahrung sollte das deinen Hals beruhigen und dafür sorgen, dass du dich wieder besser fühlst.«

»Keine Ahnung, ob ich mich damit besser fühle. Aber er schmeckt wirklich lecker. Erinnere mich daran, dass ich dir ein paar Teemischungen abkaufe, bevor ich wieder nach Hause fahre.« Neugierig biss ich vom Keks ab. Er schmeckte süß, nach Hafer und irgendeinem nussigen Getreide. »Sag bloß nicht, dass du die auch noch selber bäckst.«

Verlegen hob er die Hände. »Mache ich aber. Ich habe festgestellt, dass die meisten Besucher zu meinem Tee gerne ein wenig Kuchen oder wenigstens einen Keks haben wollen. Irgendwann habe ich angefangen zu backen und gemerkt, dass das wirklich Spaß macht. Die meisten Kuchen und alles Gebäck, was es hier gibt, mache ich selber. So wie auch die Mischungen hier von mir selbst hergestellt werden, ich mag die vorgefertigten Mixturen der großen Firmen nicht. Da sind immer billige Füllstoffe drin, die wenig oder gar nicht mehr wirken. Wenn ich meine eigenen Mischungen mache und auch noch Kräuter aus meinem Anbau dazugebe, kann ich garantieren, dass die Tees wirken …« Er brach mitten im Satz ab. »Aber das wolltest du alles gar nicht wissen. Wenn es um meine Kräuter und Tees geht, lasse ich mich schnell dazu hinreißen, etwas zu viel zu reden. Es ging um Ambrosia, richtig? Wenn ich mich richtig erinnere, dann haben die Forscher doch beschlossen, dass es sich um Rainfarn handeln muss. Walahfrid hat sich leider nicht sonderlich präzise über die Wirkung ausgelassen. Also kann man nicht recht eingrenzen, was er damit wohl gemeint hat. Mal davon abgesehen, kann es keinen alberneren Namen geben als Ambrosia. Ausgerechnet Walahfrid, der Alleswisser, benennt ein Kraut so schlampig. Seine vier Minzen dröselt er auseinander, als ob das Wohl der europäischen Kräutergärten davon abhinge. Aber bei diesem Ambrosiazeug fällt ihm nicht mehr ein als ein geheimnisvoller Satz über die Wirkung.« Der junge Mann hob die Hände. »Du merkst es schon: Ich rede mich in Rage. Gerade weil immer mal wieder jemand diese Ambrosia im Gedicht entdeckt und sich fragt, was uns der schielende Mönch wohl damit sagen wollte. Und keiner weiß es. Wie bist du überhaupt darauf gekommen?«

Ich streckte ihm meine Hand über den Tisch hinweg hin. »Bevor ich weiter deine Kekse esse und deinen Tee trinke, sollte ich mich vielleicht vorstellen: Ich bin Lena Opitz, studiere in Münster Geschichte und bin auf diesen Walahfrid gestoßen, über den ich eine Seminararbeit schreiben will. Dabei habe ich mir gedacht, dass es eine tolle Idee wäre, wenn ich hier direkt auf der Reichenau mal nachsehe, wo er gelebt hat. Und über die Ambrosia stolpert jeder, der den kompletten Text liest.«

Er nahm meine Hand in die seine und sah mich einen winzigen Augenblick zu lange an, bevor er sagte: »Simon Linde. Wie du schon geahnt hast: Das hier ist mein Kräutergarten und mein Laden – aber nicht mein Werk. Ich habe alles von meinen Eltern übernommen, und die haben es wiederum von ihren Eltern geerbt. Ich habe mal nachgeforscht, habe aber irgendwann aufgegeben. Offensichtlich haben meine Vorfahren seit Urzeiten auf der Reichenau mit Kräutern gehandelt.«

In diesem Augenblick kam ein älterer Mann in den Laden. Simon sprang auf und kümmerte sich um eine Teemischung, die er eigens für ihn zusammenstellte. Es ging um Blutreinigung und das Immunsystem, wenn ich es richtig verstand. So hatte ich die Gelegenheit, mich in dem Laden gründlich umzusehen. Von Anfang an waren mir die abgegriffenen Tische und Regale aufgefallen, aber erst durch Simons Erzählung von seiner Familie war klar, dass sie womöglich schon Jahrhunderte überdauert hatten.

Mit einem Lächeln verabschiedete Simon sich von dem Mann und kehrte an meinen Tisch zurück. Sein Blick fiel auf die leer getrunkene Tasse. »Hat dir das gutgetan? Möchtest du noch eine Tasse?«

Ich konnte nicht anders, ich nickte. Es war viel zu einfach, sich hier in diesem Kräuterladen verwöhnen zu lassen, als sich wirklich mit den Problemen eines alten Pergaments und dem Geheimnis eines Krauts herumzuschlagen. »Wenn ich noch einen deiner Kekse dazu haben könnte, wäre das wunderbar.«

Simon nickte und machte sich ein zweites Mal daran, mir einen Zaubertrunk für meine Gesundheit zu mischen. Wir redeten kein Wort, bis er mir das duftende Gebräu wieder vor die Nase stellte. Dankbar schloss ich meine Finger um die heiße Tasse und sah ihn neugierig an. »Du kümmerst dich also selber um den Kräutergarten da draußen? Und verarbeitest hier auch alles, was du erntest?«

»So haben das schon meine Eltern getan. Soll ich ihn dir zeigen? Ich habe sogar ein Beet mit alten Kräutern angelegt, da kannst du dir alles ansehen, was der alte Walahfrid in seinem Gärtchen auch angebaut hat.« Er grinste. »Außer Schlafmohn. Ich denke, die örtliche Polizei hätte kein Verständnis für solche Spielereien!«

»Die meisten Sachen kenne ich.« Verlegen hob ich die Hände. »Ich studiere zwar Geschichte, aber mein großes Interesse ist mein Garten. Da baue ich alles Mögliche an – es gibt kaum einen Samen, der vor mir sicher ist. Ich stecke alles in die Erde.«

»Wetten, dass ich dich überraschen kann?«

Ich stand auf, trank einen letzten Schluck von dem wohlschmeckenden Tee und griff nach dem Keks. »Probier es mal.«

Simon hängte eine kleine Tafel an die Tür seines Ladens, auf dem in geschwungenen Buchstaben stand: »Bin im Garten!«

»Selbst geschrieben?« Ich grinste ihn an.

»Nein, so eine schöne Handschrift habe ich nicht«, erklärte Simon schlicht. »Das Schild ist noch von meiner Mutter, ich habe es einfach übernommen.«

Augenblicke später erreichten wir die Beete. Simon deutete auf Salbei, Rosmarin, Minze, Verbene und Thymian. »Das reicht natürlich nicht für meinen Bedarf. Aber ich möchte die Kräuter auch frisch anbieten können – die Wirkung verändert sich durch das Trocknen. Außerdem bin ich selber ein Fan von Tee aus frischer Pfefferminze für den Sommer. Ich glaube, das meiste an diesen Sträuchern verbrauche ich selber.«

Ich fuhr mit den Fingern über die aromatischen Blätter, die allesamt noch zart und klein waren. Der Geruch, der ihnen dann anhaftete, war für mich schöner als jedes Parfüm.

In den anderen Beeten sah ich Lavendel, die ersten Triebe von Ringelblume und Arnika – aber Simon lief weiter, bis er die letzten Beete des Gartens erreichte. Er deutete auf das erste. »Hier habe ich relativ gängiges Wildkraut gesammelt, so gut es geht – ich möchte nicht für jeden Stängel über die Wiesen wandern. Oder meine Kräutersammlerin anrufen, die das für mich erledigt. Schafgarbe ist zum Beispiel ein so gutes Heilkraut, dass ich wahrscheinlich einen ganzen Acker vollstellen könnte.«

»Schafgarbe, Ehrenpreis, Knoblauchsrauke … noch hast du mich nicht überrascht«, meinte ich lachend. »Obwohl du wahrscheinlich der erste Gärtner bist, der für diese Pflanzen eigens eine Ecke in seinem Garten reserviert.«

»Hier wird es spannender!«, kündigte Simon an und trat an ein großes Beet, das sich in die Ecke des Kräutergartens schmiegte. Einige große Findlinge erzeugten den Eindruck eines Steingartens. Ich deutete auf ein paar dunkelgrüne Blätter zu ihren Füßen, an denen sich schon eine kleine Blüte zeigte. »Heuhechel? Das baust du an? Ist das zu irgendetwas anderem gut, als sich die Dornen beim Barfußgehen in die Füße zu rammen?«

»Eine Teekur ist prima gegen Blasenentzündung.« Simon schien die unscheinbare Pflanze verteidigen zu wollen. Er deutete auf einen kleinen Busch, der sich zwischen zwei der Steine drängte. »Wie der Nelkenwurz, der ist gut für Entzündungen im Mundraum. Wusstest du, dass der früher Benediktinerkraut genannt wurde, weil die ihn in ihren Gärten hatten?«

»Nein.« Neugierig musterte ich die Pflanzen, die hier wuchsen. Manche strebten jetzt schon halbmeterhoch an die Sonne, andere krochen auf den Boden gepresst dahin, wieder andere bestanden fast nur aus Stacheln. Mein Wissen über Pflanzen kam hier an seine Grenzen. »Du hast recht. Von diesen hier kenne ich nicht einmal die Hälfte. Ich habe allerdings auch nicht geahnt, dass sich irgendjemand die Mühe machen würde, Pflanzen anzubauen, die zum Teil auf jeder Wiese wachsen.«

»Jede Wiese ist eine Aussage, die du spätestens dann anzweifelst, wenn du etwas ganz Bestimmtes suchst. Es gibt zwei Frauen, die für mich Wildkräuter sammeln. Aber in gewissen Jahren wirken manche Kräuter wie ausgestorben. Dann bin ich dankbar, wenn ich hier noch ein paar Exemplare finde. Obwohl es wirklich schwer ist, diese Dinger gezielt in ein Beet zu setzen. Die lieben ihren Boden, ihre Lichtverhältnisse und wollen nicht verpflanzt werden.« Er zuckte mit den Schultern. »Da sind sie wohl wie so mancher Mensch, der sich nicht von seinem Standort lösen kann. Ich kann mir schließlich auch nicht vorstellen, diese Insel zu verlassen.«

Am Eingang des Gartens tauchte eine Frau auf, die Simon zuwinkte, um seine Aufmerksamkeit zu erregen. Unauffällig nickte ich in ihre Richtung. »Ich fürchte, meine Privatführung ist jetzt zu Ende. Kundschaft für dich.«

Simon drehte sich um, winkte und machte sich mit mir auf den Rückweg. »Ich glaube, diese Frau lebt von meinen Tees. Das wird leider etwas länger dauern, sie kommt aus Konstanz.«

»Gibt es da keine Teeläden?«

»Niemanden wie mich!«, erklärte Simon selbstbewusst.

»Was bin ich denn schuldig für meine Tees?«, fragte ich eine Spur zu hastig. »Ich störe dann auch nicht weiter.«

»Du störst gar nicht«, erklärte er. »Ich habe einen Vorschlag: Ich lade dich zu den Tees ein, und du isst heute Abend mit mir. Ist das in Ordnung?«

Damit hatte ich nicht gerechnet. »Aber sicher«, stammelte ich. »Wo soll ich denn hinkommen?«

»Na, hierher natürlich. Ich koche uns etwas. Und keine Sorge, ich mische keine Kräuter in die Suppe, die ich dir nicht vorher erkläre. Versprochen!«

»Davor habe ich keine Angst. Ich komme gerne. Auch wenn es ein merkwürdiger Deal ist, wenn du mich erst auf ein paar Tassen Tee einlädst – und mir dann meine Schulden erlässt, wenn ich auch noch dein Essen verspeise. Wann denn? Um sieben?«

»Ja, da schließe ich ohnehin den Laden ab. Ich wohne im Stockwerk darüber.« Er sah mir einen Moment lang in die Augen, und ich merkte erst jetzt im Sonnenlicht, dass seine Augen gar nicht dunkelbraun, sondern dunkelgrau waren. »Und ich freue mich, wenn ich eine verwandte Seele finde, mit der ich über Pflanzen reden kann. Die meisten Menschen halten mein Wildkräuterbeet eher für eine Unkrautsammlung.«

Ich winkte ihm zum Abschied zu. »Ich bestimmt nicht! Bis nachher!«

Und während ich mich wieder in Richtung des alten Klosters auf den Weg machte, hörte ich, wie Simon seine Kundin freundlich begrüßte. Und dabei stellte ich mit einem Mal fest, dass ich mich wahnsinnig auf diesen Abend freute. Wann hatte das letzte Mal ein Mann für mich gekocht, der nicht mein Vater war? Erik ganz bestimmt nicht. Der hielt es für den Gipfel an Romantik, wenn er die Pizza eigenhändig bestellte.

12.

Bärlauchsüppchen mit Käsestangen!«

Lächelnd stellte Simon mir einen tiefen Teller vor die Nase, der eine aromatisch duftende Suppe enthielt, und deutete auf einen Korb mit warmen Blätterteigstangen, die mit goldgelbem Käse überzogen waren.

»Greif zu, die Dinger schmecken am besten warm.«

Ich schnappte mir eine Stange, biss herzhaft ab und tauchte gleichzeitig meinen Löffel in die cremig grüne Suppe.

»Selbst gesammelt?«, fragte ich.

Simon schüttelte den Kopf. »Nein. Den hat mir eine meiner Kräutersammlerinnen heute mitgebracht, sozusagen als Dreingabe zu den vielen wilden Kräutern aus dem Wald und vom Feld. Ich hatte noch Blätterteig in der Tiefkühltruhe und Sahne im Kühlschrank – da war es nicht schwer, die heutige Vorspeise festzulegen. Schmeckt es dir?«

»Lecker!«, bestätigte ich ihn. »Was hat sie sonst noch gebracht?«

»Nichts Aufregendes. Junge Brennnessel und Birke. Spitzwegerich und Gänseblümchen. Die erste Schafgarbe. Löwenzahn. Solche Dinge.«

»Und was machst du damit? Machst du wirklich aus allem und jedem Tee? Und wofür soll der gut sein?« Ich konnte mich nicht beherrschen, ich war viel zu neugierig. Wann hatte ich das letzte Mal einen Mann getroffen, der von Kräutern und Pflanzen mehr verstand als ich selber?

Simon lachte. »Bevor ich dir antworte: Was hättest du lieber? Echten Rebensaft, auch Wein genannt – oder lieber einen Kräutertee von einer meiner Hausmischungen? Du darfst dich entscheiden, ich würde mein Menü nie ohne ein Getränk reichen.«

»Eigentlich kann man mich immer zu einem Wein überreden, aber ich habe Angst, dass mir meine Grippe zu merkwürdigen Träumen verhilft. Dann ist Alkohol wahrscheinlich keine gute Idee.« Ich deutete auf sein Regal mit den Teedosen. »Aber ich freue mich sehr, wenn du mir eine deiner Wunderdrogen gibst.«

Er lachte. »Da ist nichts Wundersames dran. Aber wenn du Probleme mit dem ruhigen Schlaf hast, dann gebe ich dir ein wenig Baldrian, Melisse und Kamille. Und hoffe, dass du mir nicht einfach einschläfst.«

Mit den ruhigen, wohlüberlegten Bewegungen, die ich schon am Vormittag beobachtet hatte, mischte er mir seinen Tee, brühte ihn auf und ließ ihn ziehen. Fast hatte ich schon das Gefühl, er hätte meine Frage überhört, als er sich endlich wieder hinsetzte, mir meinen Tee reichte, und antwortete.

»Immer nur Tee? Nein, das wäre mir zu langweilig. Du hast dich in meinem Laden noch nicht genügend umgeschaut, sonst hättest du gesehen, dass ich einen Teil der Kräuter einfach im Büschel anbiete – und aus anderen Seifen koche oder Cremes mache. Wieder andere wandern in Speiseöl, das man dann zum Würzen einsetzen kann. Tinkturen, Mazerate, Hydrolate – vor mir ist nichts sicher. Manches probiere ich aus, verwerfe es wieder und beschließe, dass es niemals in den Handel kommen sollte. Wieder anderes entwickelt sich zu einem echten Verkaufsrenner. Fichtenspitzenhonig oder Löwenzahnsirup kommen bei meiner Kundschaft so gut an, dass ich regelmäßig im Herbst ausverkauft bin. Jetzt ist es an der Zeit, wieder neue Sachen zu machen.« Fast verlegen zuckte er mit den Schultern. »Es macht mir Spaß, mit dem zu arbeiten, was mir die Natur so freigiebig schenkt.«

»Das klingt wunderbar«, bestätigte ich ihn. »Ich selbst bin auch glücklicher, wenn ich in meinem Garten bin, als wenn ich in der Uni in alten Büchern lese.«

»Warum studierst du dann Geschichte?« Er sah mich aufmerksam an. »Es gibt doch Studiengänge, die deinen Interessen sehr viel mehr entgegenkommen würden, oder nicht?«

Ich zögerte. Meine Begründung für das Geschichtsstudium klang schon vor meinen eigenen Ohren etwas merkwürdig. Ob ich das wirklich einem anderen erzählen sollte? »Na ja, es ist so, dass ich das Gefühl habe, ich müsste das studieren ...«, begann ich zögernd.

»Wer zwingt dich denn?«

»Irgendwie denke ich, dass es in der Vergangenheit eine Antwort auf meine Fragen geben muss. Auf Unsicherheiten, auf Dinge, die sich komisch anfühlen. Das ist jetzt nichts, was mich unglücklich macht, es ist nur so ein Gedanke ...« Verlegen kaute ich auf meiner Unterlippe. »Als ich mich für ein Studienfach entscheiden musste, habe ich nicht lange nachgedacht. Es war Geschichte – um Antworten zu finden, auf die ich noch nicht einmal die Frage kannte. Klingt das irgendwie merkwürdig in deinen Ohren?«

»Nein. Es klingt wie ein guter Grund. Und was hast du seitdem gefunden? Nur weitere Fragen oder auch Antworten? Und wie kommt dabei unser Reichenau-Mönch ins Spiel?« Er sah mich mit offenem Blick an. Die Augen sind doch dunkelblau, dachte ich.

In diesem Augenblick klingelte ein Küchenwecker hinter ihm. Mit einer fahrigen Bewegung strich er seine Locken aus der Stirn. »Jetzt habe ich fast den Rhabarberstreusel vergessen. Ich hoffe, du magst Rhabarber? Mit Streusel und Vanillepudding?«

»Habe ich noch nie so gegessen, klingt aber unglaublich lecker! Rhabarberschorle ist sowieso eines meiner liebsten Getränke. Unschlagbar.«

Er nickte und machte sich wieder in seiner Küche zu schaffen, die nur durch offenes Fachwerk von seinem Wohnzimmer abgetrennt war. Neugierig sah ich mich um. Eindeutig das Zimmer eines Mannes – aber eines Mannes mit Geschmack. Ein Regal voller Bücher. Sehr viel Fachliteratur über Gärten und Pflanzen, wenn ich die Buchrücken von meinem Stuhl aus richtig las. Romane. Reiseführer. Kochbücher. Ein großer Flachbildfernseher zwischen zwei kleinen Fachwerkfenstern, davor eine Couch aus dunklem Flechtwerk mit vielen Kissen aus Leinen. Ein paar Stiche an der Wand, die wahrscheinlich schon länger dort hingen. Sie zeigten Blätter und Pflanzen und erinnerten mich daran, dass dieser Kräuterladen schon seit Generationen existierte.

Noch bevor ich weiter neugierig sein konnte, stellte Simon ein Schüsselchen ab, aus dem es verlockend nach Vanille, karamellisiertem Zucker und Rhabarber roch. Ich kostete einen Löffel und war begeistert. »Wenn du das in deinem Café anbietest, dann rennen dir die Leute den Laden ein, das schwöre ich.«

Er lachte. »Das mag sein. Aber wer will das schon? Ich

bin völlig zufrieden mit der Arbeit, die ich im Moment habe. Ich will nicht mehr.«

»Reichtum? Ehre?« Ich sah ihn verblüfft an. »Nichts davon?«

Ein Kopfschütteln war die Antwort. »Beides ist mit Kräutern nur schwer zu erreichen. Außerdem ist das Leben zu kostbar, um es ausschließlich mit Arbeit zu verbringen. Nein, ich träume von etwas anderem.«

»Wovon denn?«

Ein Lächeln war die Antwort. »Eigentlich ist es gar nicht viel anders als bei dir. Fragen und Antworten. Eine ähnliche Richtung. Du hast allerdings immer noch nicht verraten, warum du mit deinem Mönch hier gelandet bist. Was erhoffst du dir auf unserer Insel?«

»Na ja, ich hatte das Gefühl, ich würde mehr über ihn erfahren, wenn ich sehe, wie er gelebt hat.« Verlegen spielte ich mit einer Haarsträhne herum. »Aber wenn ich mir heute Abend so zuhöre, denke ich vor allem, dass ich meinem Gefühl weniger folgen sollte als bisher. Eigentlich bin ich nämlich ein ziemlich handfester Mensch, der am liebsten in seinem Garten herumbuddelt. Das musst du mir glauben.«

»Tu ich doch«, erklärte er, während er mit Genuss den letzten Rest des Nachtischs aus seinem Schüsselchen löffelte.

»Und jetzt habe ich genug von mir geredet«, fuhr ich fort. »Wie sieht es mit dir aus? Hast du nie darüber nachgedacht, ob du mehr als nur den Bodensee erleben willst? Etwas anderes machen als den Laden deiner Eltern weiterführen? Etwas mehr Freiheit und Abenteuer?«

Er sah mich verblüfft an, als wäre ihm dieser Gedanke noch nie gekommen. »Nein.«

Jetzt war es an mir, überrascht zu sein. »Nein? Nie auch nur ein bisschen? Rebellion gegen die Eltern und so?«

»Tut mir leid, damit kann ich nicht dienen. Meine Eltern waren nette Menschen, die ihren Traumberuf ausgeübt haben und damit so zufrieden waren wie nur wenige Menschen auf der Welt. Ein einziges Mal waren sie neugierig auf mehr, doch das bedeutete auch schon das Ende ihres Lebens. Sie sind bei einem Verkehrsunfall ums Leben gekommen.«

»Oh«, machte ich. Was soll man bei so einer Enthüllung auch sagen? »Das tut mir leid. Wie alt bist du gewesen?«

»Zu klein«, erklärte Simon und wirkte auf einen Schlag abweisend. »Ich war sieben. Eine Tante hat mich aufgezogen, drüben in Konstanz. Ich war froh, als ich auf die Insel und in mein Elternhaus zurückkehren konnte. Dreizehn Jahre musste ich darauf warten. Seitdem führe ich dieses Leben. Und es geht mir wie meinen Eltern. Ich bin zufrieden …«

Ich schwieg betroffen. Meine Mutter und mein Vater waren immer so verlässlich an meiner Seite gewesen, und wie sich ein Leben als Waise anfühlte, wollte und konnte ich mir nicht ausmalen. Mitfühlend legte ich meine Hand auf die seine.

»Ich hoffe, deine Tante war nett?«

Simon schien aus seinen Gedanken aufzuschrecken. »Was? Ja, sicher. Sie hat nur mit diesem Laden hier wenig am Hut. Sie lebt gerne in Konstanz, in einem kleinen Hexenhäuschen in der Altstadt. Ist sogar ein Garten dabei. Nein, nein, mir ist es bei ihr gut ergangen. So gut, wie es einem Jungen gehen kann, der seine Eltern verloren hat.«

Mit einem Mal hatte der Abend seine Leichtigkeit verloren. Ich spürte, wie der Tee seine beruhigende schlaffördernde Wirkung entfaltete, und sehnte mich nach einem Bett. Und danach, diesen traurigen Simon wiederzusehen.

»Wer hat sich um das Haus hier gekümmert, während du in Konstanz warst? Die Beete machen doch sicher eine Menge Arbeit.«

Ein Schulterzucken. »Niemand. Meine Tante ist zweimal im Jahr hergekommen und hat gelüftet, der Laden unten wurde abgeschlossen, die Beete sind verwildert. Als ich wieder herkam, habe ich einen Sommer lang nur Brennnesseln gejätet und echtes Unkraut weggeschmissen.« Auf sein Gesicht schlich sich wieder ein Lächeln. »Es gibt eine Obergrenze für Gierschsalat und Brennnesseltee. Die habe ich in jenem Sommer locker überschritten. Es ist unglaublich, wie die Natur sich alles wiederholt, wenn man ihr nur eine Gelegenheit dazu gibt.«

»Das ist deine Lösung gegen das Zeug? Du isst es auf?« Dieser Mann war anders als jeder andere, den ich jemals kennengelernt hatte.

»Sicher. Schmeckt eigentlich lecker. Man hat das Zeug nach einiger Zeit nur satt. Deswegen habe ich einen Kompost, auf den ich den Rest der ungewollten Kräuter schmeiße. Ich muss nicht alles und jedes aufessen, was ich nicht mehr haben will.« Er musterte mich. »Du siehst plötzlich todmüde aus. Möchtest du zurück in deine Pension? Versteh mich nicht falsch, ich will dich nicht rauswerfen. Aber mit deiner Grippe solltest du vorsichtig sein. Sonst kommt die noch einmal wieder. Wäre doch schade, denn ich könnte dir morgen noch so einiges hier zeigen.«

»Stimmt, mit einem Mal ruft mein Bett schon ziemlich laut nach mir. Kann ich dir noch mit dem Abwasch helfen?«

Ein Kopfschütteln war die Antwort. »Ich mag ein merkwürdiger Kauz mit vielen Kräutern sein, der sogar sein Essen selber kochen kann. Aber ich habe eine Spülmaschine, keine Sorge.«

Damit brachte er mich an die Tür und sah mir zum Abschied in die Augen. »Ich würde mich freuen, wenn ich dich morgen wiedersehe. Kommst du?«

»Klar, gerne. Ich sehe mich noch ein bisschen am Kloster um und zähle alte Steine, und dann komme ich. Du bist einfach unten im Laden?«

»Sicher. Mich zu finden ist ziemlich einfach!«

Er lächelte mich noch einmal an, winkte – und dann stand ich allein auf der Straße. Es roch nach feuchter Erde, nach Gras und nach irgendeiner Blume, die ich nicht einordnen konnte. Langsam lief ich die Straße zurück zur Pension. Meine Gedanken drehten sich im Kreis. Walahfrid und seine Ambrosia, Simon und seine Kräuter, dazu der tragische Tod seiner Eltern und das warme Leuchten in seinen Augen … Irgendwie hatte das alles etwas zu bedeuten. Aber ich war viel zu müde, da noch etwas herauszufinden, und ging gleich zu Bett. Morgen wollte ich Simon wiedersehen, mehr musste ich im Moment nicht wissen.

Keine Ahnung, ob es der Tee oder die Ruhe auf der Insel war, aber ich schlief tief und traumlos und wachte so erholt auf wie schon lange nicht mehr. Die Vögel veranstalteten vor meinem Fenster ein unglaublich lautes Konzert, und ich schlüpfte nach einer kurzen Dusche, so schnell es ging, in meine Kleider. Inzwischen waren sogar meine Schuhe wieder trocken. Beschwingt ging ich in den kleinen Frühstücksraum, in dem ich an diesem Tag der einzige Gast war. Die Wirtin brachte mir meinen Kaffee und ein frisch gekochtes Ei, besser konnte ein Tag wirklich nicht starten. Glücklich sah ich aus dem Fenster und freute mich über den klaren, blauen Himmel. Heute würde ich einiges herausfinden, da war ich mir sicher. Sowohl über mein altes Manuskript und den alten Walahfrid als auch über den netten Kräutermann von gestern Abend.

»Hier steckst du also!«

Meine Gedanken wurden von der Tür her lautstark unterbrochen. Ich fuhr herum.

Erik. Mit seinen breiten Schultern füllte er den kompletten Türrahmen und strahlte mich an, als hätte er ein Osterei gefunden. Oder eben mich.

Ich starrte ihn entgeistert an. »Was zum Teufel tust du hier?«

»Freust du dich nicht?« Er holte sich ein Brötchen und ein hart gekochtes Ei vom Büfett, lud beides auf einen Teller, setzte sich zu mir und grinste mich an. »Es war ein ganz schönes Stück Arbeit, deine Eltern davon zu überzeugen, dass sie mir verraten, wo du steckst. Vor allem deine Mutter hat mich immer nur angesehen und bedeutungsschwere Dinge gesagt wie: ›Lass sie doch einfach in Ruhe!‹ Als ob sie eine Ahnung davon hätte, was sich zwischen uns abspielt, oder?«

Er biss herzhaft in sein Brötchen. Dann köpfte er sein Ei mit einem gezielten Schlag, der mich an eine Hinrichtung denken ließ.

»Und sie hat dir dann die Adresse gegeben, nachdem du ihr erzählt hast, dass du eigentlich ein netter Kerl bist und gerne auch ein bisschen Urlaub am Bodensee machen würdest? Mich bei meinen Forschungen unterstützen oder so?«

»Nein, wo denkst du hin? Aber sie ist kurz in die Küche, weil irgendwas übergekocht ist oder so. Da habe ich den Zettel am Telefon entdeckt, auf den diese Adresse gekritzelt war. Da war ja wohl klar, wo du dich versteckt hältst. Ich bin ja nicht blöd!« Er sah mich wieder so strahlend an, als hätte er ein besonders wertvolles Stöckchen apportiert.

»Hör mal zu, Erik, ich kann dich hier nicht gebrauchen. Und ich weiß ehrlich gesagt auch nicht, was du hier von mir willst. Wolltest du dich nicht in Münster mehr um dein Studium kümmern? Hattest du das nicht neulich erst gesagt?«

»Ich habe mir Sorgen um dich gemacht. Du bist bei der Party für Silke einfach davongerannt. Da wollte ich mit dir reden.«

»Dafür reist du durch die ganze Republik? Und wer sagt, dass ich mit *dir* reden will?« Ich schüttelte den Kopf. »So läuft das nicht, Erik. Am besten, du isst jetzt dein Brötchen und verschwindest wieder.«

»Aber ich habe die ganze Nacht im Auto gesessen, um dich zu sehen.« Er sah mich an wie ein geprügelter Welpe. »Ich finde, ich habe ein Recht darauf, dass du mit mir redest. Warum lässt du mich einfach im Regen stehen? Wir sind seit einer Ewigkeit befreundet, da schuldest du mir wenigstens eine Stunde von deiner Zeit.«

»Es mag sein, dass wir seit Beginn des Studiums befreundet sind. Was übrigens keine Ewigkeit, sondern nur vier Jahre sind. Aber du hast unsere Freundschaft beendet, weil mal wieder eine junge Blondine in dein Leben getreten ist und weil du dich jetzt endlich um deinen Abschluss kümmern willst. Erinnerst du dich gar nicht – ist doch erst wenige Tage her!« Allmählich redete ich mich in Rage. Was bildete sich dieser Muskelprotz ein? Ich hatte mich noch vor wenigen Minuten so wohl gefühlt!

»Das habe ich doch nicht so gemeint! Ich dachte, wir sind Freunde, ich wollte einfach total offen sein. Es ist doch viel ehrlicher, wenn ich dir sage, dass ich ein paar Wochen lang weniger Zeit für dich habe! Mit Silke hat das nichts zu tun.«

Ich zog eine Augenbraue in die Höhe und sah ihn an. Wortlos.

»Okay, aber das ist doch nicht wie bei uns. Das ist eine Bettgeschichte, richtig reden kann ich doch nur mit dir, das ist sehr viel wichtiger für mich. Verstehst du das nicht?«

»Offensichtlich nicht.« Ich holte mir eine frische Tasse Kaffee aus dem Automaten und wandte mich wieder meinem Marmeladenbrötchen zu. Für mich war dieses Gespräch beendet. Meine Mutter hatte recht gehabt, als sie mir geraten hatte, diesen Mann einfach zu vergessen. Wie konnte er es wagen, mir vorzuschlagen, sein seelischer Mülleimer zu sein, während diese Silke die Rolle des Betthäschens übernahm?

Mein Schweigen sorgte bei Erik für Unbehagen. Er rutschte auf seinem Stuhl hin und her. In diesem Augenblick tauchte die Wirtin auf und beäugte ihn misstrauisch. »Wenn Sie das Zimmer zu zweit nutzen, dann kostet das doppelt!«, erklärte sie missmutig.

Ich spürte, wie mir das Blut in die Wangen schoss. »Er … er hat die Nacht aber gar nicht bei mir verbracht«, erklärte ich. »Er ist gerade eben erst eingetroffen, ein

Überraschungsbesuch aus meiner Heimat. Keine Sorge, wir zahlen das Extrafrühstück natürlich!«

Sie nickte. »Zehn Euro macht das.«

»Schreiben Sie es mir bitte auf die Rechnung, ja?«, schlug ich vor.

Ein weiterer missbilligender Blick war die Antwort. Sie schien meinen Beteuerungen, dass Erik die Nacht nicht bei mir verbracht hatte, keine Sekunde lang Glauben zu schenken. Hätte ich auch nicht bei zwei Studenten, die wahrscheinlich ständig knapp bei Kasse waren. Kopfschüttelnd drehte sie sich um und verschwand wieder aus dem Raum. Zum Glück waren keine weiteren Gäste anwesend. Ich wäre vor Scham im Boden versunken.

»Was hast du denn bisher hier getan? Und warum bist du überhaupt auf diese Insel gefahren – deine Mutter hat sich ja nur verplappert, dass du hier bist. Sonst hätte sie mir nicht einmal das verraten!« Er sah mich neugierig an, während er weiterkaute. Erik war eigentlich immer hungrig, ich konnte mich nicht erinnern, ihn jemals ohne etwas Essbares in Reichweite gesehen zu haben.

»Mir ging es nicht gut, nachdem du mich abserviert hast. Also bin ich hergefahren, um mich ein bisschen zu erholen.« Eine Ausrede. Aber ich wollte Erik nun ganz bestimmt nicht von dem alten Manuskript erzählen. Er würde darin seine Chance sehen, als Journalist ganz groß herauszukommen. Garantiert.

Mitfühlend landete seine freie Hand auf der meinen. Ich zog sie so schnell zurück, als hätte mich eine Tarantel gestochen.

»Ich habe nicht geahnt, dass dir das so nahegeht«, erklärte er. »Wir waren uns doch immer einig, dass es nichts Ernstes ist zwischen uns.«

»Du warst dir mit dir selbst einig«, korrigierte ich. »Und jetzt möchte ich wirklich allein sein.«

»Aber ehrlich: Was machst du hier? Das ist doch eine langweilige Insel für Radfahrer und Rentner!«

Ich schüttelte den Kopf. »Das ist nicht wahr. Ich habe mich gestern sehr nett mit einem Mann unterhalten, der mir genau erklärt hat, wie er seine Kräuter anbaut und wofür sie gut sind. Das war mal ein wirklich schöner Abend, ganz im Gegensatz zu den Abenden, die ich in den letzten Monaten mit dir verbracht habe!«

»Ein Mann?« Mit einem Mal wurde Erik aufmerksam. So viel zum Thema, dass wir einfach nur Freunde ohne irgendwelche Ansprüche sein sollten. »Ist er der Grund, warum du mich so schnell wieder loswerden willst? Lena, ich bin die ganze Nacht gefahren, um dir zu sagen, dass ich dich vermisse. Dass ich gemerkt habe, wie sehr du mir fehlst. Silke ist ganz bestimmt nicht die Richtige für mich, aber das ist mir erst jetzt klar geworden. Das musst du mir glauben.«

Verdattert sah ich ihn an. »Das meinst du nicht im Ernst. Das ist doch das genaue Gegenteil von dem, was du mir so ausführlich erklärt hast!«

»Das mag sein, aber dann habe ich gemerkt, dass ich dich vermisse. Du bist meine beste Freundin, ich will dich nicht verlieren!« Er sah mich bittend an.

»Das hast du aber!« Allmählich wurde ich wütend. »Du kannst nicht behaupten, dass du mehr Freiraum brauchst – und dann in der nächsten Sekunde auftauchen und mir deine ewige Freundschaft schwören. Wahrscheinlich nur, weil du gemerkt hast, dass deine Silke zwar toll im Bett ist, aber nicht zwei und zwei zusammenzählen kann. Ich möchte, dass du jetzt verschwindest!«

»Wegen diesem Kräutermann?« Er sah mich lauernd an. Offensichtlich hatte mich der Ton meiner Stimme verraten, als ich von ihm geredet hatte.

»Nein. Deinetwegen. Ich ertrage deine Art nicht mehr. Immer musst du im Mittelpunkt stehen! Das hat mit Simon Linde gar nichts zu tun!« Meine Stimme war lauter geworden, als ich beabsichtigt hatte.

»Simon heißt er also? Der legt hier doch wahrscheinlich mit seiner einfühlenden Art alle Touristinnen flach – und du fällst darauf herein. So wirst du auch nicht glücklich, Lena!« Er sah mich an. »Komm zurück nach Münster. Wir lernen zusammen für den Studienabschluss, so wie früher!«

»Als ich gelernt habe und du bei mir abgeschrieben hast?« Ich lachte. »Nein, das wird wohl eher nicht passieren. Und jetzt möchte ich, dass du gehst!«

Langsam erhob Erik sich. »So einfach wirst du mich nicht los …«

»Doch, das werde ich! Gute Heimreise!«

Ich sah ihm ungerührt zu, wie er aufstand und mit dem Rest seines Brötchens den Raum verließ. Es fühlte sich überraschend gut an. Als Erik ohne ein weiteres Wort durch die Tür stapfte, stellte ich fest, dass mein Ei und der Kaffee inzwischen kalt geworden waren. Eigentlich konnte ich genauso gut zum Kloster gehen und ernsthafter nach Spuren von Walahfrid Ausschau halten.

Ich schlüpfte in meine dünne Jacke und machte mich auf den Weg. Zu meiner Verblüffung sah ich, dass Erik noch mit der Wirtin redete, die sich gerade im Garten mit irgendetwas beschäftigte. Vielleicht hatte er den Anstand, wenigstens sein Frühstück selber zu zahlen. Auch wenn ihm das nicht ähnlich sah. Von den beiden unbemerkt, machte ich mich auf den Weg in Richtung Kloster.

Der Nachbau von Walahfrids Gärtchen lag verlassen in der Vormittagssonne. Täuschte ich mich, oder waren die Kräuter seit dem Vortag allesamt grüner geworden? Neugierig ging ich zwischen den Hochbeeten umher und sah mich um. Neben einem Beet, in dem eine Unzahl von winzigen grünen Blättern keimte, kniete ich mich nieder und fuhr vorsichtig mit der Hand darüber. Es roch aromatisch, leicht pfeffrig, kein Kraut, das ich kannte. Ich musste unbedingt Simon fragen, was das denn war. Oder mir den Plan des Walahfrid genauer ansehen – da müsste ich ja feststellen können, was hier wuchs.

Ich fuhr ein weiteres Mal über die Blätter und roch noch einmal an meinen Händen. Was für ein wunderbarer Geruch … Doch mit einem Mal wurde mir ein wenig schwindelig. Ich schloss für einen Moment die Augen.

13.

Wenn nicht, enteilend, Thalia mich zwänge,
die Segel zu streichen,
und mich die Muse nicht mahnte,
doch endlich den Hafen zu suchen,
könnte ich, weitererzählend, dir mancherlei
Blumen noch pflücken.

»Du musst etwas wissen! Irgendetwas, das sich noch nicht herumgesprochen hat, das noch keiner kennt, das wirklich hilft. Bitte, du musst mir sagen, dass es etwas gibt!« Thegan strich sich verzweifelt seine Locken aus der Stirn und sah Walahfrid bittend an.

Der hob die Hände und schüttelte langsam den Kopf. »In diesen Weiberdingen weiß jede Hebamme mehr als ich. Die kennen jedes Kraut, das hier wächst und irgendeinen Einfluss aufs Kinderkriegen hat. Als Mönch habe ich kein allzu breites Wissen über Frauensachen. Sicher, es gibt Himbeerblätter zur Erleichterung der Geburt, der wird als Tee getrunken.« Er dachte nach. »Bettstrohkräuter, die das Wochenbett bereiten – das sind Salbei, Wermut, Waldmeister, Labkraut, Schafgarbe, Johanniskraut und Frauenmantel. Dost hilft auch. Aber bei einer wirklich schwierigen Geburt hilft das alles nichts.« Walahfrid hob seinen Blick und sah Thegan in die Augen. »Du hast es bestimmt selber in der Bibel gelesen – oder zumindest von der Kanzel gehört: Mit der Vertreibung aus dem

Paradies wurden die Frauen für alle Zeiten dazu verdammt, unter Schmerzen zu gebären. So manche Frau ist den Schmerzen und den Qualen der Geburt nicht gewachsen und stirbt dabei. Uns bleibt nur, ihr mit Gebeten und tröstenden Worten beizustehen und ihr am Ende die letzte Ölung zu geben. Dem Kind versuchen wir noch die Segnungen der Taufe zu geben, damit es nicht als Ungetauftes sterben muss und auf dem Acker der Gottlosen landet. Mehr werden wir niemals tun können, es ist Gottes Wille.« Er seufzte. »Ich wünschte, ich könnte dir etwas anderes sagen und dir irgendwie Trost geben. Aber es ist Gottes ewiger Ratschlag, daran können wir nichts ändern.«

Für einen Augenblick herrschte Schweigen in dem kleinen Garten. Dann ertönte von der Bank, auf der es sich Gottschalk wie immer gemütlich gemacht hatte, ein verächtliches Schnauben. »Das kann doch nicht wahr sein! Wie ein Schaf, das zur Schlachtbank geführt wird, sollen die Frauen ihr Schicksal ertragen? Gott hat uns nicht nur ein Schicksal gegeben, das wir nicht kennen, sondern auch einen Geist, der einen Ausweg ersinnen kann. Du kannst doch nicht von dem schwachen Geist einer Hebamme erwarten, dass sie ein Kraut entdeckt, das eine neue Wirkung hat. Frauen haben keinen forschenden Geist, das hat Gott so eingerichtet. Also sollten wir ihnen auch nicht die Suche nach einem Ausweg aus der Qual der Geburten überlassen.« Er stand auf und fing an, zwischen den Beeten auf und ab zu gehen. »Walahfrid, warum schreibst du an diesem Gedicht? Wenn ich es richtig verstanden habe, dann soll jeder einfältige Geist durch deine Anleitung befähigt werden, Kräuter richtig einzusetzen. Vielleicht musst du das noch etwas ausweiten und dich auch um diese Weiberdinger kümmern!«

Walahfrid hob eine Augenbraue und sah seinen Freund an. »Gottschalk, du bist von Sinnen. Ein Mönch soll sich um die Qualen der Geburt kümmern? Ich bleibe dabei: Die Hebammen sind gut genug, ihr Wissen ist seit Menschengedenken überliefert, und es kann nicht die Aufgabe eines Mönches sein, ihnen zu helfen.« Er drehte sich zu Thegan um. »Was meint denn die Hebamme?«

»Nicht viel. Sie sagt, dass man erst während der Geburt sehen kann, ob es Schwierigkeiten gibt oder ob das Kind schnell ans Licht der Welt kommt. Sie kann vorher nur ertasten, in welcher Lage das Kind im Mutterleib liegt.«

»Hast du selber mit ihr gesprochen?« Walahfrid sah Thegan gespannt an.

Doch dieser winkte ab. »Nein, das hat Hemma mir erzählt. Wie würde es denn aussehen, wenn ich mit so einer Frau reden würde? Sie lebt abseits von allen anderen und ist eine Hexe. Das glauben zumindest die Leute in der Klosterstadt.«

»Kein Grund, nicht mit ihr zu reden. Vielleicht gibt es eine Lösung, an die bisher keiner gedacht hat. Geh zu ihr! Sie hat mehr Ahnung von Weiberkräutern als ich, das kannst du mir glauben!« Walahfrid sah ihn auffordernd an.

Zögernd stand Thegan auf. »Ich bin mir nicht sicher, ob es sich für einen Adeligen schickt, zu so einer Frau zu gehen …«

»Das hättest du dir überlegen sollen, bevor du dich entschieden hast, bei deiner Hemma zu liegen. Wenn du sie nicht verlieren willst, dann solltest du etwas tun. Denn liegt sie erst einmal in den Geburtsschmerzen und verrinnt ihr Leben wirklich so, wie ihr Vater es angekündigt hat, dann ist es wahrscheinlich zu spät, um nach Hilfe zu suchen.« Walahfrid machte eine wedelnde Handbewegung, mit der er Thegan offenbar davonscheuchen wollte.

Der verschwand zögernd. Er hatte die Frau, die auf der Sintlasau als Hebamme arbeitete, bisher noch nicht gesehen. Hemma schien ihr große Achtung entgegenzubringen und sich vielleicht sogar ein wenig vor ihr zu fürchten.

Der Weg führte durch die Klosterstadt, an der Hochwart vorbei zur anderen Inselseite. Inmitten einer kleinen Gruppe von Birken stand die windschiefe Hütte der Hebamme. Langsam näherte Thegan sich.

»Was verschafft mir die Ehre?«, erklang hinter ihm plötzlich eine junge Stimme. Thegan fuhr herum und stand einer Frau gegenüber, die sicher keinen Tag älter als er selber war. Ihre Haare waren von keinem Tuch verborgen, sondern lagen in glänzenden Flechten auf ihrer Schulter.

»Ich suche die Hebamme«, erklärte er. »Weißt du, wo ich sie finden kann?«

Ein belustigtes Lächeln machte sich auf ihrem Gesicht breit. »Du stehst vor ihr. Mein Name ist Bertrada. Ich kenne dich nicht, aber da du hergekommen bist, nehme ich an, dass die Zeit deiner Frau gekommen ist.« Sie sah seine feinen Kleider genauer an. »Oder womöglich die Zeit deiner Magd, die du in einem unbedachten Moment bestiegen hast. Ist es so?«

Er musterte sie näher. Ein offenes Gesicht, ein Rock bis zu den Knöcheln, nackte Füße. Sie folgte seinem Blick, und das Lächeln verschwand aus ihrem Gesicht.

»Ich weiß nicht, was deine lüsternen Blicke bedeuten, aber ich helfe nur Frauen – wenn du jemanden zu deiner Belustigung suchst, dann musst du weiterwandern.«

»Verzeih«, erklärte Thegan hastig. »Ich bin unhöflich. Es ist nur so, dass ich mit einer älteren Frau gerechnet habe. Hemma hat nicht erwähnt, dass du so jung bist.«

»Ah, du bist es also, der das blonde Ding in Schwierigkeiten gebracht hat.« Die Hebamme entspannte sich wieder. »Du machst dir zu Recht Sorgen. Hemmas Familie ist seit Jahrhunderten verflucht. Meine Mutter hat mir davon erzählt, als sie mich das Hebammenhandwerk gelehrt hat. Sie war dabei, als Hemmas Mutter starb. So etwas geschieht nicht selten, und doch ist es für uns Hebammen immer wieder schrecklich.«

»Was kannst du für Hemma tun?« Thegan sah die junge Frau drängend an. »Ist es wirklich so gefährlich, wie ihr Vater erzählt?«

Ein einfaches Nicken war die Antwort. »Meine Mutter hat ihr Handwerk verstanden, sie wusste vorher von den Schwierigkeiten, die auf sie zukommen würden. Und dennoch konnte sie nichts tun. Manche Frauen bluten zu sehr, das Kind scheint sie von innen zu zerfleischen. Doch leider können wir nichts dagegen ausrichten.«

»Gar nichts? Ich kann doch nicht in den nächsten Monaten einfach nur zusehen, wie Hemma immer schwerer an unserem Kind und an ihrem Tod trägt. Kann es nicht sein, dass sie von diesem Fluch verschont bleibt? Sie ist doch nicht nur die Tochter ihrer Mutter, sondern auch die Tochter von Routger. Er scheint doch aus einer sehr kräftigen Familie zu kommen.«

Bertrada lachte auf. »Da hast du wohl recht. Routger kann nichts und niemand umwerfen! Leider ist es aber so, dass die Töchter nach ihren Müttern kommen, wenn es um Dinge wie das Kinderkriegen geht. Ich weiß nicht, warum das so ist, aber meine Erfahrung hat mich gelehrt, dass ich besser mit dem Schlimmsten rechne. Bei Hemma erscheint mir jede Hoffnung verfehlt. Sieh sie dir doch an: sehr schmal, fast zerbrechlich. So eine Frau kann keine Kinder zur Welt bringen.«

»Ich kann also nur beten, warten und Abschied von ihr nehmen? Dieses Mädchen ist das Glück meines Lebens, ohne sie hätte ich mich wohl längst in die Fluten des Sees gestürzt ...«

»Du bist nicht der erste Mann, von dem ich solche Worte höre. Aber Gott hat uns Frauen die Bürde des Gebärens auferlegt. Davon kommen wir nicht los, sosehr wir uns das auch wünschen. Es sei denn ...« Sie zögerte.

»Ja, was?« Thegan spürte, dass diese junge Frau vielleicht eine Lösung für ihn hatte. »Was kann ich tun?«

»Ihr könnt das Kind opfern. Hemma kann es mit einem Trank abtöten und wird es problemlos auf die Welt bringen – es ist noch viel zu klein, um ihren Tod zu verursachen.« Die Hebamme sah ihn aus ihren dunklen Augen an. »Aber das habt ihr niemals von mir gehört, das widerspricht dem ewigen Ratschlag unseres Herrn und bringt euch geradewegs in die Hölle. Und mich gleich mit.«

Langsam ließ Thegan sich auf einen Stein sinken. Eine Sekunde lang war Hoffnung in ihm aufgeflammt. Aber jetzt ... Er konnte sich Hemmas Antwort auf diesen Vorschlag schon ausrechnen. »Das wird sie niemals tun. Sie ist viel zu glücklich, dieses Kind unter dem Herzen zu tragen. Für Hemma ist es undenkbar, dass sie es tötet, damit könnte sie nicht leben. Es würde sie ebenso sicher umbringen wie diese Geburt.«

»Das hat sie mir auch gesagt«, meinte die Hebamme. »Ich habe ihr den Trunk angeboten, doch sie hat ihn auf den Boden geschüttet. Was ich ihr übel genommen habe, denn es ist schwierig, die richtige Mischung der Kräuter zu finden. Immerhin soll es nur dem Kind, nicht aber der Mutter schaden.«

»Ich kann dich für deine Mühe entschädigen!«, bot Thegan an.

»Das weiß ich zu schätzen. Ich werde auch weiterhin nach einer Lösung für deine Hemma suchen, aber ich möchte nicht zu viel Hoffnung in dein Herz pflanzen. Meine Mutter hat ebenfalls ohne Unterlass versucht, den Frauen ihre Ängste und Schmerzen zu nehmen – und doch ist es ihr nicht an jedem Tag und bei jeder Geburt gelungen.« Sie schüttelte langsam den Kopf. »Es tut mir leid. Das Gift war womöglich Hemmas einzige Möglichkeit, um an deiner Seite zu bleiben. Und jetzt entschuldigt mich, ich möchte in der Dämmerung noch ein wenig nach Pilzen suchen. Meine Vorräte dürfen niemals geleert sein. Ich weiß nicht, wann der Nächste Hilfe suchend in meinem Wäldchen auftaucht.«

Damit wandte sie sich ab und ging.

Thegan starrte der Frau hinterher, die geräuschlos zwischen den Bäumen verschwand. Damit schien jede Hoffnung vergeblich zu sein. Er kannte Hemma und ihre Liebe zum Leben: Niemals würde er sie überreden können, das kleine Wesen unter ihrem Herzen zu töten. Und auch ihm wurde es bang, wenn er an diese Möglichkeit dachte. Es musste einen anderen Weg geben.

Nachdenklich machte er sich auf den Heimweg, zurück in seine Kammer im Kloster. Seine Gedanken wanderten zum maurischen Medicus, der ihm einst geholfen hatte. Er hatte über die Rezeptur vielerlei Tränke verfügt, die hierzulande sicherlich noch keiner kannte. Mit einem Mal beschleunigte Thegan seine Schritte. Er musste in seinem Reisesack nachsehen, ob darin noch immer das Beutelchen aus glänzendem Stoff lag. Warum nur hatte er dem Mauren damals nicht genauer zugehört, als der seine Schätze vor ihm ausgebreitet hatte?

Im Kloster angekommen, lief ihm der Schweiß über die Stirn. Erleichtert stellte er fest, dass der Sack, der ihn auf all seinen Reisen begleitet hatte, noch immer dort lag, wo er ihn achtlos hingeworfen hatte, nachdem er vor Monaten seine wenigen Kleidungsstücke herausgenommen hatte. Mit fliegenden Fingern nestelte er den Knoten auf, der ihn verschlossen hielt. Wenige Augenblicke später zog er einen kleinen Beutel aus fein glänzendem Stoff ans Tageslicht. Vorsichtig öffnete er das Lederbändchen und schüttete den Inhalt auf seine Handfläche. Es war ein gutes Dutzend dunkelbrauner Kugeln mit leicht runzliger Oberfläche.

Thegan runzelte die Stirn. Was hatte ihm der Medicus nur versucht zu sagen, als er ihm diese Samen gab? Waren es überhaupt Samen – oder handelte es sich um Früchte? Aber waren nicht alle Früchte auch Samen? Der Mann hatte ihm damals diese Kügelchen überreicht, als würde er ihm ein großes Geheimnis oder gar einen Schatz anvertrauen – aber Thegan war damals so in seinen körperlichen Schmerzen gefangen gewesen, dass er nur mit halbem Ohr zugehört hatte. Jetzt verfluchte er sich für diese Unachtsamkeit, denn er konnte sich nur vage daran erinnern, dass diese Samen die Macht hatten, Blutungen zu stoppen. Aber ob bei einer Geburt oder bei den Verletzungen nach einer Schlacht – das vermochte er nicht zu sagen. Er war sich nicht einmal sicher, wie der alte Maure ihm damals sein Wissen vermittelt hatte. Sie hatten keine gemeinsame Sprache, sondern hatten sich immer nur über Gesten und Fingerzeige verständigt.

Langsam schloss Thegan seine Hand um den Schatz, den er in der Hand hielt. Zum ersten Mal seit Monaten tauchte wieder das Gesicht seines Retters vor seinem inneren Auge auf. Doch diesmal schien er nicht unter Qualen zu sterben, sondern ihm etwas Wichtiges zuzurufen. Etwas, das Thegan nicht verstand. Er musste Walahfrid um Rat fragen. Der Mönch wusste annähernd alles, was man über Pflanzen wissen konnte – und er wusste auch, wo er nachschlagen konnte, wenn sein eigenes Wissen nicht mehr reichte.

Er wollte sich schon auf den Weg machen, als er die Glocke zum Abendgebet vernahm. Heute konnte er Walahfrid nicht mehr befragen. Nach dem Abendgebet zogen sich die Mönche immer in ihren Schlafsaal zurück. Er musste sich bis zum morgigen Tag gedulden.

Mit einem kleinen Seufzer füllte er die Samen – wenn es denn welche waren – in den Beutel zurück. Dabei kullerten ein paar davon an der Öffnung vorbei, sprangen über den rauen Boden und verschwanden in einer kleinen Ritze an der Wand. Mit einem sehr unchristlichen Fluch sprang Thegan auf und versuchte die Kügelchen noch aufzuhalten. Vergebens. Sein Schatz war geschmolzen, noch bevor er überhaupt wusste, wozu er diente.

Sorgfältig verschloss er den Beutel mit den restlichen Kügelchen. Vielleicht sollte er auch zum Gebet gehen und Gott um ein wenig Beistand bitten. Vor allem, da er im Begriff war, die Gabe eines Ungläubigen zur Rettung einer Christin einzusetzen. Ob das im Gesetz der Kirche und des Klosters überhaupt zulässig war?

In dieser Nacht wurde er wieder von Albträumen gequält. Aber im Gegensatz zu früher spielten nicht Feuer und die scharfen Schwerter der Christen die Hauptrollen. Stattdessen sah er schwangere Frauen, die ihn allesamt mit düsterer Miene anflehten, doch ein Heilmittel für Evas Qualen zu finden. Eine Arznei, die den uralten Fluch endlich beenden würde. Und alles, was er ihnen reichen konnte, waren ein paar lächerliche, runzlig braune Kügelchen, über deren Wirkung er selber nichts wusste. Immer wieder erklärte er den Frauen, dass es sich vielleicht einfach nur um ein Mittel gegen tiefe Schwertwunden handelte. Ein Mittel, das gegen die Leiden der Frauen nichts ausrichten konnte. Aber sie bedrängten ihn weiter, verlangten von ihm eine Rettung vor den Qualen, die sie durchleiden mussten.

Als Thegan schweißnass aufwachte, hörte er die Glocken, die zum ersten Gebet riefen. Es war noch lange vor Sonnenaufgang, aber ihn hielt jetzt nichts mehr auf seinem schmalen Bett. Die Kammer fühlte sich stickig an, als er sich erhob und sich auf seinen vertrauten Weg zum See machte. Wenig später saß er am Ufer, lauschte auf das beruhigende Plätschern, beobachtete die Lichter der Fischer weit draußen auf dem Wasser, in dem sich der Mond spiegelte. Grillen zirpten und erfüllten die warme Luft mit der Musik des Sommers. Sternenbalsam, der unweit von ihm blühte, duftete schwer und erinnerte ihn mit seinem eigentümlichen Geruch an die Märkte der Mauren.

Ganz langsam kamen seine Gedanken wieder zur Ruhe. Der ewige Kreislauf der Natur wurde nicht unterbrochen, alles schien eine geheimnisvolle Ordnung zu haben. Er konnte und wollte daran glauben, dass sich alles zum Guten wenden würde.

Mit dieser Zuversicht, die sich für ihn wie ein Geschenk Gottes anfühlte, beobachtete er die Sonne, die sich langsam über dem Untersee erhob und alles in ein herrliches Licht tauchte. Er konnte sich von diesem Anblick nur schwer losreißen, als er sich endlich auf den Weg zurück ins Kloster machte. Er wollte Walahfrid direkt nach dem Morgengebet in seinem Gärtchen treffen und ihm endlich die Samen aus dem Land der Mauren zeigen.

14.

Gleichwohl hat doch mein Garten von dem,
was man einst ihm vertraute,
nichts ohne Hoffnung auf Wachstum untätig
im Boden verschlossen.

Misstrauisch roch Walahfrid an den runzligen Kügelchen. »Von wem hast du die bekommen?«

»Ein Medicus bei den Mauren hat sie mir in die Hand gedrückt«, erklärte Thegan ungeduldig. »Leider habe ich nicht begriffen, wozu diese Samen wirklich gut sein sollen oder wie man sie einsetzen kann. Aber wenn ich ihn richtig verstanden habe, dann stillt diese Pflanze schwere Blutungen. Das dürfte bei einer Geburt doch hilfreich sein, meinst du nicht?«

Das Misstrauen wich nicht aus dem Gesicht des Mönches. Er musterte seinen Freund mit gerunzelter Stirn. »Wie kommt ein Maure dazu, seinem Feind eine hilfreiche Medizin in die Hand zu geben? Er müsste doch glücklich sein, wenn ein Christ hilflos verblutet. Woher willst du wissen, dass er dir nicht ein Gift gegeben hat?«

»Weil er ganz sicher kein Mensch war, der einem anderen Schaden zufügen wollte«, erklärte Thegan. »Ich habe ihn gut gekannt.«

»Einen Mauren? Wie bist du dazu gekommen, einen Ungläubigen kennenzulernen? Deine Aufgabe wäre doch gewesen, ihn umzubringen! Ich bleibe dabei: Du solltest diese Kügelchen am tiefsten Punkt des Sees versenken. Einem Mann, der nicht an unseren Herrn glaubt, ist nicht zu trauen.«

»Walahfrid, du redest wie ein Holzkopf, der noch keinen Schritt außerhalb dieser Insel getan hat!«, platzte es aus Thegan heraus. »Wenn ich dir sage, dass ich dem Mann vertraue, der mir diese Samen gegeben hat, dann kannst du dich darauf verlassen. Dieser Mann hatte mehr als eine Möglichkeit, mein Leben zu beenden, und er hat keine einzige ergriffen. Im Gegenteil: Er hat gegen meinen Tod gekämpft wie eine Löwin um ihr Junges. Hätte er meinen Tod gewollt, dann hätte es gereicht, wenn er sich zurückgelehnt hätte.«

Jetzt war es an Walahfrid, überrascht zu sein. »Willst du damit sagen, dass deine Verletzungen nicht von einem christlichen Heilkundigen behandelt wurden?« Er schüttelte den Kopf und murmelte eher zu sich selbst. »Das ist aber doch nicht möglich …«

Thegan legte ihm die Hand auf die Schulter. »Und doch ist es die Wahrheit. Die Verletzungen hat mir ein Maure beigebracht, das ist wahr. Er hielt mich für tot und ließ mich in einem Hauseingang liegen. Doch als sich die Nacht über die Stadt senkte, erlangte ich das Bewusstsein wieder. Ich konnte mich nicht bewegen, war fiebrig und davon überzeugt, dass ich noch in jener Nacht vor meinen Schöpfer treten würde. Doch alles kam ganz anders: Ein Mann ging durch die Straßen, wich den Toten aus und war offensichtlich in Eile. Dann blieb er vor mir stehen, so als hätte er gespürt, dass ich dem Tode nahe war. Er fasste an mein Handgelenk, tastete nach dem Schlag meines Herzens und berührte meine fiebernde Stirn. Dann winkte er einem Diener, der hinter seinem Herrn herlief. Er gab ihm einige Befehle in der Sprache der Mauren – und noch bevor ich auch nur einen weiteren Gedanken fassen konnte, hob er mich hoch, legte mich auf seine Schultern und trug mich durch die Straßen in das Haus seines Herrn. In den nächsten Tagen schwebte ich zwischen Leben und Tod. Ich denke sogar, näher am Tod als am Leben. Du hast meine Wunden gesehen, es ist fast unmöglich, mit solchen Verletzungen zu überleben. Aber dieser Maure gab mir lindernde Tränke, kümmerte sich um meine Wunden und sorgte dafür, dass ich nicht in meinem eigenen Dreck verreckte.« Thegan zögerte. Bis zu diesem Punkt war ihm die Erzählung leichtgefallen. Die Hilfe des Mauren war überraschend, aber was hätte er als Sterbender schon tun können.

Walahfrid sah ihn gespannt an. »Hast du herausgefunden, warum er sich eines Christen angenommen hat? Hat er versucht, dich zum Glauben der Mauren zu bekehren?«

»Nein, nichts von alledem. Er war ein Medicus, der es als seine Aufgabe ansah, anderen Menschen zu helfen. Ich denke, es war ihm egal, zu welchem Gott die Hilfesuchenden beten. Als es mir besser ging, wurde ich neugierig, habe mich nach den Tränken und Kräutern erkundigt, die er mir gab. Irgendwann hat er mir diese Samen in die Hand gedrückt und mir mit vielen Gesten bedeutet, dass es sich um eine besonders wertvolle Pflanze handelt.«

»Und dann? Hat er dich einfach zurück ins Feldlager der Christen geschickt, als es dir besser ging? Niemand ist doch so dumm, seinem Henker noch das Beil zu schärfen!«

»Er hat mich nicht gehen lassen«, gab Thegan zu.

»Was ist denn dann passiert?« Walahfrid sah seinen Freund an, und seine Augen weiteten sich. »Du hast ihn niedergeschlagen, weil du gefürchtet hast, dass er dich eines Tages an deine Feinde ausliefert?«

»Nein, der Grund für meine Albträume ist ein anderer. Eines Tages kam es wieder zu einem Angriff auf Barcelona. Meine Kameraden stürmten die Stadtmauer, kämpften sich durch die Häuser und kannten kein Erbarmen. So kamen sie auch in unser Haus. Und ich Feigling ließ sie gewähren. Ich sah einfach zu, wie sie durch die Tür brachen, das Haus in Flammen aufgehen ließen und meinen Retter abschlachteten.« Er biss sich auf die Lippen. »Ich hätte mich vor ihn stellen sollen. Ihn vor meinen Landsleuten retten. Mich für seine Liebe und Fürsorge besser erkenntlich zeigen, als ich es getan habe. An diesem Tag habe ich versagt.«

»Hättest du denn schon aufstehen können?«, fragte Walahfrid vorsichtig nach. »Haben die Soldaten denn überhaupt auf dich geachtet, als sie in das Haus kamen? Hättest du wirklich etwas verhindern können?«

Thegan hob seine Hände. »Ich weiß es nicht. Aber was ich weiß, ist, dass ich es nicht einmal probiert habe. Meine Stimme habe ich erst erhoben, als sie brandschatzend durch das Haus gezogen sind. Sie kamen in das Zimmer, in dem ich seit Wochen lag, und wollten mich schon niedermetzeln – da habe ich mich zu erkennen gegeben. Sie waren wohl der Meinung, dass der Medicus mich als seinen Gefangenen hielt. Jedenfalls feierten sie meine Rettung, als hätten sie ein Wunder vollbracht. Und ich sagte immer noch kein Wort. Auch dann nicht, als sie mich mit sich nahmen. Unten, am Eingang des Hauses, sah ich meinen Wohltäter. Er blickte mich aus seinen dunklen Augen an, und ich war mir nicht einmal sicher, ob er noch am Leben war. Für ihn und seine Seele hoffe ich, dass er es nicht war.«

»Du denkst, er hat eine Seele?« Walahfrid sah seinen Freund besorgt an. Thegan liefen unaufhörlich Tränen über die Wangen. Zum ersten Mal hatte er von jener Nacht erzählt, in der ihn sein Mut verlassen hatte.

»Sicher hatte er eine. Das konnte man bei jeder seiner Berührungen spüren, mit denen er an meine Wunden gerührt hat. Er hatte mehr Mitleid als so mancher Christ. Und ich habe nicht einmal nach seinem Namen gefragt.«

»Was passierte dann?«, wollte Walahfrid wissen.

»Die Metzger übernahmen das Kommando«, erklärte Thegan mit einem schiefen Lächeln. »Meine Wunden waren noch nicht verheilt, weshalb sie beim Transport durch die Straßen von Barcelona wieder aufgeplatzt sind. Als wir im Heerlager ankamen, war ich dem Tod näher als dem Leben. Wieder einmal. Aber dieses Mal wurde ich nach der Sitte unserer Väter behandelt. Die Wunden wurden mit glühendem Eisen ausgebrannt, mit Schmalz eingerieben, und ich wurde zur Ader gelassen. Ein Wunder, dass ich nicht daran gestorben bin. Es dauerte Monate, bis ich langsam meine Kräfte zurückgewann. Als ich mich gesund genug für die Reise fühlte, kam ich hierher.«

Walahfrid sah seinen Freund mitfühlend an. »Und du hattest nur zwei Gewänder, diese Samen und deine Albträume im Gepäck …«

»Vergiss nicht meinen Sold, den ich im Lauf der Jahre zusammengespart habe. Sonst wäre dein Abt wohl nicht so gastfreundlich.« Thegan lächelte. »Und ich habe mir ein paar Monate Zeit gegönnt, bevor ich mir wieder Gedanken über mein Leben als kleiner Bruder und drittgeborener Sohn machen muss.«

»Die Albträume …«, fing Walahfrid behutsam an.

Thegan nickte. »Es ist immer wieder diese Nacht, in der mein Medicus ums Leben kam. Immer wieder seine Augen, die mit jeder Nacht lebendiger sind. Die mich fragen, wie er mir noch mehr Freundschaft hätte anbieten können.«

»Du warst ja nicht einmal im selben Raum wie er, als er umgebracht wurde«, wunderte Walahfrid sich. »Wie kann es dann sein, dass dich die Ereignisse derart verfolgen?«

»Wenn du dich jahrelang selbst belügst und dir erklärst, dass es in Ordnung ist, Mauren umzubringen, dann ist es schwer zu ertragen, wenn man ihre Menschlichkeit und ihre mitfühlende Art am eigenen Leib erkennt. Es stellt alle Kämpfe, alle Morde infrage.« Er sah den Mönch nachdenklich an. »Manchmal kann es einen auch schützen, wenn man seine tröstenden Gedanken nicht mit dem wahren Leben vergleichen muss.«

»Du quälst dich trotz allem zu sehr«, meinte Walahfrid in einem Ton, der keine Widersprüche duldete, und griff nach dem Beutel mit den Samen. »Aber jetzt kann ich verstehen, warum du keine Angst vor einem verborgenen Gift hast. Wir sollten also überlegen, was wir mit diesem arabischen Kraut anfangen.« Er sah es nachdenklich an. »Es sieht so aus, als ob es ursprünglich aus einer Schote stammt, so wie eine Bohne vielleicht. Was meinst du?«

»Ich habe nie die gesamte Pflanze gesehen. Und als

der Medicus sie mir in die Hand gegeben hat, habe ich nicht einmal nach ihrer richtigen Verwendung gefragt. Sicher, es sind Samen, also kann man sie wohl einpflanzen. Ob die Pflanze, die so entsteht, aber lieber im Schatten oder in der Sonne gedeiht – ob man ihre Blätter als Tee trinken soll oder ihre getrockneten Früchte kaut, kann ich dir nicht sagen. Ich habe nicht daran gedacht, danach zu fragen. Er hat sich ja um mich gekümmert, was wollte ich mehr?«

»Wir weichen die Samen für einen Tag in Wasser ein und legen sie dann in die Erde eines Beetes«, entschied Walahfrid. »Dann sehen wir, was passiert. Vielleicht gibt mir das Aussehen der Pflanze ja einen Hinweis darauf, wie ich sie am besten einsetzen kann.« Er richtete das eine Auge auf seinen Freund. »Wie hat er dir denn deine Medizin verabreicht?«

»Meist in Form eines Tees, dazu fast jeden Tag ein Pulver, das er in meinen Brei gerührt hat.« Nachdenklich zupfte Thegan an seinem Ohrläppchen. »Außerdem hat er mir eine klebrige Paste auf die Wunde geschmiert. Sie roch harzig.«

Walahfrid schnüffelte erneut an den Samen. »Die hier nicht, aber das kann sich ändern, wenn man sie zerdrückt.« Er schüttelte den Kopf. »Aber nein, das ist mir zu riskant. Wir pflanzen sie ein.«

Mit diesen Worten schüttete er die kleinen Kugeln in eine tönerne Schale, gab etwas Wasser dazu und stellte sie in die warme Erde. »So werden die Samen bald keimen. Wenn es denn wirklich Samen sind.« Leise murmelte er ein lateinisches Gebet. Wenn Thegan es recht deutete, dann flehte er um Vergebung, dass er eine Pflanze aus dem Land der Ungläubigen im geweihten Boden eines

Klosters versenkte. Darüber hinaus bat er um Schutz für seine restlichen Kräuter, sollte dieser Fremdling Unheil bringen. Und dann murmelte er noch etwas über einen Segen für Frauen, den Thegan nicht recht verstand. Der Mönch lächelte ihn nach vollbrachtem Werk an: »Jetzt können wir nur noch beten, dass diese Samen noch fruchtbar sind und wir die richtige Art des Pflanzens erraten haben.«

Damit wischte er sich einige Schweißperlen von der Stirn und wandte sich ab, um auch die restlichen Pflanzen vor der Mittagshitze mit Wasser zu versorgen. Er deutete auf einen Ledereimer, der in der Ecke stand. »Kannst du mir den Eimer noch einmal füllen?«

Thegan nickte und machte sich auf den Weg.

Der Sommer hatte sich längst über die Sintlasau gesenkt und sorgte dafür, dass viele Dinge des täglichen Lebens beschwerlicher als sonst waren.

Auch Rothild stöhnte, als sie sich wenig elegant neben Hemma ins Gras fallen ließ. »Es sollte verboten werden, in der heißesten Zeit des Jahres ein Kind unter dem Herzen zu tragen! Wenn die Geburt nicht mehr fern ist, dann ist es einfach unerträglich!«

»Was denkst du, wie lange dauert es noch?«, wollte Hemma wissen. Um in der gleichen Sekunde begeistert auf Rothilds Kleid zu deuten, das sich an der Seite deutlich sichtbar bewegte. »Sieh nur, es bewegt sich! Es ist ein kräftiges Kind!«

»Wem sagst du das?«, knurrte Rothild wenig begeistert. »Ich spüre jeden einzelnen Tritt. Das Kleine hat mir von innen schon die Rippen gebrochen. Zumindest fühlt es sich so an. Wenn es erst auf der Welt ist, werden mir viele unruhige Nächte bevorstehen, das spüre ich jetzt schon.«

»Und wann ist es so weit?«, beharrte Hemma auf ihrer Frage.

»Das wird schon noch einige Wochen dauern«, erklärte Rothild. »Es hat sich noch nicht gesenkt, das sagt auch die Hebamme. Erst wenn es sich dreht und mir nicht mehr direkt unter dem Herzen sitzt, rückt die Geburt näher. Ich denke, es wird zur Zeit der Traubenlese sein. Vielleicht auch schon früher.« Sie sah ihrem kleinen Sohn zu, der am Seeufer mit ein paar Steinchen spielte. »Ich hoffe, diese Geburt wird leichter als die letzte. Je näher meine Zeit rückt, desto mehr fürchte ich die Schmerzen.«

»Ist es wirklich so schlimm?« Hemma sah ihre Freundin gespannt an. »Ist es nicht so, dass das neugeborene Kind in deinen Armen dich für alle Mühen entlohnt?«

»Ja, es ist ein gerechter Lohn. Aber die Schmerzen …« Rothild sah sich suchend um und entdeckte am Seeufer einen Stein, den man mit etwas Mühe auf der flachen Hand halten konnte. »Nimm ihn, und halte ihn mit ausgestrecktem Arm auf der Handfläche.«

Mit einem fragenden Blick auf ihre Freundin nahm Hemma den Stein, legte ihn sich auf die Hand und streckte den Arm zur Seite. »Was soll mir das beweisen?«

»Warte nur!« Rothild legte sich zurück und sah mit einem Lächeln ihrer Freundin zu, wie sie mit dem Stein in der Hand immer schwerer atmete und schließlich anfing zu zittern, bis sie es endlich nicht mehr schaffte und den Arm sinken ließ.

»Genau so ist eine Wehe«, erklärte Rothild. »Nur mit dem Unterschied, dass du den Arm nicht sinken lassen kannst und es keinen Ausweg gibt, wie du die Last von dir werfen kannst. Und jedes Mal, wenn du dir sicher bist, dass du jetzt wirklich nicht mehr kannst, dann geht es von vorne los. Dabei kann dir wirklich niemand helfen.« Sie seufzte. »Ich weiß, es soll Frauen geben, die ein Kind zwischen Non und Vesper bekommen. Zum Kompletläuten sind sie schon wieder auf den Beinen. Leider gehöre ich nicht dazu …«

»Wolltest du denn gar kein zweites Kind?« Hemma musterte ihre Freundin mit fragender Miene. »Warum hast du mir nie davon erzählt?«

»Ich wollte dir keine Angst machen. Es sah nicht so aus, als ob du bald selber Mutter werden würdest, warum also sollte ich dich mit meinem Gejammer über die Geburtsschmerzen beunruhigen? Es gibt ja doch keinen Weg, der uns vor diesen Qualen rettet. Es zerreißt dir den Schoß, und alles, was du zu hören bekommst, ist die Sache mit dem Fluch Evas. Du bist eine Frau? Pech gehabt. Dann hast du eben den Teil mit den Schmerzen abbekommen.« Rothild schloss die Augen und drehte ihr Gesicht in die Sonne.

»Aber die Hebammen? Sie müssen mit ihren Kräutern und Tränken doch helfen können?« Hemmas Frage klang zaghaft.

Ein Schulterzucken war die Antwort. »Durch den Trunk der Hebamme sind die Schmerzen ein bisschen schwächer geworden, das stimmt schon. Aber noch viel besser soll dieser Schlafmohn helfen, den Thegans Mönch in seinem Gärtchen anbaut – leider nimmt der aber auch die Kraft, die man braucht, um das Kind zur Welt zu bringen. Meine Erfahrung hat mir gezeigt, dass man am besten die Zähne zusammenbeißt und hofft, dass alles glimpflich verläuft. Und um deine Frage zu beantworten: Natürlich habe ich mir ein weiteres Kind gewünscht. Erst jetzt, wo meine Zeit nicht mehr fern ist, träume ich wieder von den Geburtsschmerzen.«

»Was kann man denn tun, um sich vorzubereiten?«, flüsterte Hemma.

»Ein Tee aus Himbeerblättern macht vieles leichter. Oder ein langer Spaziergang über Stock und Stein an den Tagen vor der Geburt. Angeblich soll es sogar helfen, bei einem Mann zu liegen, wenn es nicht losgeht. Aber die Hebamme wird dir alles erzählen, wenn es so weit ist. Jetzt solltest du vor allem versuchen, deinen Bauch zu verbergen, damit nicht jeder deine Schande sieht.« Sie betrachtete den Körper ihrer Freundin. »Aber wenn dir irgendjemand etwas länger auf die mädchenhafte Mitte sieht, dann wird er bemerken, dass sie allmählich etwas matronenhaft wird.«

Mit einem empörten Schrei richtete Hemma sich auf. »Das ist nicht wahr! Mit ein bisschen Glück kann ich meinen Zustand unter meinem Obergewand verbergen …«

»Vorausgesetzt, das Wetter im August ist entsprechend kalt, was wir ja nicht hoffen wollen«, erklärte Rothild. »Mach dir nichts vor: Dein Kind wird mit dem Jahreswechsel das Licht der Welt erblicken oder kurz danach. Die Menschen haben wenig, worüber sie reden können, da kommt die Schwangerschaft einer unverheirateten Frau wie gerufen. Noch dazu, wenn das Kind von einem Adeligen stammt. Hat sich dein Thegan überhaupt wieder gemeldet, seitdem du ihn mit deinem Vater und deinem Zustand bekannt gemacht hast? Hast du ihm von deinem Treffen mit der Hebamme und ihrem Vorschlag erzählt?«

»Das war doch erst gestern«, verteidigte Hemma ihn. »Was soll er denn tun? Bei uns anklopfen und mit meinem Vater einen Humpen Bier trinken? Der hat ihm ja deutlich gemacht, dass er ihn nicht mehr sehen will. Aber ich bin mir sicher, er wird mich schon bald suchen.« Sie lächelte. »Er ist keiner dieser Männer, die davonlaufen, wenn es schwierig wird.«

»Nein, er schwimmt davon«, erklärte Rothild trocken, doch als sie Hemmas erschrockenes Gesicht sah, fuhr sie fort: »Verzeih, ein schlechter Scherz. Es ist nur so, dass ich vor ihm noch keinen Menschen gesehen habe, der sich so selbstverständlich im Wasser bewegt.«

Sie richtete sich auf und strich sich eine nass geschwitzte Strähne aus dem Gesicht. »Das bringt mich auf eine Idee! Sollte ich nicht ein wenig im See baden, damit ich hier in der Mittagshitze nicht im Schweiß ertrinke? Das kann doch nicht schaden!« Sie sah auf den See, dessen Wellen verlockend plätscherten. Dann schüttelte sie den Kopf. »Nein, es schickt sich nicht für eine schwangere Frau, sich zu entblößen. Außerdem bin ich mir nicht sicher, ob es meinem Kind nicht schadet, wenn ich mich plötzlich in kaltes Wasser lege. Womöglich schaden die Seegeister ihm …«

»Als ob es Geister gäbe! Das glaubst du doch nicht im Ernst«, erklärte Hemma entrüstet. »Ich bin mir sicher, dass die Erfrischung euch beiden guttut. Geh doch wenigstens bis zu den Knien ins Wasser. Thegan sagt immer wieder, dass ihn das Wasser geheilt hätte – und sogar Walahfrid scheint ihm zuzustimmen. Es gab wohl schon im alten Griechenland einen Arzt, der die Segnungen des Wassers gepriesen hat.«

»Und was ist mit den Griechen geschehen? Ihr Weltreich ist untergegangen!«, erklärte Rothild. Trotzdem stand sie auf, raffte ihre Röcke und ging in den See, bis ihr das Wasser über die Knie reichte. Verzückt jubelte sie auf. »So lässt sich der Sommer wirklich aushalten!«

Wenig später leistete Hemma ihr Gesellschaft, und die beiden Freundinnen spritzten sich Wasser ins Gesicht, bis ihre Kleider mehr nass als trocken waren. Irgendwann erklärte Rothild mit einem Blick auf den Stand der Sonne: »Ich muss zurück zu meiner Familie. Sie werden glauben, dass ich mich verlaufen habe! Bald ist Zeit fürs Abendessen.«

»Kaum. Wir leben auf einer Insel, da kann man sich nicht verlaufen, schon vergessen?«, erwiderte Hemma. »Und ich hoffe doch sehr, dass dein Gemahl deinem Sohn wenigstens einen Kanten Brot geben kann!«

Da fing die Vesperglocke an zu läuten, und auch Hemma stapfte aus dem Wasser. »Du hast recht. Ich sollte mich um meinen Vater kümmern! Ich will zu seiner schlechten Laune nicht noch mehr beitragen.«

Auf dem Heimweg schwiegen die beiden Freundinnen und hingen ihren Gedanken nach. Die Unbeschwertheit des Sommertages konnte kaum darüber hinwegtäuschen, dass über ihnen ein Schatten lastete. Sie trennten sich erst kurz vor Routgers Haus. Hemma nahm ihre Freundin in den Arm. »Mach dir keine Sorgen. Alles wird gut gehen, das spüre ich.«

Rothilds Gesicht verzog sich zu einer ulkigen Grimasse. »So meine ich es ja gar nicht. Ich habe nur Angst vor den Schmerzen, das ist alles. Wenn es da ein besseres Mittel geben würde, wäre ich beruhigt. Und ich traue der Hebamme nicht. Sie sagt mir immer wieder, dass alles in bester Ordnung ist. Das hat sie nur leider auch schon beim letzten Mal gesagt …« Sie brach mitten im Satz ab. »Aber was rede ich. Du bist diejenige, um die wir uns Sorgen machen müssen. Und du bist immer so fröhlich, so heiter. Als ob dir nichts passieren könnte.«

»Es ist nur die Heiterkeit der Ahnungslosen«, meinte Hemma lächelnd. »Ich habe schließlich deine Schmerzen noch nicht durchlitten und habe keine Ahnung, was da auf mich zukommt. Da fällt es mir natürlich leichter, zuversichtlich zu sein!«

Sie winkten sich noch ein letztes Mal zu und gingen dann jede ihrer Wege. Hemma sah ihrer Freundin nachdenklich hinterher. Rothild bewegte sich schwerfällig, und auf dem kurzen Weg in die Klosterstadt waren ihre Fesseln bereits wieder angeschwollen. Das leichtfüßige Mädchen, das sie noch vor wenigen Monaten gewesen war, konnte man jetzt nicht mehr erkennen.

Mit einem Kopfschütteln wandte sich Hemma zur Tür. Sie verbot sich, allzu lange über die Mühen der Geburt nachzudenken. Es war der Fluch Evas, und sich darüber zu beschweren war so sinnvoll wie die Klage über das Wetter. Es veränderte nichts.

Als die Tür aufschwang, hielt sie für einen Moment die Luft an. Im Raum standen Thegan und ihr Vater.

Routger sah seine Tochter an. »Du kommst gerade recht. Dein Galan hier hat um deine Hand angehalten.«

Hemma spürte, wie ihr vor Freude ganz warm wurde. Sie lief zu Thegan und umarmte ihn. »Das hast du getan? Das ist wunderbar!«

»Warum sollte ich ihn in deine Hand geben?«, fuhr ihr Vater sie an. »Kannst du mir einen einzigen vernünftigen Grund nennen? Er ist dein Verderben, auch wenn du das bis heute nicht wahrhaben möchtest.«

»Aber warum gönnst du mir denn mein Glück nicht?«, rief Hemma. »Was, wenn ich wirklich nur noch wenige Monate auf dieser Erde zubringen kann? Sollte ich in dieser Zeit dann nicht möglichst glücklich sein, meinst du nicht?«

Thegan blickte ernst auf Routger hinunter. »Ich möchte deine Tochter zu einer ehrbaren Frau machen, ungeachtet des Willens meines Vaters, der sicher eine andere Verbindung für mich vorgesehen hat – und du bist immer noch nicht zufrieden? Was soll ich tun, damit du mir endlich glaubst, dass ich es ernst mit deiner Tochter meine?«

»Das tust du doch nur, weil du dein schlechtes Gewissen beruhigen willst«, knurrte Routger. »Außerdem gehört dir dann das Kind, wenn es denn leben sollte. Und ich habe nichts mehr. Das gönne ich dir nicht.«

Für einen Augenblick war in dem Zimmer nichts mehr zu hören außer dem schweren Atem der beiden Männer, die voreinanderstanden und sich wütend anstarrten. Dann schüttelte Thegan den Kopf. »Das kann doch nicht sein.« Seine Stimme war nur noch ein leises Flüstern. »Du machst dir jetzt schon Sorgen, dass du allein zurückbleibst? Und nur, damit du hier in deinem kleinen Haus ein wenig Leben hast, möchtest du mir mein Kind wegnehmen? Was, wenn Hemma überlebt? Dann sind wir alle immer noch hier, und du wirst irgendwann lernen müssen, dass du dich nach einer neuen Frau umsehen musst, wenn du nicht für immer allein bleiben willst.«

»Eine neue Frau?« Routger machte eine wegwerfende Handbewegung. »Die hätte ich jederzeit haben können. Aber ich will das Andenken an meine geliebte Frau nicht durch eine andere Frau beschmutzen!«

»Es wäre ihr vielleicht sogar ganz lieb gewesen«, erklärte Hemma und wandte sich dann an Thegan. »Geh jetzt. Ihr werdet euch im Streit sonst Dinge sagen, die ihr später bereuen werdet. Ich möchte nicht, dass ihr Feinde werdet.«

»Das tue ich nur für dich, Hemma«, sagte Thegan. »Dein Vater ist ein selbstsüchtiger Narr, daran kannst du wenig ändern.«

Ohne eine weitere Antwort abzuwarten, verließ er den niedrigen Raum und trat wieder auf die Straße, die noch die Hitze der Mittagssonne atmete. Der Tag war fast vorüber, aber hier roch es immer noch nach Hitze, überreifem Obst und verderbendem Gemüse. Die Natur hatte in diesem Jahr Erbarmen mit den Einwohnern der Insel gezeigt und ihnen eine überreiche Ernte beschert.

Mit einem besorgten Blick nach oben machte Thegan sich auf den Weg zurück hinter die Klostermauern. Es musste bald regnen, damit auch im Herbst die Ernte so reichlich blieb. Und so wie es aussah, würde er im Herbst immer noch auf dieser Insel sein.

15.

Nun braucht es Dichtertalent, Erkenntnis
und Schönheit der Rede,
um zu verkünden die Namen und Kräfte
so reichlicher Ernte,
dass auch das Kleine dadurch mit hoher Ehre
sich schmücke.

»Das Kauen der Blätter kann ich nicht empfehlen«, erklärte Walahfrid trocken. »Ich habe gestern Abend versuchsweise zwei oder drei davon gekostet. In dieser Nacht habe ich ganz bestimmt einen Teil meiner Sünden gebüßt.«

»Wie genau?«, wollte Thegan wissen.

»Ich habe unseren Abort besucht und nicht mehr verlassen. Es hätte nicht viel gefehlt, und ich hätte mich beim Bruder Infirmarius gemeldet. Allein, was hätte ich ihm sagen sollen? Dass ich auf einem Kräutlein maurischer Herkunft aus meinem Kräutergärtchen herumgekaut habe und dafür mit heftigem Darmgrimmen und Unwohlsein zahlen musste?« Er bemühte sich um ein Lächeln, obwohl er um die Nase herum ein wenig blass war. »Außerdem hat der Bruder nur wenig Einblick in die richtigen Kräuter. Mein Vertrauen in seine Fähigkeiten ist eher gering. Um nicht zu sagen, dass ich lieber krank bin, als einen seiner Tränke zu probieren …«

»Und wie geht es dir jetzt?« Thegan sah Walahfrid aufmerksam an. »Du siehst aus, als sei dir noch immer nicht ganz wohl.«

»Keine Sorge, mir geht es wieder gut. Aber wir müssen diese Form des Einsatzes wohl verwerfen.« Er sah auf die fein gefiederten Blätter, die sich aus den runzligen Samen aus Barcelona entwickelt hatten. Sie wirkten nicht im Mindesten fremdländisch oder gar gefährlich, sondern grazil und zerbrechlich. Der Busch, den sie bildeten, war inzwischen gut kniehoch und wurde von herrlichen, leuchtend purpurnen Blüten gekrönt. Walahfrid nahm eine der Blüten in die Hand und beugte sich zu ihr hinunter. »Sie riechen nur schwach. Ob man etwas mit den Blüten anfangen kann?«

»Bevor du einen weiteren Versuch beginnst, solltest du dich erst einmal von deinem letzten erholen«, bemerkte Thegan. »Oder vielleicht sollte ich auch einmal eine Probe wagen?«

»So wackelig, wie du herumläufst, wage ich zu bezweifeln, dass wir Neues über dieses Kraut erfahren«, ertönte hinter Thegan die vertraute Stimme von Gottschalk. »Wenn einer hier dafür taugt, dann bin ich das. So entkomme ich vielleicht für ein paar Stunden den quälenden Gedanken an den bevorstehenden Prozess.« Er zupfte ohne weitere Umschweife eine Blüte ab und steckte sie sich in den Mund. »Ich werde euch berichten, wie es mir damit ergangen ist.« Damit setzte er sich grinsend auf das Gartenbänkchen. »Jetzt schaut nicht so entsetzt. Walahfrid hat den Genuss von Blättern überstanden, ich werde an einer einsamen Blüte auch nicht verrecken. Und wenn doch, dann erspart das der Kirche viel Ungemach.«

»Das mag sein«, stimmte Walahfrid zu. »Aber mir wäre

es in diesen Mauern unerträglich langweilig, wenn du nicht mehr hier wärest. Also möchte ich doch darauf achten, dass du deine Gesundheit noch möglichst lange behältst.«

Thegan zupfte währenddessen eine Handvoll Blätter von der Pflanze ab, wobei er sorgsam darauf achtete, nicht zu viel zu nehmen, um die Pflanze nicht zu schwächen. Sorgfältig legte er die Blätter auf einen Holzteller, den er dann in die Sonne stellte. »Ich werde mir aus den getrockneten Blättern morgen einen Tee bereiten, vielleicht erfahre ich dann mehr über die Pflanze«, erklärte er. Dann richtete er sich auf und ließ seinen Blick über das Gärtchen schweifen. »Was kann ich noch tun?«

»Wir müssen die Samen vorsichtig aus den Kapseln entnehmen, bevor sie platzen und ihre wertvolle Last über die ganze Sintlasau verteilen«, erklärte Walahfrid und deutete auf das Beet mit den Mohnblumen. »Wer weiß, vielleicht ist mir jemand dankbar, dem ich dadurch ein wenig Schmerzen oder Unruhe nehmen kann.«

Thegan nickte und fing an, die Kapseln von ihren Stängeln zu nehmen und ihren Inhalt sorgfältig in ein kleines Leinensäckchen zu füllen. Die Arbeit lenkte ihn von seinen Sorgen ab. Was, wenn Routger trotz all ihrer Arbeit recht behielt? Was, wenn seine Liebe den Untergang von Hemma bedeutete? Hemma selbst erschien so unbekümmert und unbesorgt, als könne ihr nichts und niemand etwas anhaben. Wollte sie ihn nicht mit ihren Sorgen belasten, oder lebte sie in einer Zuversicht, deren Ursprung er nicht ergründen konnte?

An diesem Abend lief er wieder zu ihrem Treffpunkt auf der Hochwart, in der Hoffnung, dass auch Hemma den Weg dorthin finden würde. In den letzten Tagen und

Wochen war sie allerdings nur selten gekommen. Routger achtete streng darauf, dass seine Tochter sich nicht aus seiner Obhut entfernte, und ließ dafür sogar so manchen Fischzug aus. Doch an diesem Abend löste sich eine Gestalt aus dem Schatten der Büsche, als er näher kam. Hemma rannte auf ihn zu und fiel ihm um den Hals. »Du weißt nicht, wie viel mir dein Antrag bei meinem Vater bedeutet!«, rief sie. »Und ich kann nicht sagen, wie leid es mir tut, dass er ihn so rüde abgelehnt hat. Wenn es nach ihm ginge, dann sollten wir bis zum Ende des Jahres Abschied nehmen. Und wenn meine Zeit gekommen ist, dann verpasst er mir die letzte Ölung und verspricht mir, mein Kind gut aufzuziehen. In seinem Denken gibt es eben keinen anderen Ausgang dieser Schwangerschaft … Es tut mir so leid!«

Thegan hielt ihre schmale Gestalt in seinen Armen und fragte sich, wie eine so zierliche und kleine Frau so viel Kraft aufbringen konnte. Noch während ihr Körper neues Leben hervorbrachte, machte sie sich Gedanken über andere und ließ sich von den dunklen Prophezeiungen ihres Vaters keine Angst einjagen.

»Dann werde ich ihn eben wieder fragen, wenn wir unser Kind taufen lassen«, versprach er, während er sie so fest in den Armen hielt, als wollte er sie niemals mehr loslassen.

»Hast du denn mit deinen Eltern gesprochen?« Sie sah ihn aus ihren großen wasserhellen Augen fragend an.

»Nein. Ich habe beschlossen, meinen Vater nicht um Erlaubnis zu fragen, wen ich heirate. Gottschalk erklärt immer, dass der freie Wille …«

»Das darf doch nicht wahr sein!«, unterbrach ihn Hemma mitten im Satz. »Ich habe gehofft, dass du dich jetzt wenigstens über einen Boten mit ihnen in Verbindung gesetzt hast. Deine Mutter weiß also immer noch nichts von deiner glücklichen Heimkehr aus Barcelona? Schäm dich, Thegan! Sie macht sich Sorgen! Wenn unser Sohn dereinst in den Krieg ziehen sollte, dann würde ich ihn übers Knie legen, wenn er mich nicht wissen ließe, wie es ihm erginge!«

»Wahrscheinlich ist genau das der Grund, warum ich mich nicht bei ihr melde«, entgegnete Thegan trocken, doch seine grauen Augen blitzten. »Sei unbesorgt. Ich habe ihnen einen Boten geschickt und ihnen mitgeteilt, was es Neues in meinem Leben gibt. Auch von unserem ungeborenen Kind und meinen Plänen, dich zu meiner Ehefrau zu machen. Der Mann müsste in den nächsten Tagen mit meiner Nachricht bei ihnen sein.«

»Und dann?« Hemma musterte ihn neugierig. »Was glaubst du, was sie machen werden? Auf unsere Insel reisen und dich von dem Ort entfernen, wo du vom Pfad der Tugend abgewichen bist? Werden sie mich ansehen, oder werden sie mich verdammen?«

Nachdenklich wiegte Thegan seinen Kopf. »Ich weiß es nicht. Es sind so viele Jahre ins Land gegangen, seit ich das Haus meiner Eltern verlassen habe. Mein Vater war damals schon alt, müde von zu vielen Kriegen. Wer weiß, wie es ihm heute geht, ob er sich überhaupt noch für so weltliche Dinge wie Eheschließungen und Kinder interessiert.« Er zögerte einen Augenblick, bevor er weiterredete. »Womöglich ist er auch schon nicht mehr am Leben. Dann wäre jetzt mein Bruder der Herr des Hauses.«

»Und wie ist der so? Seid ihr gut miteinander ausgekommen?« Hemma merkte wieder einmal, dass sie den

Vater ihres ungeborenen Kindes nicht sehr gut kannte. Über seine Familie sprach er so selten wie über die Kämpfe in Barcelona.

»Madalfried?« Thegan runzelte die Stirn. »Er wurde dazu erzogen, der nächste Herr des Hauses zu sein. Für ihn ist es selbstverständlich, dass jeder genau das tut, was er für richtig hält. Wenn ich ehrlich bin, dann habe auch ich das gedacht – es ist eine gottgewollte Ordnung. Den einzigen Ausweg aus einem Dasein als Handlanger meines Bruders bot ein Leben als Krieger oder der Eintritt in das Kloster. Meine Mutter war gegen das Kloster, denn sie meinte, dort reife man nicht zu einem echten Mann, sondern nur zu einem Schwätzer. Also wurde ich Krieger. Und Madalfried hat über unsere Diener geherrscht. Wenn er heute schon die Nachfolge meines Vaters angetreten hat, dann habe ich keine Zweifel, dass er ein strenges Regiment führt. Er konnte Widerspruch noch nie leiden, und bis heute wird es keiner wagen, eine andere Meinung als Madalfried zu haben …«

»Klingt eigentlich nicht nach einem netten Menschen«, murmelte Hemma. »Er kann mich sicher nicht leiden.«

»Soll er ja auch gar nicht«, meinte Thegan und küsste sie zärtlich auf die Wange. »Es reicht mir, wenn er uns einfach in Ruhe lässt.«

»Aber du wirst wieder arbeiten müssen. Deine Ersparnisse aus Barcelona sind nicht unendlich, das hast du mir selber gesagt. Und wo solltest du arbeiten, wenn nicht an Madalfrieds Hof? Oder als Krieger, was ich nicht hoffen möchte!«

»In den Krieg möchte ich in der Tat nie wieder«, versicherte Thegan ihr. »Unter Madalfrieds Herrschaft wäre ich allerdings genauso unglücklich. Mir wird schon etwas einfallen. Lass uns von etwas Schönerem reden. Wie geht es denn unserem kleinen Nachkommen? Hat er sich heute schon bewegt?« Er legte seine Hand auf Hemmas runder werdenden Bauch.

»Die Frage ist eher, wann er sich nicht bewegt«, meinte Hemma lächelnd. »Er zappelt in einem fort. Rothild warnt mich schon, dass er mir gegen Ende meiner Schwangerschaft mit seinen Tritten sicher die Rippen brechen wird. Angeblich ist das schon vorgekommen!«

Thegan fühlte unter seinen Fingern die zarten Bewegungen des Kindes, und für einen Augenblick gab es für ihn nichts anderes mehr auf der Welt als dieses Wunder des Lebens. Er musste am nächsten Tag unbedingt weiter nach der richtigen Verwendung des maurischen Krauts suchen. Es durfte einfach nicht sein, dass er das Glück, das er jetzt mit beiden Händen fassen konnte, einfach wieder verlor.

Und so brühte Thegan sich auch am nächsten Tag einen Tee mit den Blättern auf, die er am Vortag getrocknet hatte. Neugierig probierte er einen Schluck, während Walahfrid ihn neugierig ansah. »Schmeckt nur nach Heu. Vielleicht wie süßes Heu«, stellte er fest und streckte sich vorsichtig. »Ich werde dir berichten, wie es mir damit ergeht.«

Den Rest des Tages verbrachte er damit, weitere Blätter für einen Tee zu ernten und zum Trocknen auf den heißen Stein im Gärtchen zu legen. Die Sonne machte mit ihrer Kraft zwischen zwei Gebeten die Blätter zu fein getrocknetem Kraut, das Thegan wieder sorgfältig in einen Tiegel packte. Immerhin konnte er keine schlechten Nebenwirkungen erkennen und probierte immer wieder, ob der Tee eine Wirkung auf seine Narben hatte. Bildete er es sich ein, oder war er eine Spur beweglicher geworden? Er hatte das Gefühl, dass sie sich auf der richtigen Fährte befanden.

Schon einen Tag später konnten sie die Wirkung des neuen Tees erproben. Lautes Geschrei an der Klosterpforte zeigte an, dass es einen Notfall gegeben haben musste. Nur wenig später tauchte der Bruder Infirmarius schwer atmend am Gärtchen von Walahfrid auf.

»Sigibold hat sich beim Bretterzurichten für den neuen Schweinepferch übel verletzt. Die Axt ist in sein Bein gefahren, und ich kann den Blutfluss nicht stillen. Bitte, Walahfrid, gibt es nicht doch etwas, das den Blutfluss hemmen kann? Sigibold stirbt mir unter den Fingern weg! Das Leben fließt einfach aus ihm heraus!«

Der Infirmarius sah aufgeregt aus, was ungewöhnlich für ihn war. Es kam nur zu oft vor, dass die Menschen unter seiner Obhut starben. Walahfrid hegte sogar den Verdacht, dass der Besuch des heilkundigen Bruders mit seiner Vorliebe für Aderlass und stinkende Salben das Ableben so manches Hilfesuchenden noch beschleunigte. Eine Meinung, die er sorgsam für sich behielt, um nicht für Unfrieden unter den Mönchen und den Kranken der Klosterstadt zu sorgen.

»Hast du ihm schon einen festen Verband um das Bein gelegt, der den Fluss des Blutes durch die Adern beendet?«, erkundigte sich Walahfrid.

Der Infirmarius nickte verzweifelt. »Ja, aber es fließt weiter!«

Walahfrid dachte einen Augenblick nach und griff dann nach seinem Beutel mit Kräutern. Nach kurzem Zögern warf er den Tiegel mit dem maurischen Kraut dazu. Wenn sonst nichts half, dann konnte es ja womöglich am heutigen Tag seine Wirkung zeigen. Er nickte dem Infirmarius zu. »Dann sollten wir uns beeilen, um Bruder Sigibold noch lebend anzutreffen.«

Der Mönch lief fast im Laufschritt vor ihm her zum Krankenraum. Sigibold lag auf einem niedrigen Bett, sein Gesicht war von Schweiß überzogen, und er atmete nur noch schwach. Um seinen Oberschenkel lag ein fest geschnürtes Tuch, das von Blut durchtränkt war. Walahfrid deutete darauf. »Ist dort die Wunde?«

»Ja, sie liegt direkt darunter.«

»Dann solltest du die feste Binde etwas oberhalb der Wunde anbringen. Mit ein wenig Glück hört die Blutung dann schon auf!« Gleichzeitig rührte Walahfrid einen bewährten Trank aus Arnika an, der schon vielen Verletzten geholfen hatte. Er flößte ihn dem nur noch schwach stöhnenden Zimmermann ein, der kaum noch zu merken schien, was mit ihm geschah. Seine Haut war fahl, und die Lippen wirkten ungesund und blass. Der Infirmarius schien mit seinen Befürchtungen recht zu behalten: Es sah nicht so aus, als könne Sigibold diese Verletzung mit einer festen Binde und ein wenig Arnika überstehen.

Entschlossen griff Walahfrid in seinen Beutel und holte den Tee aus dem maurischen Kraut heraus. Wenn Thegan damit überlebt hatte, dann konnte das womöglich auch Sigibold. Zumindest wenn der Herr ihm ein klein bisschen wohlgesinnt war.

Augenblicke später hielt er den gelblichen Tee an die Lippen des Zimmermanns. »Trink!«, befahl er ihm und schickte gleichzeitig ein Gebet an den Herrn, dass dieser Tee jetzt seine heilkräftigen Wunder vollbringen sollte.

Sigibold schloss seine Augen und atmete flach weiter. Walahfrid beobachtete ihn ein Weilchen, beugte sich dann zum Infirmarius und flüsterte: »Du solltest darüber nachdenken, ihm die letzte Ölung zu verabreichen. Ich glaube nicht, dass wir etwas für ihn tun können. Er wird diese Nacht nicht überleben, denke ich. Es ist Zeit, dass du die Brüder zum Gebet zusammenrufst.«

Sein Mitbruder nickte nur und griff nach den Utensilien, die hier im Krankenraum immer bereitstanden. Walahfrid erhob sich, senkte seinen Kopf zu einem kurzen Gebet und machte sich dann auf den Rückweg in den Teil des Klosters, in dem das Leben vorherrschte. Er scheute die Begegnung mit dem Tod, egal wie sehr er an ein ewiges Leben glauben wollte.

An diesem Abend kämpfte er lange um Schlaf. Der im Sterben liegende Mönch ging ihm nicht aus dem Kopf. Wie nur hatten die Mauren dieses Kraut eingesetzt, um ihm seine heilkräftige Wirkung zu entlocken? Er beschloss, die Wurzeln im Herbst in Honig einzulegen. Womöglich war das eine Lösung. Oder lag die Kraft doch in den zarten purpurfarbenen Blüten? Natürlich sollten auch irgendwann Samen entstehen – die kleinen Kugeln mussten auf jeden Fall wieder gesammelt werden, damit man im nächsten Jahr weiterexperimentieren konnte. Obwohl … wenn er die Heilkraft erst im nächsten Jahr freisetzen konnte, dann war es sicher zu spät für die zarte Freundin von Thegan.

Mit einem Seufzer wälzte Walahfrid sich auf die andere Seite und verfluchte wieder einmal die schmalen, harten Pritschen des Klosters.

Irgendwann musste ihn doch der Schlaf übermannt haben, denn er wurde unsanft geweckt, um die Vigilien einzuhalten. Schnell erhob er sich von seinem Lager und kniete nieder und pries seinen Herrn in der dunkelsten Stunde der Nacht, wie es die Regeln vorschrieben. Nun musste Walahfrid gegen den Schlaf ankämpfen. Er zwang seinen Geist zu einem ordentlichen Gebet, während der Bruder vigilans mit seiner flackernden Laterne immer wieder vorbeikam, um zu prüfen, ob er auch betete und nicht wieder eingeschlafen war.

Es war fast schon Zeit für das Morgenlob, als sich die Schritte des Bruder vigilans mit einem Mal beschleunigten. Walahfrid sah auf und stellte fest, dass diesmal der Infirmarius mit der Laterne zu ihm getreten war. Er strahlte über das ganze Gesicht.

»Ich wollte es dir sofort sagen, deswegen habe ich dem Bruder vigilans freiwillig die Lampe abgenommen! Dein Tee hat gewirkt, Sigibold ist von neuem Leben erfüllt. Er bat um eine heiße Suppe, kannst du dir das vorstellen?«

»Suppe? Vor wenigen Stunden wollte er noch sterben!«, rief Walahfrid aus. »Bist du dir sicher, dass es sich nicht um die letzten Phantasien eines Sterbenden handelt?«

»Ja, ganz sicher. Ich kenne Sigibold doch schon eine Ewigkeit! Sein Bruder hat vor vielen Jahren meine jüngere Schwester geehelicht. Er wirkt wieder ganz wie er selbst!«

Die Verwandtschaft erklärte, warum der Bruder so sehr am Wohlergehen seines Patienten interessiert war. Aber nicht, warum Sigibold wirklich überlebt hatte. Lag es womöglich wirklich an dem maurischen Tee? Stirnrunzelnd erhob sich Walahfrid und lächelte den Bruder an. »Das liegt bestimmt nur an deinem Können! Mein bescheidener Beitrag hat Sigibolds Genesung nur beschleunigt.«

Geschmeichelt nickte der Mönch. »Ich habe auch den Verband so versetzt, wie du es angeraten hast.«

Das mochte erklären, warum die Blutung zum Stillstand gekommen war. Es bestand also immer noch die Möglichkeit, dass das Kraut völlig wirkungslos war. Noch bevor Walahfrid weiter darüber nachdenken konnte, rief die Glocke zum Morgenlob. Gemeinsam machten die Mönche sich wieder auf den Weg, um den neuen Tag mit Gesang zu begrüßen.

In diesen Stunden in der Kirche war Walahfrid am ehesten von Glück erfüllt und fühlte sich seinem Gott ganz nah. Für ihn gab es neben der lateinischen Sprache nur wenige Dinge, die ihn so erfüllten wie der Gesang so vieler Männer in der Dunkelheit, bis ganz langsam das erste Tageslicht durch die Fenster kroch.

Später berichtete er Thegan von dem zweifelhaften Erfolg des Tees. »Es kann sein, dass dein maurisches Kraut Sigibold das Leben gerettet hat. Genauso wahrscheinlich erscheint mir allerdings, dass der Bruder Infirmarius mit der Versetzung der festen Binde endlich das Richtige getan hat und die starke Natur des Bruders sich durchsetzen konnte. Kurz: wir wissen nicht, ob dein Kraut wirklich ein Lebenselixier ist, eine Ambrosia, wie es bei den alten Griechen hieß, oder nur ein schwaches Kräutlein ohne großen Nutzen.«

»Ich bin mir sicher, dass es sich noch als wirksam erweisen wird«, erklärte Thegan. »Es kann nicht sein, dass mir dieser Mann ein wirkungsloses Mittel in die Hand gegeben hat.«

»Möge dein Wort von Gottes Ohr erhört werden«, murmelte Walahfrid.

»Bestimmt«, meinte Thegan und bemühte sich um ein

zuversichtliches Lächeln. Er verbot sich einfach den Gedanken an ein Scheitern der Medizin.

Um sich abzulenken, sah er sich neugierig um. »Wo steckt denn dein Freund Gottschalk?«, fragte er. »Ich habe ihn schon einige Tage nicht mehr gesehen, ist er nicht mehr auf der Sintlasau?«

»Leider nein«, antwortete Walahfrid. »Er muss bald nach Mainz, um auf der Synode in seiner Sache gehört zu werden. Er möchte sich vorher der Unterstützung seiner Familie versichern. Offenbar hat er guten Grund, darauf zu vertrauen, dass auch seine Familie seine Mitgift für das Kloster zurückfordern wird. Das würde ihn doch sehr stärken, denke ich.«

»Wird er zurückkommen? Ich würde ihn wirklich vermissen«, erklärte Thegan. »Er bringt einen in der Tat auf neue Gedanken.«

»Dabei ist es noch nicht gesagt, dass seine jetzigen Gedanken die letzten sind, mit denen er die Christenheit überrascht«, murmelte Walahfrid. »Hin und wieder fürchte ich, dass wir noch einiges von ihm hören werden. Er hat angedeutet, dass er sich mit der Lehre der Vorherbestimmung, wie sie Augustinus vertritt, noch genauer befassen will. Ich habe dabei kein gutes Gefühl …«

»Aber er wehrt sich doch gegen die Vorherbestimmung«, wunderte Thegan sich. »Wie kann er da Augustinus' Lehre gut finden?«

»Nun ja.« Walahfrid seufzte. »Wenn man die Vorherbestimmung ganz wörtlich nimmt, dann ist es jedem Menschen schon vor der Geburt vorherbestimmt, ob er einst zu den Gerechten oder zu den Verdammten gehören wird. Wenn dem so ist, dann kann auch kein Gebet daran etwas ändern … Ahnst auch du, was Gottschalk denkt? Und womöglich auch verkünden wird? Ich fürchte um Leib und Seele meines Freundes!«

Thegan sah Walahfrid überrascht an. »Erst jetzt? Das tue ich, seit ich ihn kennengelernt habe. Und glaube mir: Ich habe Gottschalk lieben gelernt wie meinen eigenen Bruder.«

»Dann sollten wir für ihn beten«, schlug Walahfrid vor. »Denn Gottschalk werden wir sicher niemals zur Vernunft bekehren können. Er glaubt nur an die Macht einer einzigen Vernunft: seiner eigenen!«

An diesem Tag beendeten die beiden Freunde ihren Tag schweigend im Gärtchen – jeder dachte an Gottschalk und hielt im Stillen Fürbitte für den aufsässigen Freund.

16.

Er hat die lieblichen Lilien geweiht durch sein Wort
und sein Leben,
färbend im Tode die Rosen, hat Frieden und
Kampf seinen Jüngern auf dieser Erde gelassen,
die Tugenden beider verbindend.

Das Mädchen mit den dünnen Zöpfen und dem dreckigen Hemdchen sah Hemma drängend an. »Du sollst jetzt kommen, hat sie gesagt. Sie braucht dich!«

»Kommt das Kind?«, fragte Hemma. »Ist denn die Hebamme nicht bei ihr?«

»Das Kind will nicht kommen. Seit gestern nicht«, erklärte das Mädchen. »Sie sind alle aufgeregt. Und Rothild will dich sehen.«

Hemma versuchte sich zu erinnern, wie lange sie ihre Freundin nicht mehr gesehen hatte. Vorgestern Abend hatten sie sich noch am Seeufer getroffen, Rothild hatte ihren schweren Leib mit beiden Händen umfasst und immer wieder erklärt, dass sie sich inzwischen trotz aller Ängste die Geburt herbeisehne. »Ich kann mich nicht mehr bewegen, meine Füße habe ich seit Wochen nicht mehr gesehen, und wenn das Kind nicht endlich kommt, dann platze ich!« Sie hatten beide gelacht und waren sich einig gewesen, dass die Natur in ihrer Weisheit es wohl so eingerichtet hatte, dass jede Mutter am Ende ihrer Schwangerschaft nur noch die Geburt herbeisehnte.

»Seit wann?«, fragte sie drängend. »Seit wann liegt Rothild im Kindsbett?«

Das Mädchen zuckte mit den Schultern. »Sie haben mir nur gesagt, dass du kommen sollst.«

Hemma griff nach ihrem Schultertuch und machte sich auf den Weg. Es war inzwischen Oktober geworden, die Abende waren oft schon kühl, und nasser Raureif netzte den Boden. Der Weg zu Rothilds Heim war nicht weit, die Häuser in der Klosterstadt lagen dicht beieinander.

Sie spürte die Unruhe im Haus in der Sekunde, als sie durch die Tür trat. Reginolf saß am Tisch und hob kaum den Blick, als sie hereinkam. Der kleine Winidolf saß in einer Ecke auf dem Boden und sah sich mit großen, ängstlichen Augen um. Niemand achtete auf ihn. Aus der angrenzenden Kammer hörte Hemma ein Stöhnen. Ohne sich weiter um Reginolf und Winidolf zu kümmern, ging Hemma hinein.

Rothild lag mit geschlossenen Augen auf dem Bett und atmete schwer. Ihr blasses Gesicht glänzte, und die Sommersprossen traten wie dunkle Flecken auf der blassen Haut hervor, ihre Haare klebten feucht an den Schläfen. Ihre Beine waren aufgestellt, zwischen ihnen lag ein blutiges Laken. Im Raum roch es nach Blut, Schweiß und Kräutern.

Hemma kniete sich neben das Bett und nahm die Hand ihrer Freundin. Sie fühlte sich merkwürdig kühl und klamm an. »Rothild?«, flüsterte sie. »Kannst du mich hören?«

Ihre Freundin öffnete mühsam die Augen, ihre Lider flatterten. »Du bist da? Das ist gut«, flüsterte sie. Ihre Lippen sahen blass aus und waren aufgesprungen oder zerbissen.

»Warum hast du nicht früher nach mir gerufen?«, sagte Hemma. »Ich wusste doch nicht, wie es um dich steht!«

»Ich wollte dich nicht beunruhigen. Es ist leichter, wenn man nicht weiß, was da auf einen zukommt …« Sie versuchte ein Lächeln. »Es will nicht kommen. Dieser kleine Bastard.«

In dieser Sekunde begann wieder eine Wehe. Rothild schloss die Augen und stieß einen heiseren Schmerzensschrei aus, der Hemma durch Mark und Bein ging. Ihre Freundin spannte sich mit ihrer letzten verbliebenen Kraft an und drückte ihren Rücken durch. Die Hebamme kam herbei, griff mit geübtem Griff Rothild zwischen die Beine und schüttelte dann fast unmerklich den Kopf.

Hemma sah die junge Frau an. »Was ist denn los? Was stimmt nicht?«

Die hob die Schultern. »Es will sich nicht drehen. Der Kopf muss sich ein wenig wenden, damit es den Weg ins Licht finden kann. Aber ich habe schon alles versucht – und jetzt verlassen Rothild allmählich die Kräfte. Ich weiß nicht, wie ich ihr noch helfen kann.«

»Hast du denn schon den Mönch um Hilfe gebeten?«

Die Hebamme lachte bitter auf. »Als ob ein Mönch etwas vom Kinderkriegen verstünde. Der steht doch nur ratlos davor und betet ein wenig. Obwohl ein Gebet allmählich angebracht wäre …«

»Aber er wüsste vielleicht, wie man Rothild wieder ein wenig Kraft geben kann, die ihr gerade so sehr fehlt! Wie kann man denn den Kopf dazu bringen, sich doch noch zu drehen? Es muss doch einen Weg geben, diesem sturen Kind den richtigen Weg zu zeigen!«

Nachdenklich sah die Hebamme auf Rothild hinab. »Meine Mutter hat mir einst erzählt, dass es nützen kann, die Gebärende zu bewegen. Wenn du mir hilfst, dann könnten wir das noch versuchen, auch wenn ich daran nicht so recht glauben mag. Manche Kinder wollen den Leib ihrer Mutter einfach nicht verlassen. Sie nehmen ihre Mütter mit in den Tod. So ist das eben.«

»Das muss aber nicht so sein«, erklärte Hemma mit fester Stimme. »Und solange Rothild noch atmet, will ich nicht schon ihre Messe bestellen.«

»Gut. Dann musst du mir helfen.« Die Hebamme deutete auf die Beine von Rothild. »Hilf mir, sie auf die Seite zu legen.«

»Einen Augenblick!« Hemma lief in den anderen Raum zurück. »Reginolf, du musst ins Kloster und nach Walahfrid fragen. Er soll seine kräftigenden Tränke mitbringen. Und alles, was er hat, um Rothild zu helfen!«

»Aber die Hebamme ist doch schon da!« Reginolf sah sie verwundert an. »Was kann da ein Mönch bewirken?«

»Er kennt mehr Kräuter als sie!«, rief Hemma. »Und jetzt beweg dich, und sitz hier nicht jammernd herum. Das hilft deiner Frau kein bisschen weiter.«

Zögernd verließ der Schreiner sein Haus. Wenn schwangere Frauen einen anschrien, dann war das kein guter Moment, um mit ihnen zu streiten – das war ihm schon klar.

Hemma griff mit entschlossener Miene nach den blutverschmierten Beinen ihrer Freundin und half mit, sie auf ihre Seite zu wuchten. So warteten sie die nächsten beiden Wehen ab – dann legten sie Rothild auf die andere Seite. Es wurde draußen dunkel, das Zimmer war nur noch von zwei flackernden Tranfunzeln erleuchtet, als Hemma hörte, wie Walahfrid und Reginolf eintrafen.

»Ich werde nicht viel helfen können«, sagte Walahfrid, während er ins Zimmer trat. Hemma hatte ein Laken über ihre Freundin geworfen, damit die Schicklichkeit gewahrt blieb.

»Als Erstes gebe ich ihr einen Trank, der ihr die Schmerzen nimmt und die Kraft zurückgibt«, erklärte er und kramte in seinem Beutel nach einem kleinen tönernen Fläschchen. Er zog den Korken heraus und legte die Öffnung Rothild an die Lippen. »Trink!«, befahl er. Die erschöpfte Frau schluckte gehorsam.

Wenig später öffnete sie die Augen wieder, und Hemma glaubte zu erkennen, dass ein wenig Leben in sie zurückgekehrt war. Die Hebamme nahm ihr Gesicht in beide Hände. »Du musst jetzt noch einmal kämpfen, hörst du? Dein Kind hat sich jetzt vielleicht gedreht, aber jetzt musst du es herauspressen. Ein letztes Mal noch, hörst du mich?«

Rothild nickte fast unmerklich. Als die nächste Wehe über sie hereinrollte, richtete sie sich auf. Mit einem tiefen Grunzen, das fast unmenschlich wirkte, schien sie noch einmal alle Kräfte zusammenzurufen, die in ihr steckten.

Walahfrid verschwand in Richtung Tür. »Was hier vor sich geht, ist sicherlich nicht für die Augen eines Mannes bestimmt.« Keiner beachtete ihn. Hemma stützte Rothild, so gut es ging, im Rücken, die Hebamme kniete sich zwischen die Beine und rief: »Es kommt! Es hat wirklich seinen Kopf gedreht! Ich kann schon die Haare sehen! Komm jetzt, einmal noch – dann hast du es geschafft!«

Einen Augenblick später rutschte das blutverschmierte Baby aufs Bett, gefolgt von einem Schwall Blut. Rothild ließ sich wieder nach hinten sinken und wurde mit einem Mal leichenblass.

Das Baby lag leblos in den Tüchern. Die Hebamme nahm es mit einem schnell Griff in ihre Hände, hob es an den Beinen in die Luft und schlug ihm beherzt auf den Po. Der Mund klappte auf, einen Moment lang wirkte das Baby wie ein jämmerlicher Wurm – dann erklang ein kräftiger Schrei. Während die Hebamme die Nabelschnur abtrennte, fuhr Hemma herum und griff nach der Hand ihrer Freundin. »Es lebt!«, rief sie. »Und es ist ein Mädchen!«

Rothild rührte sich nicht. Hemma spürte, dass die Hand, die sie ergriffen hatte, leblos und kalt war. Sie beugte sich vor und tätschelte ihrer Freundin die Wangen, die jetzt mit kaltem Schweiß bedeckt waren. »Komm schon, Rothild. Jetzt nicht einschlafen, deine Tochter ist da! Du hast es geschafft!«

Aber Rothild bewegte sich immer noch nicht. Sie lag reglos auf dem Rücken, während ihr das Blut weiter in hellen Strömen zwischen den Beinen hervorfloss. Mit einem leisen, gewiss nicht sehr gottgefälligen Fluch drückte die Hebamme das quäkende Kind Hemma in die Arme. »Kümmer du dich um das Kleine!«, zischte sie. Dann nahm sie ein Pulver aus ihrer Tasche und streute es über Rothild aus.

Hemma rannte mit dem Kind im Arm zur Tür und rief: »Walahfrid! Wir können die Blutung nicht stillen! Hast du nicht noch ein Mittel?«

Der Mönch sprang auf und griff nach einem kleinen Tiegel, aus dem er einige getrocknete Blätter entnahm und sie in einen Topf mit heißem Wasser streute, der am Herdfeuer bereitstand. »Ich bringe gleich einen Trank«, versprach er.

Reginolf starrte Hemma nur an. Erst jetzt wurde ihr klar, dass sie mit ihren blutverschmierten Kleidern, dem dicken Bauch und dem schreienden Kind in den Armen wahrscheinlich beängstigend aussah. Hilflos hob sie ihm das Kind entgegen. »Es ist ein Mädchen!«, rief sie.

Hemma wickelte ein sauberes Leintuch um das kleine Mädchen und reichte es dem Vater. »Ich muss zu Rothild«, sagte sie und verschwand wieder im Zimmer, dicht gefolgt von Walahfrid mit seinem Tee.

Hier herrschte eine gespenstische Stille. Die Hebamme hatte Kräuter entzündet, deren Dämpfe wohl etwas zum Wohlbefinden der jungen Frau auf dem Bett beitragen sollten. Hemma spürte nur ein würgendes Gefühl und fühlte sich, als hätte sie genau diesen Moment schon einmal in ihrem Leben durchlebt. Sie war versucht, das winzige Fenster aufzureißen, um dem Gestank zu entkommen. Dazu murmelte die Geburtshelferin in einem fort Gebete – oder waren es Beschwörungen einer viel älteren Gottheit? Hemma war dankbar, als Walahfrid Rothild ein wenig stützte und ihr den Tee an die Lippen setzte. Hemma nahm wieder die Hände ihrer Freundin in die ihren und flüsterte: »Du musst schlucken, Rothild! Es wird alles wieder gut, aber du musst diesen Tee herunterschlucken!«

Ihre Freundin trank brav ein paar Schlucke, bevor sie mit einem leisen Kopfschütteln wieder absetzte und sich wieder in die Kissen sinken ließ.

»Ich kann nur hoffen, dass sie ausreichend von diesem Kraut zu sich genommen hat«, murmelte Walahfrid.

»Ich für meinen Teil werde jetzt ins Kloster gehen und für das Wohl deiner Freundin beten, liebe Hemma. Und das solltest du auch tun – ich denke, ab jetzt liegt alles in Gottes Hand.« Er sah die Hebamme fragend an. »Oder siehst du das anders?«

Die schüttelte den Kopf. »Wenn sie diese Nacht überlebt, dann ist es ein echtes Wunder. Aber ich glaube nicht, dass heute ein Tag für Wunder ist …«

»Umso mehr müssen wir beten«, meinte Walahfrid und ging.

Hemma setzte sich wieder auf das Bett zu Rothild und streichelte ihr über die Stirn. Sie fühlte sich ungesund an, kalt und feucht. Der Atem ihrer Freundin ging flach, und sie schien die Worte, die Walahfrid gerade eben gesagt hatte, nicht gehört zu haben. Hemma fürchtete, dass Rothild schon in einer anderen Welt sein könnte.

»Lass mich nicht allein«, murmelte sie immer wieder, während sie sich im Stillen verfluchte, weil sie erst so spät von der Geburt gehört hatte. Vielleicht hätte Walahfrid, wenn er denn früher gekommen wäre, mehr für Rothild tun können?

Die Hebamme entzündete weitere Kräuter, sah dann nach dem kleinen Mädchen, das Reginolf umklammert hielt, als wolle er diesen Schatz nie wieder hergeben. Sie hielt ihr Ohr an die schmale Brust und lächelte. »Die Kleine ist stark. Wenn du bald eine Amme findest, dann kann ihr nichts passieren.«

»Aber ihre Mutter wird sich doch um sie kümmern …«, widersprach Reginolf, dem plötzlich die Stimme erstarb. Zu deutlich hatte er gehört, dass seine Rothild schon unter den Mantel des Todes gekrochen war.

Hemma legte ihrer Freundin die Hand auf die Stirn und beugte sich zu ihrem Ohr herunter: »Zeig allen, was für eine Kämpferin du bist. Im nächsten Frühjahr werden wir mit unseren Kindern in den Mai tanzen, und alle werden uns bestaunen wie ein Weltwunder! Lass mich nicht allein, Rothild!«

Aber sie hörte nur den flachen Atem ihrer Freundin, der immer leiser wurde, bis er einfach aussetzte. Rothild war bestimmt nicht der erste Mensch, dem Hemma beim Sterben zusah. Aber dieses Mal wirkte es so beiläufig und so leise, als hätte Rothild sich durch einen Hinterausgang aus dem Leben geschlichen. Seit der Geburt ihrer kleinen Tochter hatte sie kein Wort mehr gesagt, die letzte Tat ihres Lebens war tatsächlich das kleine Mädchen gewesen.

Hemma griff ohne ein weiteres Wort in Rothilds Gesicht, drückte ihr die Lider zu und erhob sich. Sie legte ihren Arm um Reginolf und murmelte: »Du wirst dir eine Amme suchen müssen.«

Dann verließ sie das Haus, das mit dem Geruch von Trauer und Tod erfüllt war. Beim Hinausgehen fiel ihr Blick noch einmal auf den kleinen Winidolf. Er hatte sich irgendwann in der Ecke zusammengerollt und war eingeschlafen, sein Gesicht sah friedlich und voller Vertrauen in die Zukunft aus. Wie schrecklich würde sein Erwachen sein, wenn er feststellen musste, dass der Tod die Welt, wie er sie kannte, aus den Angeln gehoben hatte.

Die Tür fiel hinter ihr zu, und für einen Augenblick blieb Hemma bewegungslos stehen. Sie spürte, wie die kalte Hand der Angst nach ihrem Herzen griff. Wie konnte sie nur so sicher sein, dass sie die Geburt überstehen würde, wenn sie doch sah, wie leicht ihre Freundin gestorben war? Hatte Routger womöglich recht, wenn er davon gesprochen hatte, die letzten gemeinsamen Wochen mit ihr genießen zu wollen?

Sie hob die Hand, um die Tränen von der Wange zu wischen, als eine Gestalt aus dem Schatten zu ihr trat und sie in die Arme schloss. »Walahfrid hat mir gesagt, dass es um deine Freundin nicht gut bestellt ist«, hörte sie Thegans tiefe Stimme sagen. »Ist es vorbei?«

Hemma konnte nur nicken. Und mit einem Mal brach die Angst der letzten Stunden aus ihr heraus. Sie warf sich an Thegans Brust und schluchzte so heftig, als wollte sie alle Tränen der Welt auf einmal weinen.

Thegan streichelte hilflos ihren Rücken und wartete ab, bis sie sich ein wenig beruhigt hatte. Sie schmiegte sich an seine Brust und hielt sich an ihm fest.

»Was ist passiert?«, fragte er schließlich.

Hemma zuckte mit den Schultern. »Die Geburt hat zu lange gedauert. Irgendwann ist das Kind auf die Welt gekommen, aber Rothild hat es gar nicht mehr wahrgenommen.« Wieder begann sie zu schluchzen. »Und sie hat erst so spät nach mir rufen lassen …«

»Bestimmt wollte sie dich nicht erschrecken, wo du doch selber so kurz vor der Niederkunft stehst.« Er streichelte weiter ihren Rücken.

»Was für ein Blödsinn«, murmelte Hemma. »Als ob ich nicht schon Dutzende von Geburten gesehen hätte. Wie sollte es denn auch anders sein in dieser engen Stadt?«

»Wirklich? Ich hätte gedacht, dass du ohne Mutter oder Schwester so etwas bisher noch nicht erlebt hast …«

»Ich habe es schon öfter gehört, gesehen allerdings noch nie«, gab Hemma zu. »Aber schon wenn du das Stöhnen hörst, ist dir klar, dass die Frauen Schmerzen erdulden müssen.« Sie schüttelte den Kopf. »Rothild ist meine Freundin. Sie hätte mich rufen sollen.«

»Wo waren denn ihre Schwestern? Und ihre Mutter?«

Überrascht hob Hemma den Kopf. »Keine Ahnung. Aber du hast recht, sie hätten hier sein sollen. Wahrscheinlich wollte Rothild auch sie nicht zu sehr in Sorge stürzen. Sie hat sich ständig Sorgen um alles Mögliche gemacht, bis zum Schluss.«

Eine Weile schwiegen sie. Es war eine kühle Nacht, und vom See stiegen feine Nebelschleier auf, die langsam durch die engen Straßen zogen. Der Sommer war vorbei.

»Komm, wir gehen ein Stück«, sagte Thegan schließlich, legte seinen Arm um Hemmas Schultern und führte sie sacht zum Hochwart, wo die Nebel noch nicht angekommen waren. »Was ich trotzdem nicht verstehe: Woran ist sie denn letztlich gestorben?«, fragte er.

»Verblutet. Das Leben ist am Schluss einfach aus ihr herausgelaufen. Genau wie es auch bei mir sein wird. Ich habe heute Nacht meine eigene Zukunft gesehen.« Hemma streichelte ihren Bauch. »Ich liebe mein Kind, ganz bestimmt. Aber es wird mich umbringen. Und ich kann nur beten, dass es ein Junge wird. Dann blüht ihm nicht eines Tages dasselbe Schicksal wie mir.«

»Das weißt du doch nicht«, murmelte Thegan hilflos. »Es gibt doch kein Gesetz, dass dieser Fluch weitergegeben werden muss. Die Natur ist unberechenbar, sogar die Natur der Frauen.«

»Ich weiß es aber.« Sie hatten den höchsten Punkt der kleinen Insel erreicht. Ihre Füße waren nass von dem Raureif, der sich auf die Gräser gelegt hatte. Hin und wieder trieb der Wind eine Wolke vor den Mond, dann wurde es finster. Hemma fröstelte und zog ihren Schal enger um die Schultern.

»Hat Walahfrid ihr nichts von seinen Tränken gegeben?«, wollte Thegan wissen.

»Doch. Er hat ihr irgendetwas Stärkendes gegeben, damit sie das Kind überhaupt herauspressen konnte. Und später einen Tee gegen die Blutungen. Aber ich habe meine Zweifel, ob der überhaupt eine Wirkung hat. Wahrscheinlich verhält es sich mit dem Tee von deinem Freund genauso wie mit den Kräutern, die die Hebamme verbrannt hat: Es ist das Einzige, was man tun kann, während die Hoffnungslosigkeit um sich greift.«

»Es hat nicht gewirkt?« War dieses maurische Kraut etwa doch wirkungslos? Dann half wirklich nur noch Beten.

Vom Seeufer her drang das Läuten der Glocke zu ihnen. Die Mönche im Kloster wurden zum Morgengebet gerufen. Einen Augenblick lang sah Thegan seinen Freund vor sich, der in seine Kutte schlüpfte und dann im schwachen Schein des Mondes in die Kirche hastete. Was mochte in Walahfrid vorgehen, jetzt, da er wusste, dass sie den Kampf gegen den Tod verloren hatten?

»Ich bringe dich nach Hause«, sagte Thegan. »So bekommst du wenigstens noch ein wenig Schlaf, bevor der nächste Tag anbricht. Du musst dich schonen.«

»Wofür?«, fragte Hemma mit einem bitteren Ton in der Stimme, den Thegan noch nie gehört hatte. »Ich werde den Jahreswechsel womöglich nicht erleben, ich bin dem Tod geweiht. Wahrscheinlich sollte ich wach bleiben, um meine letzten Wochen auf dieser Erde noch zu genießen. Mein Vater hatte recht.«

»Bereust du es, dass wir uns und unsere Liebe gefunden haben?« Er sah ihr in die Augen.

Sie schüttelte den Kopf. »Ich würde alles wieder genauso machen. Aber ich finde es eine schwere Lektion, dass ich für diesen glücklichen Sommer mit meinem Leben bezahlen muss. Welcher Gott kann so etwas gut finden?«

»Ich fürchte, der kümmert sich nur um deine Seele, nicht um deinen Körper«, erklärte Thegan nachdenklich. Er drückte sie an sich, und sie machten sich gemeinsam auf den Rückweg in die Klosterstadt.

»Ich weiß, es ist ein schlechter Moment, um davon zu reden«, erklärte er plötzlich. »Aber mein Bruder hat sich gemeldet. Er hat das Erbe schon vor zwei Jahren angetreten, als mein Vater gestorben ist. Meine Mutter lebt noch bei ihm, und sie lässt mir ausrichten, dass sie hocherfreut ist, von meinem Überleben zu hören.«

»Und dein Bruder? Ist er auch hocherfreut?« Sie sah ihn von der Seite her an. Thegan blickte hinaus auf den dunklen See und zögerte einen Moment.

»Erfreut? Mag sein«, fuhr er fort. »Ich soll nämlich heimkehren und ihn bei der Verwaltung der Ländereien unterstützen. Für meinen Aufenthalt hier zeigt er durchaus Verständnis, aber jetzt soll ich doch bitte vor dem Einsetzen des Winterwetters nach Hause zurückkehren. Und zwar ohne Frau. Was bedeutet, dass ich nicht hinfahren werde. Ohne dich – das kommt nicht infrage. Ich kann weder dich noch unser Kind alleine lassen. Nach dem, was heute geschehen ist, weniger als jemals zuvor.«

Hemma blieb stehen und sah Thegan an. »Er hat dich enterbt? Ist es das, was du mir gerade sagen willst?«

»Noch nicht. Er wird mich erst enterben, wenn ich ihm schreibe, dass ich dich trotzdem zur Frau nehme und gedenke, mein Kind als mein Fleisch und Blut anzunehmen. Und genau das habe ich vor.«

Hemma schüttelte den Kopf. »Das solltest du nicht tun. Was, wenn ich in ein paar Wochen oder Monaten sterbe? Dann hast du deine Zukunft im Haus deiner Eltern verspielt, ohne etwas gewonnen zu haben.« Sie sah ihn drängend an. »Es lohnt sich nicht, für mich die Zukunft aufs Spiel zu setzen. Ich bin schon nächstes Jahr um diese Zeit nur noch eine Erinnerung, die allmählich verblassen wird.«

»Das solltest du nicht einmal wagen zu denken!«, rief Thegan. »Wo ist meine Hemma, die sich weigert, einen düsteren Gedanken zu denken? Du musst weiter daran glauben, dass sich alles zum Guten wenden wird. Wir werden zusammen hundert Jahre alt, du wirst schon sehen. Wir bauen uns gemeinsam ein Leben auf, das alle anderen Menschen mit Neid erfüllt.«

Ein leiser Seufzer war die Antwort. »Ich würde dir so gerne glauben. Aber ich habe vor ein paar Stunden der Wahrheit ins Auge sehen müssen. Und in diesem Auge war nicht ein Funke Leben.«

»Ich verbiete dir, so zu reden«, erklärte Thegan. »Du bist angestrengt und hast etwas Schreckliches erlebt. Es wird Zeit, dass du dich ein bisschen ausruhst.«

Hemma widersprach ihm nicht mehr. Er brachte sie an die Haustür und nahm ihr das Versprechen ab, sich sofort in ihr Bett zu legen. Dann stand er alleine auf der Straße und konnte die düsteren Gedanken nun auch nicht mehr fernhalten. Das Maurenkraut wirkte nicht. Es war zwar nicht schädlich – aber es hatte auch nichts ausrichten können. Die Heilung des Zimmermanns war seiner starken Gesundheit zuzuschreiben, nicht einem wundersamen Heilmittel. Mit gesenktem Haupt machte Thegan sich auf den Rückweg hinter die Mauern des

Klosters. Vielleicht würde es ihm wenigstens gelingen, Routger davon zu überzeugen, ihm Hemma als Gemahlin zu geben.

Die Sonne stand noch nicht weit über dem Horizont, als Walahfrid seinen adeligen Freund im Gärtchen entdeckte. Er rupfte gerade mit beiden Händen das maurische Kraut aus, das in seinem Beet auf Kniehöhe gewachsen war und dessen Blätter jetzt im Herbst silbrig glänzten. Walahfrid raffte seine Kutte und rannte die wenigen Meter, bis er seinen Garten erreichte.

»Was machst du da? Bist du von allen guten Geistern verlassen?«, schrie er. »Wer gibt dir das Recht, diese Pflanze zu zerstören, noch bevor wir wissen, was sie Gutes kann?«

»Das Recht?« Thegan sah auf. »Die Samen haben mir gehört, ich habe meine Hoffnung auf diese Pflanze gesetzt, und jetzt muss ich damit leben, dass sie wirkungslos ist. Welche Hoffnung auch immer wir in den letzten Monaten gehegt haben, sie hat sich nicht erfüllt. Dieses Unkraut hat kein Recht auf einen Platz neben all diesen edlen heilkräftigen Pflanzen!«

Walahfrid legte seine Hand auf Thegans Arm. »Trotzdem solltest du sie nicht einfach ausreißen. Wir haben womöglich nur nicht den richtigen Weg gefunden, um an ihre Heilkraft zu kommen!«

»Zu spät!« Thegan sah auf das Beet, das jetzt nur noch aus kahler Erde bestand. Neben ihm auf dem Boden lag ein Haufen aus Stängeln und Blättern. Walahfrid sank auf die Knie und begutachtete den Schaden. Dann griff er an die kleinen Schoten, die sich an den Ästen gebildet hatten, und riss sie mit einer schnellen Drehung des Handgelenks ab.

»Was soll das?«, wollte Thegan wissen. »Warum willst du den nutzlosen Samen dieser nutzlosen Pflanze aufbewahren?«

Langsam öffnete Walahfrid eine der Schoten und betrachtete die kleinen braunen Kugeln, die im Inneren wohnten. »So erhalten wir uns wenigstens die Möglichkeit, diese Pflanze noch einmal zu säen«, erklärte er. »Ich finde, man sollte nicht immer alles auf einmal aufgeben.« Langsam hob er seinen Blick von den Samen und sah Thegan ins Gesicht. »Ich muss also annehmen, dass Rothild diese Nacht nicht überstanden hat? Anders ist dein Zorn auf diese Pflanze nicht zu erklären.«

»Nein. Das kleine Mädchen lebt, und wenn ich Hemma richtig verstanden habe, dann ist das dir zu verdanken. Aber Rothild hat ihre Tochter nicht mehr begrüßen können. Sie hat zu viel Blut verloren, der Tee hat offenbar nicht gewirkt. Wahrscheinlich taugt das Kraut doch nur dafür, sich zu übergeben … und das kann man jederzeit mit einem verdorbenen Fisch erreichen. Ich denke, ich sollte mich mehr aufs Gebet verlegen. Ich werde um Hemmas Wohl bitten und für ihr Seelenheil beten, wenn es keine Rettung mehr geben sollte.«

Walahfrid nestelte einen kleinen Beutel aus einer Tasche und füllte die Samen aus den Schoten hinein. »So schnell würde ich nicht aufgeben. Rothild war schon sehr schwach, als Hemma nach mir rufen ließ. Ich konnte ihr mit meinen Kräutern und einer tüchtigen Portion Schlafmohn ein wenig Kraft einflößen und die Schmerzen nehmen. Es war gut, dass sie so noch ihr Kind in die Welt hinausstoßen konnte. Aber für Rothild selbst hat dieser Kraftakt wahrscheinlich das Ende bedeutet. Es gab kaum Hoffnung für sie.« Walahfrid deutete auf den welkenden Haufen zu seinen Füßen. »Dein Kraut hätte Zauberkräfte besitzen müssen, um sie noch aus den Armen des Todes zu reißen.«

»Aber was kann ich tun, um Hemma vor diesem grausamen Schicksal zu bewahren? Wir haben nicht mehr genügend Zeit, um ein wirksames Mittel zu finden.« Verzweifelt biss Thegan sich auf die Lippen. »Selbst Hemma verliert ihren festen Glauben an einen guten Ausgang der Dinge. Ihre Freundin ist in ihren Armen gestorben, da fällt es ihr natürlich schwer, dem eigenen Schicksal gelassen entgegenzusehen.«

»Ich finde bestimmt noch etwas, das ihr besser helfen kann«, erklärte Walahfrid. »Ihr dürft die Hoffnung nicht sinken lassen.«

»Wenn du meinst.« Thegan seufzte. »Um von etwas Schönerem zu reden: Wie geht es deinem Gedicht? Wolltest du nicht im Herbst fertig sein? So wie es aussieht, wird es nicht mehr lange dauern, bis die Nachtfröste über die Sintlasau hereinbrechen.«

»Keine Sorge, ich werde nicht mehr lange brauchen. Dann werde ich anderen Aufgaben nachgehen müssen …« Walahfrid sah nachdenklich aus.

»Anderen Aufgaben? Was könnte das sein?«

»Ruhm und Ehre!« Walahfrid zwang sich zu einem Lachen. »Ich soll an den Hof des Königs kommen. Für meinen Geschmack zu viele Menschen, zu wenig Natur und jede Menge Niedertracht auf jeden Zipfel der Macht, den man zu fassen bekommt. Du solltest für mich beten, wenn mir dieses Schicksal widerfährt.«

»Du brauchst keine Gebete«, winkte Thegan ab. »Wie ich dich kenne, liegt dir der Hof in kürzester Zeit zu Füßen, und der König fällt keine Entscheidung mehr ohne dich. Walahfrid, du bist zu klug, als dass man dich nicht schätzen würde.«

»Dein Wort in Gottes Ohr. Mein Gärtchen wird auf jeden Fall schon nächstes Jahr nur noch ein Hort für Unkraut sein. Du wirst dann auch nicht mehr hier sein, um dich darum zu kümmern.« Bekümmert sah Walahfrid die Beete an. »Ewig schade.«

»Aber es wird doch weiterhin Kranke geben, die auf die Heilkraft dieser Kräuter angewiesen sind. Was wird denn dann aus ihnen? Wird man sich nicht weiter darum kümmern, dass die Pflanzen wachsen und gedeihen?«

»Das wäre sinnvoll und gut. Aber der Bruder Infirmarius … Du hast ihn kennengelernt. Er ist ein Freund des Aderlassens, und dafür benötigt er nur ein scharfes Messer. Außerdem hat Gott ihm nicht die Gabe des Gärtnerns geschenkt. Und das ist noch milde ausgedrückt. Ich fürchte, unser Infirmarius könnte nicht einmal Brennnesseln anbauen.« Walahfrid seufzte. »Nein, die Kräuter muss unser Kloster künftig von außerhalb beziehen.«

»Aus der Klosterstadt?«

Ein Schulterzucken war die Antwort. »Wenn sich dort jemand fände, der befähigt ist, unseren Bedarf zu decken, dann würde man diese Kräuter wohl mit Freude aus der Klosterstadt beziehen. Aber auch dort gibt es nur wenige Freunde der Heilkunst. Meist geht es den Menschen um den reichlichen Anbau von Wein, Getreide und Bohnen. Sie wollen satt werden. Um ihre Gesundheit machen sie sich nur Sorgen, wenn es fast zu spät ist.«

»Mir würde das Freude bereiten«, murmelte Thegan und sah nachdenklich auf das Gärtchen. In seinem Kopf entstand mit einem Mal ein Plan von einer Zukunft ohne Schwerter.

17.

Eine Mücke sirrte mit hohem Ton an meinem Ohr, wurde lauter und verstummte plötzlich. Mit einem kräftigen Schlag auf meinen Hals hoffte ich, ihrem Leben ein Ende zu bereiten. Vergeblich. Augenblicke später ertönte an meinem Ohr wieder dieser entnervend hohe Ton.

Langsam öffnete ich die Augen. Der Geruch nach Erde und nassem Gras drang in meine Nase, und ich brauchte einige Atemzüge, um mir darüber klar zu werden, wo ich war. Im Nachbau von Walahfrids Hortulus auf der Reichenau. Die Strahlen der Sonne fielen schräg durch die Büsche und malten helle Flecken auf den Boden. Nachmittag? Mit einem Ruck richtete ich mich auf und sah mich um. Mir kam es vor, als hätte ich erst vor einer halben Stunde Erik im Frühstücksraum meiner Pension getroffen. Was hatte er mir erzählt? Dass er mich vermisste? Aber was war seitdem passiert – es konnte doch nicht sein, dass ich stundenlang hier im Hortulus geschlafen hatte?

An einem so wunderschönen Frühlingstag wie diesem mussten Dutzende von Touristen durch den Garten gegangen sein – und die hatten mich einfach schlafen lassen. Undenkbar! Und doch: Der Tag neigte sich dem Ende zu, daran gab es keinen Zweifel. Wieder sah ich auf die Beete und auf die kleinen Blättchen, die sich direkt vor meinen Augen durch die Erde ins Licht schoben. Die fein gefiederten Blättchen entfalteten sich in unendlicher Zartheit. Ich erkannte sie sofort: das maurische Kraut.

Erst in dieser Sekunde fiel mir der gesamte Traum wieder ein. Das hier waren die Blätter, die Thegan aus dem Boden gerissen hatte. Bevor ich eingeschlafen war – oder war es doch eine Art Ohnmacht oder Bewusstlosigkeit gewesen? – war ich mit der Hand über diese Blätter gefahren. Hatte ich womöglich wegen des intensiven Geruchs das Bewusstsein verloren? Das hatte ja fast etwas von einem allergischen Schock – und ich war mir eigentlich sicher, dass ich auf nichts aus der Natur so heftig reagierte.

Mir war schwindlig, und meine Hände fühlten sich so taub an, dass ich sie heftig aneinanderrieb, um ein wenig Gefühl zurückzugewinnen. Ich sah mich im Gärtchen um, wie schon am Vortag, um die einzelnen Kräuter zu identifizieren. Dabei stellte ich fest, dass es insgesamt tatsächlich vierundzwanzig verschiedene Pflanzen waren. Irgendwo musste also diese Ambrosia wachsen. Neugierig ging ich an den Beeten entlang, und tatsächlich: Es musste dieses fein gefiederte Kraut sein. Die geheimnisvolle Pflanze, von der ich mich jetzt allerdings sorgfältig fernhielt. Ein zweites Mal wollte ich nicht in einen geheimnisvollen Tiefschlaf sinken und von Träumen aus einer längst vergangenen Zeit heimgesucht werden.

Die hereinbrechende Dämmerung machte mir klar, dass der Frühling noch nicht allzu weit vorangeschritten war – und siedend heiß fiel mir ein, dass ich an diesem Nachmittag mit Simon verabredet gewesen war. Er musste längst der Meinung sein, dass ich von ihm nichts mehr wissen wollte …

Schnell machte ich mich auf den Weg zu seinem Laden

und bemühte mich, die verwirrenden Bilder aus meinem Traum zu vergessen. Die blutige Geburt, die Verzweiflung des blonden Mädchens, die Klugheit, die der junge Mönch in jedem Moment seines Daseins ausstrahlte.

Wie erwartet war Simons Laden bereits geschlossen, als ich ankam. Auch auf mein Klopfen öffnete niemand die alte, verwitterte Tür. Ich ahnte allerdings, wo ich Simon finden würde, und so schlenderte ich um das Haus herum und öffnete das niedrige Tor zum Kräutergarten. Wie erwartet, kniete Simon vor einem Beet, das er mit einer kleinen Hacke bearbeitete. Für einen Augenblick glaubte ich, den Adeligen aus meinen Träumen zu sehen. Schmal, dunkle Locken, eine konzentrierte Ernsthaftigkeit im Gesicht – tatsächlich könnten die beiden Brüder sein. Oder mein Unterbewusstsein baute meine neue Bekanntschaft bereits in meine Träume ein. Mein Unterbewusstsein kannte meinen Geschmack in Sachen Männer eben sehr gut.

Der Teehändler war so tief in seine Gartenarbeit versunken, dass er mich erst bemerkte, als ich direkt vor ihm stand und mein Schatten vor ihm auf das Beet fiel. Irritiert sah er auf. Doch sobald er mich erkannt hatte, sprang er auf. »Lena! Ich habe schon geglaubt, du seist abgereist. Wolltest du nicht vorbeikommen, oder habe ich das falsch verstanden?«

»Nein, nein«, beeilte ich mich zu versichern. »Wirklich nicht. Aber ich habe einen ziemlich merkwürdigen Nachmittag in diesem Hortulus-Nachbau am Kloster verbracht.« Ich zögerte. Ob ich ihm einfach anvertrauen konnte, dass mir am heutigen Tag mehrere Stunden fehlten? Immerhin ein größerer Filmriss, als ich ihn mir durch Alkohol jemals in meinem Leben eingehandelt hatte.

Simon sah mich aufmerksam an. »Merkwürdiger Nachmittag? Du machst mich neugierig. Was kann schon zwischen ein paar Kräuterbeeten passieren? Und ich bin mir sicher, dass die in diesem Nachbau auch keinen echten Schlafmohn haben. Unsere Polizei ist da viel zu streng. Leider.«

»Im Hortulus gibt es vierundzwanzig Kräuter!«, platzte ich heraus. »Ich habe genau nachgesehen und zigmal nachgezählt. Aber es bleibt dabei: Es sind vierundzwanzig.«

Einen Augenblick lang sah Simon verblüfft aus. Dann schüttelte er den Kopf. »Das muss ein Streich von irgendjemandem sein. Was wurde denn da angepflanzt an der Stelle von Ambrosia? Bist du dir sicher, dass das nicht irgendein Unkraut ist? Könnte sich doch selbst ausgesamt haben?«

»Unkraut erkenne ich. Da bin ich mir ziemlich sicher. Aber das Zeug ist noch recht klein. Es hat helle Blättchen, die ein bisschen gefiedert sind. Die Pflanze habe ich noch nie gesehen.« Ich sah ihn an und bemühte mich darum, mein Unterbewusstsein zu ignorieren, das mir anscheinend vermitteln wollte, dass ich dieses Kraut schon einmal gesehen hätte. Warum fiel mir dann aber nicht der Name ein?

»Vielleicht kenne ich es ja?«, meinte Simon. »Ich möchte dich nicht beleidigen, aber ich denke, ich kenne doch eine Menge mehr Pflanzen als du. Wenn du das hier jeden Tag machen würdest, dann ginge es dir genauso.«

»Okay«, stimmte ich zu. »Dann gehen wir zurück zum Hortulus, ja? Und du verrätst mir, dass es sich um eine speziell Reichenauer Quecke handelt, und beschämst mich bis aufs Blut.«

»Wie könntest du mir das Gegenteil beweisen?« Simon grinste. Dann deutete er auf den Himmel, an dem sich allmählich die Abenddämmerung breitmachte. »Ich hole noch schnell meine Taschenlampe. Auf dem Weg kann ich dir vielleicht das Märchen von der Quecke erzählen.«

Wenig später machten wir uns auf den Weg. Die Sonne ging in einem wunderbaren Spektakel an Farben über dem See unter, und ein kühler Wind kam auf. Fröstelnd zog ich meine Jacke etwas enger um die Schultern.

»Ist dir kalt?«, wollte Simon wissen.

Ich zuckte mit den Schultern. »Eigentlich bin ich nicht so empfindlich. Aber ich habe das Gefühl, dass mich ein komischer Virus erwischt hat. Meine Träume erinnern im Augenblick eher an Hollywoodfilme als an das, was ich sonst gewöhnt bin.«

»Spiele ich denn auch eine Rolle darin?«, erkundigte sich Simon grinsend, und zum ersten Mal fiel mir auf, dass er dabei ein wirklich nettes Grübchen auf der einen Wange bekam.

»Meine Träume spielen im Mittelalter«, wehrte ich ab. »Der klassische Traum einer Geschichtsstudentin, fürchte ich. Du tauchst wirklich nicht darin auf. Obwohl … einer der Helden sieht dir sogar ähnlich.«

»Und was mache ich? Oder der Mann, dem ich ähnlich sehe?« Er sah mich neugierig an, und ein Lächeln spielte um seine Augen.

»Er gräbt ein Beet um«, gab ich zur Antwort. »Deswegen habe ich ihm wahrscheinlich dein Gesicht gegeben.«

Zum Glück erreichten wir in diesem Augenblick den Hortulus und konnten diese etwas peinliche Unterhaltung beenden. Simon sah sich mit aufmerksamer Miene um. »Also, wo wächst das vierundzwanzigste Kraut des Walahfrid?«

Mit schnellem Schritt ging ich zu dem Beet in der abgelegensten Ecke des Gartens. »Hier.«

Die Taschenlampe leuchtete auf, und der helle runde Kreis zappelte über den Boden, kletterte an den Brettern des Hochbeetes nach oben und landete auf der dunklen Erde. Simon ging näher und sah sich die wenigen Blätter an, die bereits aus der Erde ragten. Nachdenklich fuhr er mit der Hand über die Blätter und hielt seine Nase über die Pflanzen. Ich konnte mir ein Lächeln nicht verkneifen. Genau diese Bewegung hatte ich heute Morgen auch gemacht. Und dann das Bewusstsein verloren. Ob ich wirklich die ganze Zeit hier im Gras gelegen hatte?

Stell dir keine albernen Fragen, ermahnte ich mich selber. Wo sollte ich denn gewesen sein? Auf der Reichenau des 9. Jahrhunderts? Zeitsprünge fanden schließlich nur in den kitschigen Romanen meiner Mutter statt.

Simon schüttelte den Kopf und richtete sich auf. »Eine Quecke ist das nicht. Aber auch nichts anderes, was ich kennen würde. Ist natürlich schwer zu bestimmen, ganz ohne Blüten oder Früchte. Meistens reichen mir die Blätter. Oder der Geruch. Aber dieses Mal muss ich passen.«

Er drehte seine Taschenlampe wieder aus. »Was machen wir jetzt mit dem frühen Abend? Lust auf ein Glas Wein? Noch einmal lasse ich dich nicht mit Tee davonkommen!«

Ich nickte. »In Ordnung. Wein. Wenn ich dann nur noch lalle oder heute Nacht noch üblere Albträume habe, dann weiß ich wenigstens, dass ich wirklich krank bin. Aber du müsstest mir ein paar Kekse dazu geben. Meine letzte Mahlzeit war das Frühstück, und das ist schon ziemlich lange her.«

»In Ordnung. Essen und Wein. Komm, wir gehen wieder zurück.«

Den Rest des Abends verbrachten wir mit einem herrlichen Weißwein, den Käsestangen, die ich am Vorabend nicht gegessen hatte – und einem Gespräch über Kräuter, das Leben auf dem Land und die Vorzüge eines selbstbestimmten Lebens im Gegensatz zu einer Festanstellung mit Arbeitszeiten, die wie in Stein gemeißelt den Tag in Abschnitte zerteilten.

Ich weiß nicht, wie wir darauf kamen, aber irgendwann wollte Simon wissen, wie ich denn mein Leben plante. Und ich musste zugeben, dass ich noch keinen Fahrplan hatte. Nicht einmal eine Richtung. »Geschichtslehrerin ganz bestimmt nicht«, erklärte ich. »Ich lasse mich doch nicht von fremden Kindern terrorisieren!«

»Von eigenen aber schon?«, kam die Antwort wie aus der Pistole geschossen.

»Keine Ahnung. Und wenn, dann nur mit dem richtigen Vater«, erklärte ich. »Und wie sieht es bei dir aus?«

»Ich kann mir ehrlich gesagt nicht vorstellen, Kinder zu haben. Ich wüsste doch gar nicht, wie man ein guter Vater ist. Ich hatte ja keinen. Außerdem hätte ich zu viel Angst, dass meinem Kind etwas passieren könnte. Oder mir, und es müsste alleine aufwachsen. Nein, dann habe ich lieber meine Beete und behandele meine Pflanzen wie meine Kinder.«

»Das ist doch Schwachsinn«, platzte es aus mir heraus. »Das Leben ist eine riskante Sache, und am Schluss stirbt man. Das ist keine Neuigkeit. Es geht doch darum, was man im Leben erreicht und was man wagt.«

»Jetzt klingst du so wild und frei.« Simon schüttelte den Kopf. »Aber wozu nützt du deine Freiheit? Ich weiß wenigstens, was ich will – und vor allem, was nicht. Diese Freiheit nehme ich mir.«

Einen Augenblick war es still zwischen uns. Dann fragte ich vorsichtiger nach: »Ist das alles wegen deiner Eltern? Was ist denn damals wirklich passiert?«

»Es war ein Verkehrsunfall«, erklärte er und wirkte mit einem Mal wortkarg. »Du solltest noch mal über deine Freiheit nachdenken. Wirklich frei ist man nur, wenn man seine Freiheit auch einsetzt. Einsetzt für irgendetwas, das einem wichtig ist. Einfach vor sich hin leben – das heißt doch eigentlich nur, dass man keine Entscheidung treffen mag.«

Etwas überrascht sah ich ihn an. »Warum bist du denn plötzlich so streng? Es ist doch nicht schlimm, wenn man jung ist und noch nicht weiß, wo das Leben hinlaufen wird? Ich für meinen Teil bin eigentlich ganz dankbar, noch keinen detaillierten Plan bis zur Rente zu haben. Wenn ich jetzt Kinder planen würde und dann feststellen müsste, dass ich keine bekommen kann – das wäre doch traurig. Momentan kann ich mir mein Leben sowohl mit als auch ohne eigene Kinder vorstellen. Ich denke, ich suche mir meinen Weg erst im Gehen.«

Simon runzelte die Stirn. »Wenn du dich damit wohlfühlst, dann ist das in Ordnung. Ich mag einfach keine Überraschungen.«

Für einen Augenblick wurde es still im Zimmer. Die Uhr an der Wand tickte in meinen Ohren unangenehm laut. Ich fühlte mich betrogen um die harmonische Stimmung, die wir bis vor wenigen Minuten genossen hatten. Mit einem leisen Räuspern stand ich auf.

»Vielleicht ist es besser, wenn ich jetzt gehe. Es ist ja auch schon spät. Kann ich morgen vorbeikommen? Vielleicht erkennst du im Tageslicht ja, was diese geheimnisvolle Ambrosia im Hortulus wirklich ist!«

Etwas verlegen reichte Simon mir zum Abschied die Hand, zögerte einen Augenblick und nahm mich dann in den Arm, um mir einen vorsichtigen Kuss auf die Wange zu drücken.

»Sei nicht böse, aber ich habe eben etwas eigenwillige Ansichten«, sagte er. »Bis morgen!«

Ich ging durch die milde Frühlingsnacht zurück zu meiner Pension. Trotz der Umarmung am Schluss blieb ein etwas ungutes Gefühl zurück. Was war nur passiert? Nachdenklich setzte ich einen Fuß vor den anderen. Der Mond zeichnete eine schmale Sichel am Himmel, und die Sterne funkelten in der unendlichen Milchstraße wie schon seit Jahrtausenden.

Gedankenverloren stieg ich die Treppe zu meinem kleinen Pensionszimmer hoch und öffnete die Tür. Dass sie unverschlossen war, beunruhigte mich nur einen winzigen Augenblick: Es kam öfter vor, dass ich vergaß, Türen hinter mir abzusperren.

Im dunklen Zimmer blieb ich stehen und atmete tief durch. Hatte Simon recht mit dem, was er mir vorwarf? Oder fehlte ihm durch den frühen Verlust seiner Eltern womöglich jedes Vertrauen in das Leben und seine verworrenen Wege?

»Spät geworden?«, erklang in diesem Augenblick eine vertraute Stimme aus der Zimmerecke. Mein Herz setzte vor Schreck für einen Augenblick aus. Panisch tastete ich nach dem Lichtschalter – und fluchte lauthals los, als ich im Licht der Deckenlampe sah, wer dort saß. »Was zum

Teufel tust du hier? Mich erschrecken? Nachprüfen, wie mutig ich bin? Du Vollidiot!«

Im hellen Lampenlicht saß Erik und lächelte mich selbstzufrieden an. »Du wirst doch nicht etwa vor mir erschrecken?«

»Warum steigst du mir auf dieser gottverlassenen Insel plötzlich nach, wo du mich in Münster doch kaum noch sehen wolltest? Was ist los mit dir?«

Erik hob besänftigend seine Hände. »Jetzt mach doch keinen Aufstand. Bei deinem Geschrei wird ja die ganze Pension wach! Ich wollte dir doch nur erzählen, was ich heute herausgefunden habe!«

»Was könnte so spannend sein, dass es nicht Zeit bis morgen früh hätte?«, knurrte ich. »Mir hier in meinem Zimmer aufzulauern … Hast du völlig den Verstand verloren?«

»Nein!«, erklärte Erik, dem das triumphierende Lächeln einfach nicht aus dem Gesicht weichen wollte. Er zog ein paar Papiere aus seiner Tasche, die aussahen wie Ausdrucke von Zeitungsartikeln. »Aber ich denke, du solltest dir das hier mal anschauen. Ich habe ein paar Untersuchungen über diesen Simon Linde angestellt.«

»Warum das denn? Nicht einmal mein Vater möchte den Lebenslauf von jedem Mann vorgelegt bekommen, mit dem ich ausgehe. Willst du mich vor dem bösen Teehändler schützen? Hast du zu viele schlechte Romane gelesen?«

»Nein«, erklärte Erik – und sein Lächeln erlosch. Er ließ die Papiere sinken, mit denen er vor meiner Nase herumgewedelt hatte. »Um die Wahrheit zu sagen: Du hattest so leuchtende Augen, als du von diesem Simon erzählt hast. So hast du noch nie ausgesehen, wenn wir zusammen waren. Ich wollte einfach sichergehen, dass dieser Simon das auch verdient hat. Niemand soll dich kränken oder verletzen, habe ich mir gedacht. Da ist doch nichts Schlimmes dran.«

»Nein«, gab ich zu. »Aber ich möchte es nicht. Ich brauche keinen großen Bruder, der auf mich aufpasst. Und erst recht nicht einen Freund, der mir mal erzählt, dass er jetzt mehr Zeit für sich und sein Studium braucht – und im nächsten Moment tagelang hinter mir herreist und nachsieht, wie es mir geht. Ich mag es, wenn die Menschen um mich herum verlässlich sind. Ist das so schwer zu verstehen?« Dann deutete ich neugierig auf die Zettel in seiner Hand. »Und was ist jetzt so unglaublich wichtig, dass du es mir mitten in der Nacht sagen musst?«

Das triumphierende Lächeln kehrte in Eriks Gesicht zurück. »Lies dir das mal durch. Ich habe herausgefunden, warum er so jung einen so großen Laden führt: Seine Eltern sind gestorben.«

»Das weiß ich doch längst. Und dafür muss man nicht in irgendein Archiv fahren, da reicht es, wenn man denjenigen selbst fragt. Simon hat mir erzählt, dass seine Eltern gestorben sind und dass er bei seiner Tante in Konstanz aufgewachsen ist.«

»Hat er dir auch gesagt, wie seine Eltern ums Leben gekommen sind?«

»Hör mal zu, ich weiß, dass sie bei einem Verkehrsunfall gestorben sind. Mehr hat er mir nicht erzählt, aber das reicht doch wohl!«

Erik schüttelte den Kopf. »Vielleicht hat er es dir nicht gesagt, weil er bei dem Unfall selber dabei war?«

Ich griff nach den Ausdrucken. Der eine war ein Zeitungsartikel aus meinem Geburtsjahr. Ein voll besetztes Auto mit vier Erwachsenen und einem Kind war auf dem Damm zwischen dem Festland und der Reichenau von der Straße abgekommen und gegen einen Baum geprallt. Alle vier Erwachsenen, darunter die Eltern des Kindes, waren noch am Unfallort gestorben. Nur das Kind hatte wie durch ein Wunder mit ein paar Schürfwunden und Prellungen überlebt.

Ob Simon sich an diesen Unfall erinnerte? Kein Wunder, dass er diese Insel nicht verließ. Wahrscheinlich stieg er nicht mal mehr in ein Auto. Womöglich hatte er gar keinen Führerschein … Im selben Moment wurde mir bewusst, wie heuchlerisch Erik eigentlich war.

Ich funkelte ihn wütend an. »Ich verstehe wirklich nicht, warum ich das jetzt wissen soll! Das ist eine schlimme Geschichte, die aber auch schon lange zurückliegt. Wenn Simon mir davon erzählen will: gut. Wenn nicht: auch gut. Ich werde mich jedenfalls nicht sensationslüstern am Elend anderer Menschen hochziehen. Das ist nicht in Ordnung!«

»Jetzt sei doch nicht so empfindlich, Lena!« Erik sah mich an, als würde er mich zum ersten Mal sehen. »Ich finde das spannend. Das sind Storys, die das Leben schreibt und die Auswirkungen bis in die Gegenwart haben. Nicht wie diese alten Geschichten, von denen wir im Studium immer wieder hören.«

»Und was willst du mir damit sagen?« Ich sah ihn herausfordernd an. »Dass du dich künftig dem blutigen Klatsch verschreibst und von der Wissenschaft nichts mehr wissen willst?«

Langsam nickte Erik. »Ich fürchte, es bedeutet genau das. Ich werde mein Studium nicht abschließen, es interessiert mich einfach nicht. Merkwürdigerweise ist mir das heute erst klar geworden, als ich im Zeitungsarchiv saß und die Geschichte von deinem Teehändler recherchiert habe. Das ist mein Ding! Nicht die alten Schinken. Ich will bei einer Zeitung arbeiten, Lena. Das habe ich heute entschieden.«

Ich zwang mich zu einem einfachen Schulterzucken. »Wenn es dich glücklich macht, bitte. Und wenn du glaubst, dass die dich haben wollen.«

»Das werden sie schon noch merken. Es kann doch nicht so schwierig sein, an einen ordentlichen Ausbildungsplatz zu kommen. Was macht dich denn glücklich?«, fragte Erik mit einem drängenden Gesichtsausdruck. »Sei doch ehrlich: Du lebst auf, wenn du dich mit Pflanzen beschäftigst. Mit diesem alten Zeug beschäftigst du dich, weil dir nichts Besseres einfällt, und wahrscheinlich auch, weil deine Eltern damit glücklicher sind. Sie wollen eine Tochter, die etwas studiert, so wie sie selber. Und sie merken überhaupt nicht, dass ihre Tochter nur dann glücklich ist, wenn sie mit beiden Händen in der Erde wühlt.«

Ich musste lachen. »Das klingt, als wäre ich ein kleines Schwein, das sich nur wohlfühlt, wenn es sich ausgiebig im Dreck suhlen darf …«

Mit ernster Miene hob Erik die Hand. »Halt! Du machst dich über mich lustig, weil ich glaube, etwas gefunden zu haben, was zu mir passt. Aber du selber überlegst dir keine einzige Sekunde, was dich zufrieden machen würde. Dabei sieht ein Blinder, dass du für diese Studiererei nicht wirklich geschaffen bist. Gib es doch zu!«

»Was ist heute bloß los!« Ich sah wütend auf meine Hände. Heute hatten mich gleich zwei Männer bedrängt, dass ich unbedingt über meine Zukunft nachdenken sollte. Es stimmte schon, ich grübelte nicht ständig herum, was ich in meinem Leben erreichen wollte. Meistens reichte es mir, wenn die Sonne schien und ich draußen sein konnte. Dann war ich glücklich. Aber womöglich lag genau darin der Grund, warum Erik so überzeugt davon war, dass ich auch in der Zukunft besser unter freiem Himmel arbeiten sollte.

Aufmerksam sah er mich an. Wie so oft hatte mich mein Mienenspiel verraten.

»Und du weißt, dass ich recht habe«, fuhr er fort. »Ich habe keine Ahnung, was du für einen Beruf ergreifen solltest. Aber im historischen Seminar bist du ganz bestimmt nicht gut aufgehoben. Außerdem ist es vergeudetes Talent: Du bist geschaffen dafür, Dinge im Garten zum Blühen und zum Gedeihen zu bringen.«

»Und du?« Ich sah ihm in seine blauen Augen. »Bist du wirklich der Meinung, dass deine Berufung im Journalismus liegt? Um in anderer Leute dreckiger Wäsche herumschnüffeln zu können?« Ich zeigte auf die Zettel, die er mir in die Hand gedrückt hatte. »Und das hier ist das Ergebnis? Ein paar Informationen, die niemanden interessieren. Ich hätte gut damit leben können, das alles nicht zu erfahren.«

»Darum geht es doch gar nicht. Es ist das Gefühl, einem Geheimnis auf der Spur zu sein. Sich mit etwas zu beschäftigen, wovon ich das Ergebnis noch nicht kenne. Wenn ich einen alten lateinischen Schinken ansehe und übersetze, dann bin ich einer von Hunderten, der das tut. Aber hier war ich garantiert der Erste seit über zwanzig Jahren, der sich für diesen Unfall interessiert hat. Vielleicht hat das ja etwas zu bedeuten?«

»Und was ist, wenn das nichts zu bedeuten hat? Vielleicht solltest du ja bei der Geschichte bleiben und einfach nur auf Zeitgeschichte umsatteln, wenn es dir so wichtig ist, dass deine Arbeit einen Bezug zur Gegenwart hat. Vor allem: Wer sagt dir, dass du bei deiner Zeitung auch die großen Geschichten aufdecken darfst. Wahrscheinlich gibt es dort genauso viele langweilige Jobs wie überall sonst auch.«

Doch Erik ließ sich nicht aus dem Konzept bringen. »Blödsinn. Als ich in diesem Archiv saß und die alten Mikrofiches durchgesehen habe, war ich mir sicher: Das hier ist meine Welt!«

»Weißt du was, Erik, ich glaube eher, dass die Archivarin dieser Provinzzeitung wunderschön war und dir den Verstand vernebelt hat.« Ich musste lachen. »Warte noch ein paar Tage, dann wirst du sehen, was du wirklich willst. Das ist wie mit deiner Freundschaft zu mir: Du musstest sie erst beenden, um sie dann zu vermissen. Du solltest dir vor allem eine Sache angewöhnen: ein bisschen mehr nachzudenken, bevor du etwas tust. Du tauchst hier auf der Insel auf und wunderst dich, dass ich dich nicht vermisst habe. Dann untersuchst du überflüssigerweise, warum jemand, den ich eben erst kennengelernt habe, Waise ist. Überraschung: weil seine Eltern gestorben sind. Und aus diesem gewaltigen Erfolg schließt du, dass Journalismus deine neue Berufung ist. Mir ist es völlig egal, auf was für einem Trip du gerade bist, ich gebe dir nur einen Rat: Hör auf damit! Mach lieber vernünftige Pläne!«

»Das sind aber die vernünftigsten Pläne, die ich jemals geschmiedet habe«, erklärte er. »So wie es für dich das Beste wäre, dich der Landwirtschaft oder dem Gartenbau zu widmen. Aber du siehst das ja nicht und vergräbst dich lieber weiterhin in deine alten Schinken.«

Genervt stöhnte ich auf. An diesem Abend erteilten mir wirklich zu viele Männer ungefragt Ratschläge.

Wenn ich es mir recht überlegte, dann war ich der Sache mit dem Manuskript hier keinen Deut näher gekommen, mein Leben geriet nur immer mehr außer Kontrolle. Und das völlig ohne mein Zutun.

Erik sah mich mit einem merkwürdigen Lächeln an, bevor er sich erhob. »Ich muss jetzt gehen. Aber ich wünsche dir alles Gute.« Damit verschwand er, und ich starrte noch ein Weilchen auf den leeren Sessel. Was war das jetzt gewesen? Ein weiterer Auftritt meines ehemaligen besten Freundes. Hatte er mir gerade eben erklärt, dass er jetzt sein Studium endgültig hinwerfen wollte? Erik hatte schon öfter merkwürdige Anwandlungen gehabt, aber so schlimm wie jetzt war es noch nie gewesen.

Da war der Sommer, in dem er beschlossen hatte, dass Triathlon sein Ding war. Erst musste ich alle seine Trainingspläne mit ihm durchsprechen, dann die Anschaffung von Laufschuhen und Fahrrad begleiten. Um dann mitzuerleben, wie all diese Gegenstände verstaubten und Erik sein nächstes Ding machte. Mit der gleichen Begeisterung und der gleichen Ernsthaftigkeit, mit der er wenige Wochen vorher das Training betrieben hatte. Wenn ich mich richtig erinnerte, war es das Schreiben von Drehbüchern. Erik war davon überzeugt, dass er den nächsten Filmpreis bekommen würde. Oder so. Leider wollte dann doch niemand seine Idee kaufen – ich war mir nicht einmal sicher, ob er sie überhaupt irgendwo angeboten hatte. Als Nächstes war er in den Vertrieb einer Wunderschokolade eingestiegen, die schlank machte.

Hätte es funktioniert, wäre er wohl reich geworden. So aßen alle seine Freunde monatelang Schokolade, die so dick machte wie alle anderen auch und nur hin und wieder etwas befremdlich schmeckte.

Ich hatte mich daran gewöhnt, dass Erik immer wieder mit kindlicher Begeisterung etwas Neues fand. Ja, ich hatte in diesem Charakterzug sogar etwas Liebenswertes entdeckt. Bis er vor ein paar Wochen seine Begeisterung für sein Studium und für Silke entdeckt hatte. Kein Wunder also, dass ich seiner jetzigen Idee nicht allzu viel Bedeutung beimaß.

Sehr viel mehr berührte es mich, dass unabhängig voneinander zwei so verschiedene Männer wie Simon und Erik mir nahelegten, ein wenig mehr über mein Leben nachzudenken. Sollte ich das vielleicht doch ernst nehmen?

Ein Weilchen saß ich noch im Pensionszimmer herum und ließ meine Gedanken wandern, bis ich schließlich das Licht löschte und ins Bett ging. Mit ein bisschen Glück würde ich eine traumlose Nacht haben, das war mir für diesen Augenblick mehr als genug.

18.

Der Frühling hatte sich offensichtlich fest auf der Reichenau eingenistet. Noch vor dem Frühstück machte ich mein Versprechen an mich selber wahr und rief endlich bei meiner Mutter an. Sie klang besorgt.

»Warum hast du dich denn nicht gemeldet? Wie ist es denn auf der Insel? Hast du irgendetwas über dieses alte Manuskript herausgefunden?«

»Es ist wunderschön hier, es hat etwas von Urlaub für ältere Herrschaften. Euch würde es hier bestimmt gefallen. Schöne Wanderwege, nette Restaurants, nichts los. Dazu das alte Kloster. Aber um ehrlich zu sein: In Sachen Manuskript komme ich keinen Deut weiter. Alles, was ich hier gefunden habe, ist ein Nachbau von diesem mittelalterlichen Garten. Das hilft mir aber auch nicht weiter. Ich fürchte, du hast recht gehabt. Allmählich weiß ich auch nicht mehr, was ich hier eigentlich wollte …« Es war schon immer am besten gewesen, meiner Mutter reinen Wein einzuschenken. Sie hatte ein untrügliches Gespür für Notlügen und Ausflüchte.

Jetzt konnte ich ihr erleichtertes Lächeln am anderen Ende der Leitung fast hören. »Das ist schön zu hören, Liebling. Natürlich nicht, dass du nichts gefunden hast, sondern dass du jetzt bestimmt bald heimkommen willst. Oder?«

»Doch, schon. Morgen oder übermorgen breche ich meine Zelte wieder ab. Dann werde ich endlich bei meinem Prof zu Kreuze kriechen und zugeben, was mir passiert ist. Vielleicht sorgt mein Fund wenigstens dafür, dass ich nicht sofort von der Uni fliege.«

»Was willst du denn noch bis morgen, wenn du sowieso nichts findest. Komm doch heute schon nach Hause!«

Was hatte meine Mutter nur gegen die Reichenau? In einem fort wollte sie mich von dieser Insel fernhalten. Mit einem Anflug von Sturheit schüttelte ich den Kopf. »Nein, ich möchte mich noch mit einem jungen Mann unterhalten, den ich kennengelernt habe. Er ist wirklich nett, und er kennt sich mit dem Hortulus dieses Mönchs gut aus. Wenn mir überhaupt einer das Rätsel hinter diesem Text erklären kann, dann er. Aber keine Sorge: Du hast nichts zu befürchten. Hier ist es wirklich langweilig, da kannst du dem Gras beim Wachsen zusehen. Sonst passiert nichts.«

»Wenn du meinst.« Sie wirkte widerstrebend, und ich wurde immer noch nicht richtig schlau aus ihr. Meine Urlaube in Asien hatten sie mit weniger Angst erfüllt als dieser harmlose Ausflug an den Bodensee.

Wir verabschiedeten uns, und ich erstellte einen Plan für den Tag, der keinen Platz für längere Tagträumereien oder Ohnmachten in irgendwelchen Gärten ließ. Als Erstes machte ich mich noch einmal auf zu dem Kloster. Dort lief ich zwischen den alten Gemäuern umher und glich die Realität mit dem ab, was ich geträumt hatte. An vielen Stellen standen die Mauern komplett anders – und am eigentümlichsten kam mir das Fehlen der Klosterstadt vor. Sie hatte sich eng um den großen Bau geschmiegt, doch jetzt lagen nur noch große Rasenflächen rings um die Kirche. Auch Mönche gab es hier längst nicht mehr, das Kloster war nur noch eine leere Hülle aus alten Steinen und verlassenen Kammern.

Ich ging den sanften Abhang hinunter zum See, wo heute der Jachthafen lag. Hier wiegten sich die Masten sanft im Wind. Wenig später stand ich in der Bucht, wo der Adelige aus meinem Traum schwimmen gegangen war. Vorsichtig bückte ich mich und hielt ein paar Finger ins Wasser. Saukalt. Wahrscheinlich waren die Bewohner des Mittelalters doch deutlich härter im Nehmen gewesen als wir heute. Wahrscheinlich war sowieso alles nur das Ergebnis meiner überspannten Phantasie, und in diesem See hatte niemals ein Adeliger seine Verletzungen aus den Kämpfen gegen die Mauren mit kaltem Wasser therapiert.

Die Sonne stieg allmählich in den Zenit, während ich mich auf den Weg zu Simons Laden machte. Ich wollte mich von ihm verabschieden und auch die merkwürdige Stimmung am Ende unseres letzten Treffens ausräumen. Vor allem aber wollte ich ihn noch einmal sehen, weil ich mich an seine ruhige Art gewöhnt hatte. Wenn er mir gerade keine Vorhaltungen über den Missbrauch meiner Freiheit hielt, war er nämlich ein ungewöhnlich netter Mann. Ganz anders als Erik, der die Insel längst verlassen hatte, um sich auf die Suche nach dem nächsten Henri-Nannen-Preis zu machen.

Langsam schlenderte ich zum Laden, der mir inzwischen schon vertraut vorkam. Die ordentlichen Beete, das alte Haus, die abgegriffene Tür – und das Schild mit der geschwungenen Handschrift *Bin im Garten*.

Ich folgte den Hinweis und fand ihn an einem Frühbeet, in das er mit liebevoller Sorgfalt winzige Setzlinge steckte.

»Na, was wird das?«, erkundigte ich mich.

Simon sah auf, und sein Gesicht verdunkelte sich. Oder war das nur der Schatten einer vorbeifliegenden Wolke? »Tomaten.« Für einen Mann, der in den letzten Tagen so gerne erklärt hatte, was er da tat, eine erstaunlich einsilbige Antwort.

»Aber daraus machst du keinen Tee, oder?«, versuchte ich einen kleinen Scherz.

Keine Reaktion. Er sah mich nicht einmal mehr an, sondern arbeitete einfach weiter.

»Warst du noch einmal in dem Hortulus? Hast du herausgefunden, um was es sich bei diesem Kraut handeln könnte?«, versuchte ich eine andere Frage.

Ohne ein Wort zu sagen, drückte Simon einen Setzling nach dem anderen in das Frühbeet, drückte die Erde fest und griff schließlich nach der Gießkanne, die neben dem Beet bereitstand. Vorsichtig goss er das Wasser an – stets darauf achtend, dass die zarten Wurzeln nicht gleich wieder freigespült wurden.

»Hallo? Jemand zu Hause? Redest du heute nicht?« Ich wurde aus seinem Verhalten nicht schlau. Warum nur schwieg er mich mit einem Mal an?

Langsam erhob sich Simon, sah mich nachdenklich aus seinen dunklen Augen an und strich eine Locke aus der Stirn, die sofort wieder an ihren Platz zurückfiel. »Ich möchte nicht mehr über dieses Kraut reden, das wir gefunden haben«, meinte er schließlich. »Es hat genug Unglück angerichtet. Wir sollten manche Dinge einfach lassen, wie sie sind. Ein Geheimnis, ein Wunder, was auch immer. Nichts, was uns etwas angeht.«

»Du weißt, was es ist?«, fragte ich ungläubig. »Aber du willst es nicht mehr wissen? Was soll das denn?«

»Das musst du nicht verstehen. Aber du musst verstehen, dass ich dir nichts weiter sagen werde. Ich habe eingesehen, dass man manche Dinge besser ruhen lassen sollte. Und du solltest auch begreifen, dass du diese Insel besser verlässt. Sie ist nicht gut für dich.« Damit nickte er mir zu und wandte sich ab. Er griff nach einem weiteren Tablett voller winziger Setzlinge und begann mit konzentriertem Gesicht, die Erde eines weiteren Frühbeets umzugraben.

»Du buddelst in deiner Erde herum und gibst es einfach auf, etwas über die Vergangenheit herauszufinden?«

»Genauso ist es.« Seine Stimme klang merkwürdig belegt, er sah mich nicht einmal mehr an, sondern hielt seinen Blick stur auf das Beet vor sich gerichtet. Ich konnte nicht einmal mehr sein Gesicht sehen, weil seine dunklen Locken nach vorne gefallen waren. »Und jetzt möchte ich, dass du verschwindest. Am besten zurück in dein Münster oder zu deinen Eltern. Auf jeden Fall weg von hier. Es hat mich gefreut, dich kennenzulernen, und ich wünsche dir noch ein schönes Leben. Aber ich will dich hier nicht mehr sehen.«

Verdattert machte ich einen Schritt rückwärts. So etwas passierte doch nur in einem Film, aber nicht im wirklichen Leben. Es hat mich gefreut, dich kennenzulernen, und ich wünsche dir noch ein schönes Leben. Aber ich will dich hier nicht mehr sehen.

Er rührte sich nicht. Seine Hände lagen still auf dem Beet, und leise murmelte er: »Leb wohl.«

Mir kam nichts über die Lippen. Ich drehte mich um und machte mich auf den Rückweg durch den Garten, zog das Törchen hinter mir zu und machte mich auf den Rückweg in meine Pension. Es stimmte, was meine

Mutter gesagt hatte: Ich hatte auf dieser Insel nichts mehr verloren, und es war sicher am besten, ich fuhr über diesen verfluchten Damm wieder zu meinen Eltern. Dann würde ich das Buch von der Buchhändlerin abholen und es zurück nach Münster bringen. Die Handschrift war immer noch eine Sensation, auch wenn ich keinen wissenschaftlichen Beitrag dazu geleistet hatte. Es musste reichen, dass ich dieses dämliche Ding erkannt hatte. Ich konnte mich nicht einmal mehr daran erinnern, warum ich überhaupt hergekommen war. Ein unbestimmtes Gefühl, dass ich hier Antworten auf meine Fragen bekommen würde. Was für ein Blödsinn. Ich hatte mehr Fragen als jemals zuvor. Keine Ahnung, warum das Manuskript jemals als Bucheinband verwendet worden war. Warum Walahfrid das Ding geschrieben hatte, was diese Ambrosia eigentlich war. Eine Historikerin mit bahnbrechenden neuen Einsichten würde niemals aus mir werden.

Ich war so tief in Gedanken versunken, dass ich fast vor ein Auto gelaufen wäre, das eben erst über den Damm gekommen war und sich flott in Richtung der Sehenswürdigkeiten bewegte. Wieder ein Besucher, der alte Steine unwiderstehlich fand.

Trotzdem – ein letztes Mal wollte ich den Hortulus sehen. Vielleicht bekam ich ja doch noch eine Idee, worum es sich bei diesem Kraut handelte, das Simon offensichtlich so verwirrt hatte. Was war nur in ihn gefahren? Als wir uns kennengelernt hatten, war er aufmerksam und neugierig gewesen. Jetzt hätte er mich am liebsten von seinem Grundstück geschmissen. Und was sollte nur dieses geheimnisvolle Gerede, dass man manche Geheimnisse besser auf sich beruhen lassen solle? Womöglich glaubte Simon auch an den Fluch des Tutanchamun oder bekreuzigte sich, wenn ihm eine schwarze Katze in der falschen Richtung über den Weg lief. Wahrscheinlich passierte das, wenn man niemals diese Insel verließ.

Mit einem höhnischen Grinsen erreichte ich den Hortulus. Sicher, ich hatte mich schon immer gern in bitteren Sarkasmus geflüchtet, wenn etwas nicht klappte. Aber dieses Mal war ich meiner Meinung nach völlig im Recht.

Das Beet in der Ecke sah dunkler aus als die anderen. Als ich näher kam, sah ich, was passiert war – auch wenn mein Hirn sich weigerte zu begreifen, was da geschehen war: Die Erde war ordentlich umgegraben. Kein einziges Blatt zeigte sich mehr an dieser Stelle. Ich sah mich noch einmal um, ob ich womöglich vor dem falschen Beet stand. Aber ein Irrtum war in diesem Fall nicht möglich: Das hier war genau die Stelle, vor der ich noch letzte Nacht mit Simon gestanden hatte. Hier hatten wir im Schein der Taschenlampe über den Ursprung und den Namen der kleinen Blätter gerätselt.

Ich bückte mich und fuhr mit meiner Hand über die Erdkrumen. Sie waren noch leicht feucht, es konnte nicht lange her sein, dass hier jemand alle Spuren verwischt hatte, um nicht den Fluch des Walahfrid heraufzubeschwören. Dieser Jemand war ziemlich sicher Simon Linde gewesen. Was mir damit immer noch nicht klar war: Wer hatte die Samen in die Erde gelegt? Wer auf dieser Insel war im Besitz des geheimen Wissens über Ambrosia?

Widerstrebend riss ich mich vom Anblick des kahlen Beetes los. Hier konnte ich nichts finden, keine Frage.

Langsam verließ ich das Gärtchen und machte einen letzten Rundgang über das alte Klostergelände. Erst traute ich meinen Augen nicht, als mir in der Kirche ein Mönch mit wehender Kutte entgegenkam. War ich etwa schon wieder in einem meiner Träume gefangen? Ich musste so entsetzt gewirkt haben, dass der Geistliche auf mich zutrat und mich stützend am Oberarm packte.

»Ist Ihnen nicht gut? Kann ich etwas für Sie tun?« Seine Stimme klang melodisch und hatte einen leichten badischen Einschlag. Eindeutig keine Gestalt aus meinen Träumen.

Ich schüttelte den Kopf. »Nein, alles ist gut. Wahrscheinlich war ich nur überrascht, dass überhaupt noch ein Mönch auf der Reichenau lebt. Meine feste Überzeugung war, dass das Kloster schon vor langer Zeit geschlossen wurde.«

»Damit haben Sie auch recht«, antwortete er lächelnd. »Es gibt keine durchgehende Tradition von Mönchen hier auf der Insel. Aber ich bemühe mich gemeinsam mit zwei Mitbrüdern darum, diese Tradition wieder aufleben zu lassen. Es wird Zeit, dass eines der größten und wichtigsten Klöster des Mittelalters wieder von Gebeten erfüllt wird.«

»Aber …« Ich sah mich suchend um. »Verzeihen Sie meine Frage, aber wo wohnen Sie denn? Zumindest hier im Kloster scheint es keine passenden Wohnräume zu geben, oder?«

»Warum sollten wir auch in alten Steinen wohnen und auf den Komfort einer Zentralheizung verzichten? Wir wollen beten und den Herrn preisen – aber nicht unbedingt uns selber geißeln. Dafür gibt es andere Orden als den der Benediktiner. Wir leben zur Miete. Wenig aufregend, ich weiß. Aber das 21. Jahrhundert eignet sich auch nicht so recht zum Klosterleben des Mittelalters. Um ehrlich zu sein: Die Vigilien um zwei Uhr nachts locken mich auch nicht gerade. Aber wahrscheinlich ist das eine Schwäche in meiner Seele, an der ich dringend arbeiten müsste.«

Damit nickte er mir zum Abschied noch einmal zu und verschwand in einem nahe gelegenen Gang. Langsam drehte ich mich um und machte mich auf den Heimweg. Keine Geheimnisse auf dieser Insel, die sich mir offenbarten. Nur wilde Träume und ein paar Mönche, die am Wiederaufleben einer alten Tradition arbeiteten.

Ich kam am Friedhof vorbei, der mir schon am ersten Tag meines Besuchs aufgefallen war. Um meinen Abschied noch einmal hinauszuzögern – ein Impuls, den ich mir selber nicht erklären konnte –, ging ich ein wenig zwischen den Grabsteinen umher. An der steinernen Mauer fand sich das Familiengrab der Lindes. Ein großer verwitterter Stein, in dem ganz unten die Namen von Simons Eltern eingemeißelt waren. Hanna und Peter Linde. Mit einem identischen Todesdatum, das vierundzwanzig Jahre zurücklag. Unwillkürlich rechnete ich nach. An diesem Tag war ich gerade zwei Wochen alt gewesen. Wie merkwürdig, diese Nähe von Geburt und Tod. Ich hatte zu diesem Zeitpunkt friedlich in meiner Wiege gelegen, mit meinen Händchen gespielt und wahrscheinlich hin und wieder kräftig gebrüllt. Und für diese Menschen war das Leben beendet gewesen. Simon war an diesem Tag schon sieben Jahre gewesen. An diesem Tag im April hatte sich sein Leben für immer verändert …

Ein weiterer Blick auf das Datum ließ mich stutzen. Ich griff nach meinem Handy und sah nach, was der

Kalender für den heutigen Tag ankündigte. Und tatsächlich: Auf den Tag genau war dieses Unglück vierundzwanzig Jahre her.

Erst jetzt bemerkte ich, dass das komplette Grab mit Kräutern bepflanzt war. Lavendelbüsche, Rosmarinbäumchen, Lorbeer und Verbenen drängten sich aneinander. Eine passende letzte Ruhestätte für Teehändler und Kräutergärtner. Wahrscheinlich wurde dieser Ort liebevoll von Simon gepflegt. Und wenn ich mich noch länger hier aufhielt, dann würde er sicher kommen, um seiner Eltern an ihrem Todestag zu gedenken.

Der Rückweg zum Ausgang führte mich wieder an dem kahlen Holunder vorbei, der mir schon beim ersten Mal aufgefallen war. Sacht fuhr ich über seine bastartige Rinde, die unter meinen Fingern abblätterte. Es wurde Zeit, dass jemand dieses tote Gehölz entfernte. Hier gab es keine Chance mehr auf ein neues Leben. Alle anderen Pflanzen hatten in den letzten Tagen ihre kleinen Blätter entfaltet. Nur dieser Holunder hier weigerte sich beharrlich. Nachdenklich zerbröselte ich ein wenig Rinde zwischen den Fingern.

Der Weg an der Straße kam mir inzwischen sehr vertraut vor. Die Wirtin meiner Pension traf ich noch im Frühstücksraum, wo sie gerade klappernd das Müsli und die Platten mit dem Schinken und dem Käse abräumte.

»Ich reise jetzt ab«, erklärte ich. »Können Sie mir bitte die Rechnung fertig machen?«

Sie nickte nur, ohne ihre Tätigkeit zu unterbrechen.

Also ging ich in mein Zimmer, packte meine wenigen Kleider wieder in meine Tasche und öffnete zum letzten Mal mein Laptop, um mir die Fotos vom Manuskript anzusehen. Stirnrunzelnd ließ ich mich auf das

Bett sinken. Die Wahrheit lag direkt vor meinen Augen, da war ich mir absolut sicher. Für eine Sekunde schloss ich meine Augen, aber als ich sie öffnete, wollte sich mir die Lösung noch immer nicht zeigen.

Was auch immer Walahfrid mir durch die Jahrhunderte zurufen wollte: Der Weg war zu weit, seine Worte drangen nicht mehr zu mir durch. Was auch immer ich mir eingebildet hatte, was ich durch die Kraft meiner Intuition herausfinden würde – mein Gefühl hatte mich getrogen. Und eine größere Klarheit über die Dinge, die ich in meinem Leben erreichen wollte, hatte ich auch nicht gewonnen.

Ein letzter Blick auf das Manuskript, dann klappte ich den Deckel des Laptops zu. Die Buchstaben tanzten noch einen Augenblick weiter vor meinen Augen, und mit einem Mal fühlte sich mein Körper merkwürdig fremd an.

19.

Abwärts gebogen an schmächtigem Stiele hängen
die Früchte,
tragen am schlanken, länglichen Halse gewaltige Körper;
riesenhaft dehnt sich die Fülle sodann zum
gewichtigen Leibe,
alles ist Bauch und alles ist Wanst.

Eine kleine, glitzernde Flocke löste sich aus den dunklen Wolken, segelte langsam in Richtung Boden und setzte sich auf der Schulter des Mannes fest, der möglichst schnell in die Kammer neben dem Kräutergarten schlüpfte. Erst hier legte er den dicken Wollumhang ab, schüttelte die Flocken aus und begrüßte dann den jungen Mönch, der sich gerade an dem Feuer zu schaffen machte, das die Kälte von draußen nur mühsam in Schach hielt.

»Scheußlich wird es. Ich hätte auf dich hören und diese Insel vor dem Winter verlassen sollen. Als ich vor einem Jahr hier ankam, ist mir gar nicht aufgefallen, wie unwirtlich es hier ist, wenn die Sonne beschlossen hat, wieder in anderen Gegenden der Welt zu scheinen.« Thegan schüttelte sich. »Und ich habe das Gefühl, mit jedem Lebensjahr ertrage ich die Kälte schlechter …«

Walahfrid sah seinen Gast spöttisch an. »Willst du mir Angst vor dem Alter machen? Du zählst noch keine fünfundzwanzig Lenze, und doch jammerst du jetzt schon über den Winter, als wäre seine Ankunft eine Überraschung. Dabei ist das der Lauf der Welt, und es liegt an uns, rechtzeitig einen ordentlichen Vorrat an Brennholz zu schaffen!« Er stocherte ein wenig in der schwachen Glut. »Oder noch besser: Nur ein Idiot lässt sein Feuerholz nass werden. In diesem Fall bin leider ich der Idiot.«

»Du solltest dich für den Schreibdienst einteilen lassen«, meinte Thegan grinsend. »Wenn ich den Gesprächen der Mönche richtig gelauscht habe, dann ist der Schreibsaal der Mönche hier auf der Sintlasau mit einer Fußbodenheizung versehen. Verweichlichte Mönche seid ihr, gebt es ruhig zu!«

»Die Heizung ist in der Tat angenehm«, bekannte Walahfrid mit einem sehnsuchtsvollen Seufzer. »Leider ist das Licht schlecht, und dir schmerzen die Augen, noch bevor es zum Mittagsgebet läutet. Da heißt es dann, eine Wahl zu treffen: schmerzende Augen und warme Füße oder stattdessen einen klaren Blick auf die blau gefrorenen Beine zu haben. An einem Tag wie diesem bin ich mir allerdings nicht so sicher, was das kleinere Übel ist. Aber wir sollten nicht von den Dingen sprechen, die wir ohnehin nicht ändern können. Erzähl, wie geht es Hemma?«

»Sie sitzt zu Hause und kann sich mit ihrem dicken Bauch kaum noch bewegen. Die Hebamme glaubt, dass das Kind noch vor dem neuen Jahr kommen wird. Und Hemma ist hin- und hergerissen zwischen der Angst, was da kommen wird, und dem Wunsch, sich endlich wieder bewegen zu können, wie ihr der Sinn steht. Ihr Vater läuft durch das Haus, betet in einem fort, verflucht zwischendurch mich und nimmt dann seine Tochter in den Arm und bittet um Entschuldigung. In meinen Augen ist er nicht mehr weit davon entfernt, den Verstand zu verlieren. Aber vielleicht hält seine geistige Gesundheit ja noch bis zum Augenblick der Niederkunft an.«

Walahfrid sah seinen Freund aufmerksam an. »Und du? Wie geht es dir bei diesem merkwürdigen Auf und Ab der Gefühle?«

»Nicht besser als den anderen, fürchte ich. Mal kann ich es nicht erwarten, endlich mein Erstgeborenes zu sehen – und dann wieder habe ich Angst vor der Zukunft.«

»Und was hast du deinem Bruder geschrieben? Wollte er dich nicht enterben, wenn du weiter auf der Sintlasau bleibst und einem geschwängerten Fischersmädchen die Hand hältst?« Walahfrid sah neugierig aus.

Thegan grinste. »In diesem Fall war der Wintereinbruch von Vorteil. Ich habe es vorgezogen, ihm einfach nicht zu antworten. Bei diesem Wetter und den vereisten Wegen wäre es doch durchaus möglich, dass ein Brief sein Ziel nicht erreicht, meinst du nicht?«

»Das möchte ich lieber nicht gehört haben«, erwiderte Walahfrid lachend. »Ich müsste um mein Seelenheil fürchten! Und das ist in diesen Tagen ausreichend gefährdet.«

»Wie das?« Thegan strich sich eine Locke aus dem Gesicht und sah seinen Freund erwartungsvoll an. »Ich bin mir sicher, dass du zu keiner Sünde fähig bist. Was hast du getan? Einen Streifen Speck aus der Speisekammer gestohlen?«

»Gott bewahre, du solltest allmählich wissen, dass ich diesen Genüssen nicht sonderlich zugeneigt bin. Nein, ich verbringe zu viel Zeit damit, meinen ›Hortulus‹ endlich fertigzustellen. Aber der Abt hat mir bedeutet, dass meine Tage auf der Sintlasau wohl gezählt sind. Wenn der Frühling wieder längere Reisen zulässt, dann muss ich mich wohl auf den Weg machen. Mein Gedicht sollte dann fertig sein, denn ich fürchte, meine neuen Aufgaben werden mir kaum die Zeit lassen, mich um so eitle Dinge wie ein Gedicht zu kümmern. Und so neige ich dazu, das eine oder andere Gebet zu vernachlässigen, um an meiner Dichtkunst zu feilen. Verdammenswert, ich weiß.«

»Nicht in meinen Augen«, winkte Thegan ab. »Deine Brüder beten ausreichend für dich mit, wenn ich es richtig sehe. Und sie können im Gegensatz zu dir in ihrer freien Zeit kaum einen Satz zu Papier bringen, der es wert wäre, dass dafür ein Pergament verschwendet wird. Was ist es denn, was dir bei deinem Gedicht so schwerfällt? Ich dachte, es wäre eigentlich schon fertig?«

»Ist es auch. Aber ich kann mich nicht entscheiden, ob ich dein maurisches Kraut aufnehmen soll. Ist es wirklich das, was wir erhofft haben – oder ist es doch nur ein Scherz deines Medicus gewesen? Oder funktioniert es vielleicht doch nur in Verbindung mit der Magie der Muselmanen, die ich nicht beherrsche? Ich weiß es nicht.«

»Vernichte es! Das Zeug ist nichts wert. Seit Monaten hast du dich jetzt daran versucht. Sei froh, dass das Beet endlich leer ist und mit dem Schnee und Frost wahrscheinlich das letzte bisschen Leben aus der Pflanze weicht.«

»Ich weiß nicht …« Walahfrid zuckte mit den Schultern. »Ich gehöre nicht zu den Menschen, die schnell aufgeben. So manches Kräutlein kann sein Geheimnis eben besser bewahren als andere. Ich frage mich oft, wie unsere

Vorfahren wohl anfangs die heilende Wirkung von Blättern und Blüten herausgefunden haben. Man legt doch nicht aus einer Laune heraus ein Blatt auf eine Wunde oder bereitet einen Tee zu? Was denkst du?«

»Ich habe mir oft vorgestellt, dass wir dieses Wissen von unserem Schöpfer in die Wiege gelegt bekommen haben. Doch nach der Vertreibung aus dem Paradies konnten wir uns nicht mehr daran erinnern. Nur wenige Menschen hatten noch eine Ahnung von diesem alten Wissen. Meinst du nicht, dass es so gewesen sein könnte?«

»Dann müssten die heilkundigen Frauen in den Wäldern ja eine besonders enge Bindung an ihren Schöpfer haben«, meinte Walahfrid. »Dabei habe ich gerade bei ihnen oft den Eindruck, dass sie lieber die Götter verehren, die sie in den Pflanzen sehen, als unseren einen Gott.«

»Aber du hast mich neugierig gemacht: Weißt du inzwischen genauer, was im nächsten Jahr an Aufgaben auf dich zukommt? Wirst du das Kloster verlassen müssen?« Der Adelige sah seinen Freund aufmerksam an.

Ein leichtes Schulterzucken war die Antwort. »Mein Abt hat ein Schreiben vom Hofe des Kaisers erhalten. Ich soll nach Aachen. Ludwig der Fromme bedarf meiner Dienste.« Seine Stimme klang leise und fast schüchtern. Ungewöhnlich für den jungen Mönch, der sonst so voller Selbstvertrauen durch den Tag ging.

Thegan schlug ihm mit der flachen Hand anerkennend auf den Rücken. »Das ist doch großartig! Du wirst die Welt der großen Politik kennenlernen. Mit Menschen reden, die wirklich den Lauf der Welt verändern!«

»Ich bin mir nicht so sicher, ob ich mich freuen soll«, murmelte Walahfrid. »Sieh dich um: Schon hier werde ich oft angegriffen, so mancher Bruder mag sich nicht mit meinen Freiheiten und meiner Stellung im Kloster abfinden. Wie mag das erst am Hofe des Kaisers werden, wo jeder Einzelne danach strebt, seinen Einfluss geltend zu machen. Ich muss realistisch sein: Im nächsten Jahr werde ich mich öfter als bisher umsehen müssen, ob mir nicht ein missgünstiger Mensch ein Messer zwischen die Rippen rammen will.«

»Das siehst du zu düster.« Thegan schüttelte den Kopf. »Du wirst mit den klügsten Köpfen unseres Reiches zusammen sein. Keine dumpfen Gespräche mehr mit einem nutzlosen Krieger wie mir!«

Walahfrid nahm seinen Freund in den Arm. »Dich werde ich am meisten vermissen! Es ist so erfrischend für meinen Geist, mit dir zu reden, denn du musst weder die Regeln im Kloster noch die in der Stadt befolgen.«

»Ob das etwas Gutes ist, möchte ich lieber nicht kommentieren«, konterte Thegan lächelnd. »Ich werde nicht ewig dem Gebot meines Bruders und dem Verbot von Routger Folge leisten können. Wenn mein Kind erst auf der Welt ist, muss ich Entscheidungen treffen. Ein Jahr lang habe ich mit meiner Zeit herumgetändelt, dann sollte ich mein Leben in die Hand nehmen.«

Die Wahrheit blieb unausgesprochen: Erst wenn Thegan wusste, ob er künftig eine kleine Familie oder nur einen Sohn zu versorgen hatte, konnte er sich um seine Zukunft kümmern. Beide hingen ihren Gedanken nach und sahen in das leise vor sich hin knisternde Feuer, das Walahfrid jetzt endlich zum Brennen gebracht hatte.

»Wirst du dich für Gottschalk einsetzen können?«, fragte Thegan unvermittelt.

Der Mönch hob ratlos seine Hände. »Ich weiß es nicht.

Das Urteil ist verbindlich, er wird sich nicht so benehmen können, als wäre es nicht ergangen. Er muss sich der Profess unterwerfen, egal was kommt. Und dann hat sein Abt die Macht über ihn. Aachen ist fern, womöglich kann ich nichts ausrichten. Und sein Abt wird wohl kaum dulden, dass ich Gottschalk an den Hof des Kaisers hole. Es ist wohl auch schwerlich der richtige Ort für einen so freien Geist.«

Fast wirkte es, als ob der hünenhafte Freund, mit dem sie den Sommer verbracht hatten, zwischen ihnen am Feuer säße. Er würde jetzt sicher unbeschwert lachen und mit seinem nicht zu bezwingenden Glauben an die Freiheit einen neuen Plan entwickeln.

»Wirst du überhaupt wieder auf die Sintlasau zurückkehren?«, fragte Thegan schließlich. »Oder wirst du den Rest deiner Tage dem König mit deinem Rat zur Seite stehen?«

»Die Wege des Herrn und der Ratschluss von Königen sind nicht vorherzusehen. Soweit ich weiß, hat Ludwig drei Söhne, von denen nicht einer zu einem Leben in Kontemplation neigt. Wenn sie dereinst an die Macht kommen, dann sollte ich mich am besten wieder in ein Kloster zurückziehen.« Langsam breitete Walahfrid seine Hände aus. »Aber wer weiß? Womöglich werde ich auf dem Weg nach Aachen überfallen und erschlagen und habe mir meine jetzigen Sorgen ganz vergebens gemacht.«

Jetzt lachten beide Männer. Ihr Gespräch wandte sich dem Klatsch über die Mönche und den Geschehnissen in der Klosterstadt zu. Offensichtlich hatte bei den Vigilien der letzten Nacht die Laterne fast ein Dutzend Mal den Besitzer gewechselt, so häufig waren die Mönche eingeschlafen. Die Kälte und der gewürzte Wein, den sie am

Vorabend genossen hatten, passten nur schlecht zum Gebet vor Sonnenaufgang.

Etwas später erhob Thegan sich wieder und wickelte sich fest in seinen großen, wollenen Umhang. »Ich sollte dich jetzt alleine lassen, damit dir morgen früh nicht Ähnliches widerfährt, mein Freund. Wir sehen uns morgen zum Fest zur Geburt unseres Herrn, nicht wahr?«

Walahfrid nickte nur. »Aber sicher. Ich freue mich, dich dann zu sehen. Bis dahin: Genieße eine ruhige Nacht!«

Thegan trat vor die Tür und sah sich überrascht um. In der kurzen Zeit, die er bei seinem Freund verbracht hatte, war eine dicke Schneedecke vom Himmel gefallen und breitete sich jetzt wie eine weiche Decke über dem Garten des Klosters aus. Der Schnee glitzerte im Mondschein und sah unwirklich schön aus. Langsam ging Thegan zu seiner Kammer, die ihm schon lange wie eine zweite Heimat vorkam. Im Schnee hinterließ sein Schuhwerk Spuren, und für einen Augenblick kam er sich vor, als wäre er der erste Mensch, der über diese Welt schritt. Die Wolken hatten sich verzogen, weit oben glitzerten die Sterne und legten ihr helles Band über den dunklen Himmel. Wahrhaft, die heilige Nacht war nicht mehr fern.

Einer plötzlichen Eingebung folgend, bog Thegan ab und machte sich auf den Weg zu Hemmas Haus. Er wollte sie unbedingt noch sehen, egal was Routger dazu sagen mochte. Nur wenige Minuten später stand er vor der vertrauten Tür, hinter der er die Stimmen von Hemma und ihrem Vater hörte. Sie schienen sich zu streiten, wieder einmal.

Thegan hob seine Hand und schlug fest gegen die Tür.

Für einen Augenblick verstummten die Stimmen, dann hörte er Routgers schweren Schritt näher kommen. Der Fischer öffnete die Tür einen Spaltbreit, doch als er den Besuch erkannte, wollte er sie gleich wieder zuschlagen. Thegan kam ihm zuvor, indem er seinen Fuß in die Tür stellte.

»Routger, wie lange willst du mich noch von deiner Tochter fernhalten? Lass mich ein, ich bitte dich!«, rief er.

»Verschwinde!«, war die ruppige Antwort.

»Du kannst mich nicht mehr aus eurem Leben verbannen«, sagte Thegan. »Du wirst bald Großvater und kannst nicht mehr verhindern, dass dein Blut sich mit dem meinen vermengt hat.«

Er hörte die schnellen Schritte von Hemma. »Du hast ihn gehört, Vater. Lass ihn ein!«, erklärte sie.

Widerwillig öffnete Routger die Tür. »Komm schon. Aber ich hoffe, du weißt, dass sich ein Besuch um diese Zeit nicht mehr schickt. Wir könnten schon schlafen.«

»So laut, wie ihr streitet, wissen sogar deine Nachbarn, dass du noch wach bist«, meinte Thegan seufzend und legte besitzergreifend einen Arm um Hemma.

»Wenn das dumme Mädchen auch darauf besteht, dass sie dich heiraten will«, knurrte Routger. »Sie sollte endlich lernen, dass meine Tochter nicht die Gemahlin eines Mannes wird, der sie in Lebensgefahr bringt.«

»Wie konnte ich ahnen, dass dein großes Geheimnis ihren Tod bedeuten könnte? Wenn du deine Tochter etwas früher in deine Ängste und Befürchtungen …«

»Jetzt hört auf damit!«, unterbrach Hemma ihn mit einem ungewohnt strengen Ton. »Seit Monaten verbringt ihr eure Zeit damit, euch gegenseitig Vorwürfe zu machen, wer mehr an meinem Unglück schuld sein könnte.

Dabei sollten wir aufhören, in die Vergangenheit zu blicken, und uns endlich auf die Zukunft konzentrieren. So kurz sie für mich auch sein mag … Ich für meinen Teil wünsche mir, dass mein Sohn in einer ehelichen Gemeinschaft das Licht der Welt erblickt. Ich würde mich wohler fühlen, wenn er nicht schon zu Beginn an einer Sünde tragen muss, die er nicht selbst verschuldet hat.«

»Also?« Routger sah sie fragend an.

»Lass mich endlich Thegan heiraten!«, rief sie aus.

»Niemals«, knurrte Routger und deutete wieder auf die Tür. »Und deswegen muss ich Euer Hochwohlgeboren darum bitten, mein Haus wieder zu verlassen. Ich habe keine Verwendung und keinen Platz für ihn.«

»Aber ich habe Verwendung für ihn«, sagte Hemma. Ihre sonst so blassen Wangen waren vor Wut ganz rosig, der wollene Hausmantel, den sie in dieser kalten Nacht über ihre Schultern geworfen hatte, konnte ihren Bauch kaum noch verbergen. Die Stunde der Niederkunft konnte jederzeit kommen, schon seit einigen Tagen prophezeite die Hebamme ein kleines Christkind, wenn sie Hemma mit ihren erfahrenen Händen untersuchte.

Thegan stellte sich neben sie und nahm ihre Hand in die seine. »Seit Monaten suchst du jedes Treffen von uns zu verhindern, so als könntest du ungeschehen machen, was doch für jedermann schon offensichtlich ist. Aber warum? Ich möchte den Rest meines Lebens mit deiner Tochter verbringen, wie oft muss ich dich noch um Erlaubnis bitten?«

»Länger, als dein Atem währt«, brummte Routger unversöhnlich.

»Das ist doch Blödsinn«, erklärte Hemma, und Thegan hörte eine neue Entschlossenheit in ihrer Stimme. »Ich möchte mit dem Vater meines Kindes noch möglichst viel von der Zeit verbringen, die das Schicksal für uns beide bereithält. Und deswegen ist das hier meine letzte Bitte an dich: Entweder ich darf jetzt meine Zeit mit dem Vater meines Sohnes verbringen, oder …«

Überrascht keuchte sie auf, ihre Hand griff nach ihrem Bauch, und sie schwankte. In dieser Haltung verharrte sie für zwei oder drei Atemzüge, dann richtete sie sich wieder auf. Mit einem merkwürdigen Ausdruck im Gesicht sah sie die beiden Männer an: »Ich bin mir nicht sicher, aber womöglich hatte die Hebamme mit ihren Prophezeiungen eines Christkindes recht.«

Sie schwieg einen Moment, als wollte sie in sich hineinhorchen. Dann schüttelte sie den Kopf, holte noch einmal tief Luft und sah ungläubig nach unten. Eine helle Flüssigkeit lief an ihren Beinen herunter und bildete auf dem Boden eine Lache. Hemma verharrte einen Augenblick. Dann murmelte sie: »Schickt nach der Hebamme.«

Thegan sah sie an und spürte, wie seine Beine für einen Augenblick fast nachgaben. Da war er also. Der Moment, den er so sehr gefürchtet hatte und von dem er selbstverständlich immer gewusst hatte, dass er kommen würde. Schnell ging er die wenigen Schritte zu der immer noch regungslos dastehenden Frau. Er nahm sie behutsam in die Arme, strich ihr über den Kopf und erklärte: »Ich werde sie holen.« Er sah Routger kurz an und erklärte nur: »Pass du so lange auf sie auf.«

Thegan wickelte sich erneut in seinen Umhang und trat wieder hinaus in die Finsternis. Er hatte in seinem elterlichen Haus bei der Frau seines Bruders und beim Gesinde genügend mitbekommen, um zu wissen, dass es noch eine Weile dauern konnte, bis das Kind da war.

Geburten bestanden meist aus langem Warten und Stunden der Untätigkeit. Besonders bei Frauen, die ihr erstes Kind zur Welt brachten, war das so gewesen. Er musste sich also auf keinen Fall über Gebühr beeilen, um die Hebamme zu holen.

Die Nacht war stockdunkel, das einzige Licht kam von der Schneedecke, die unberührt dalag und leicht glitzerte. Der Pfad lag unter dem Schnee verborgen, und immer wieder musste er zum Seeufer und zur Hochwart hinüberblicken, um sich zu versichern, dass er auf dem richtigen Weg war. Ein Tier kreuzte seinen Weg, und er war sich nicht sicher, ob es sich nur um eine große Katze handelte oder um einen Marder, der in der Nacht nach Beute suchte. Er dankte seinem Herrn, dass auf dieser Insel nicht mit größeren Raubtieren zu rechnen war. Trotzdem fühlte er sich unbehaglich – und als ein Ast mit einem lauten Knacken unter der Schneelast brach, fuhr ihm der Schrecken bis tief in die Glieder, und sein Herz setzte für einen Schlag aus. War das nicht die erste der Raunächte, in denen die Hexen ohne Heimat durch die Lande strichen?

Er hastete weiter – und tauchte in das kleine Wäldchen ein, in dessen Mitte das kleine Haus der Hebamme stand. Augenblicke später klopfte er an die Tür. Nichts rührte sich. Erneut klopfte er, heftiger dieses Mal. »Lasst mich in Ruhe!«, erklang endlich die Stimme der jungen Frau, die hier lebte.

»Hemmas Zeit ist gekommen!«, rief Thegan und hämmerte noch einmal gegen die schwere Holztür.

»Kein Grund, meine Tür zu zerschlagen, ich komme ja schon«, hörte er Bertrada von innen. Sie öffnete die Tür und bat ihn mit einer Kopfbewegung herein. »Verzeiht meine misstrauische Begrüßung, aber in diesen Tagen kommt immer wieder ein Schwachkopf aus dem Dorf auf die Idee, dass man mich vertreiben müsse, weil ich mit den bösen Mächten unter einer Decke stecke. Da stelle ich mich gerne schlafend und lasse alle glauben, dass ich just in dieser Nacht bei einer Geburt bin und einer Frau in ihrer Not beistehe.«

Sie trug nur ein weißes Hemd, das ihr bis zu den Knöcheln reichte, ihr Haar fiel in dicken, dunklen Locken über die Schulter. Thegan sah verlegen zur Seite, während die Hebamme sich mit ein paar schnellen Strichen eines Kammes durchs Haar fuhr, es flocht und die Zöpfe schnell hochsteckte. Sie bemerkte sein Unbehagen erst jetzt.

»Hätte ich dich draußen im Schnee warten lassen sollen?« Ihre Stimme klang spöttisch. »Du hast deiner Hemma das Kind gemacht, da wirst du hoffentlich auch schon einmal eine Frau mit offenen Haaren gesehen haben.«

Sie griff nach einem dicken, wollenen Oberkleid und zog es über ihr Unterkleid, in dem sie wohl geschlafen hatte. Dann erst wandte sie sich ab und machte sich an ihren Beinkleidern zu schaffen, während Thegan sich vor den Ofen stellte und seine Hände wärmte. »Warum wollen sie dich vertreiben?«, fragte er.

»Du bist noch nicht so lange auf dieser Insel, das merkt man«, erklärte sie, während sie ein Schultertuch über ihr Hemd legte und an ihrer Taille feststeckte. »Die Menschen hier haben zwar ihren Gott und beten mit den Mönchen. Aber sie können auch von den alten Göttern nicht lassen und glauben, dass in diesen Nächten Wotan mit seinem Gefolge unterwegs ist. Da hat man Angst –

und hin und wieder tut es den Ängstlichen gut, wenn sie jemanden finden, der an allem schuld ist. Dafür sind Hexen bestens geeignet, und davon gibt es auf dieser Insel nur eine, nämlich mich.« Sie nahm einen schweren Beutel, der an der Wand lehnte, und nickte ihm zu. »Wir können gehen. Falls ich heute Nacht noch ungebetenen Besuch bekomme, bin ich im Hause Routgers wenigstens sicher.«

Damit schob sie die Tür auf und lud Thegan mit einer Handbewegung ein, ihr zu folgen. Im Schnee vor dem Haus waren außer Thegans Fußstapfen keine anderen Spuren zu sehen. »Vielleicht ist es den Dummköpfen aus der Klosterstadt heute Nacht auch zu kalt, um Jagd auf mich zu machen«, murmelte die Hebamme.

»Wie oft ist es denn schon vorgekommen?«, wollte Thegan wissen. »Stehst du denn nicht unter dem Schutz all der Familien, denen du und deine Mutter schon geholfen habt?«

»Ja, das sollte man meinen, oder?« Bertrada sah ihn von der Seite her an, während sie sich mit langen Schritten auf den Weg machte. »Ist aber nicht so. Sie vergessen ihre Dankbarkeit in der Sekunde, in der sie mir meinen Lohn geben. Und hin und wieder auch davor – dann muss ich sehen, wie ich ohne Lohn zurechtkomme.«

»Du hättest einen Handwerker aus der Klosterstadt heiraten sollen, wie die anderen Mädchen auch«, meinte Thegan lächelnd. »Dann würde dir so etwas nicht passieren.«

Sie sah angestrengt auf den Weg vor sich. »Und dann immer nur die Wäsche eine Mannes waschen, seine Kinder aufziehen und sich immer so benehmen, als würde ich alles gutheißen, was er tut? Nein, das ist nicht meine

Welt. Ich liebe meine Freiheit und den Wald, in dem ich die Heilkräuter finde, die ich für meine Arbeit benötige. Dafür nehme ich auch in Kauf, dass manche Leute auf mich herabsehen. Gefährlich sind die Raunächte, denn da sind die Menschen unberechenbar. Sie haben Angst vor den Geistern, die um ihr Haus oder durch ihren Geist schleichen. Und Angst besiegt man doch am besten dadurch, dass man wild um sich schlägt.« Sie lachte bitter auf. »Spätestens dann, wenn ihre Frauen jammernd ihre Kinder zur Welt bringen, tauchen die Männer wieder bei mir auf. Hoffen, dass ich sie nicht erkenne, nicht weiß, dass sie mich im Winter oder an Walpurgis um den Schlaf gebracht haben.«

Thegan bemühte sich, mit ihr Schritt zu halten. »Und du träumst nie davon, ein Leben mit einem Mann und einer Familie zu führen?«

Ein Schulterzucken war die Antwort. »Du überschätzt, was ihr Männer zu bieten habt. Ihr sucht jemanden, der eure Lust befriedigt, das Bett und den Herd warm hält. Dafür gebt ihr Sicherheit. Aber was ist, wenn eine Frau nichts auf eure Sicherheit gibt? Dann ist euer Angebot nichts wert.«

»Mein Angebot ist größer«, erwiderte Thegan. »Ich möchte mit Hemma mein Leben verbringen. Ich liebe sie …« Er brach ab, fast so, als wäre ihm dieser Satz peinlich.

Ein leises Lachen war die Antwort. »Du, mein lieber Thegan, bist ein Narr. Das wissen alle auf der Insel. Seit einem Jahr bist du jetzt hier, willst nicht mehr bei deiner Familie arbeiten, nicht mehr in den Krieg ziehen und auch kein Mönch werden. Wir sind alle gespannt, wie lange dein Geld und die Geduld des Abtes noch reichen werden. Dann musst du wieder am wirklichen Leben teilnehmen, dann hilft dir keiner mehr.« Wieder ein Blick von der Seite. »Was planst du dann?«

»Vielleicht bleibe ich hier«, murmelte Thegan. Noch nie hatte er mit einem anderen Menschen über seine geheimen Pläne gesprochen, nicht einmal mit Hemma. »Walahfrid hat mich viel über den Anbau von Heilkräutern und ihre Pflege gelehrt. Wenn er die Sintlasau verlässt, dann wird es an vielen Pflanzen mangeln – der Infirmarius wird sich wohl kaum um die Anlage von Beeten kümmern. Also könnte ich das tun und so den Menschen viel Gutes bringen.«

Einige Schritte lang hörte man nur das leise Knirschen des Schnees unter ihren Füßen. Dann antwortete ihm Bertrada mit leiser Stimme: »Ja, das wäre wirklich ein Segen. Das, was Walahfrid mit seinem Gärtchen für die Bewohner des Klosters und der Stadt tut, wird uns fehlen. Mich hat es oft gewundert, warum sich kein anderer Bruder findet, der sich Walahfrids Wissen aneignet.«

»Nun – ich denke, unser Walahfrid ist nicht der einfachste Mensch unter dem Himmel«, meinte Thegan, während er sich den spöttischen Ton in Walahfrids Stimme vorstellte. »Es könnte sein, dass manche seiner Brüder im Glauben nicht das Opfer seines Spotts werden möchten.«

»Dabei müssten sie nur ihren schwachen Geist ein wenig bemühen, dann wäre Walahfrid weniger streng mit ihnen«, urteilte Bertrada. »Aber es scheint mir eine gute Idee, dass du seine Arbeit fortführst. Es könnte allen zum Wohl gereichen, wenn sich wenigstens einer um die Heilkräuter kümmert …«

Vor ihren Augen tauchten die ersten Häuser der Klosterstadt auf. »Was denkst du?«, fragte Thegan, den mit einem Mal wieder die Angst befiel. »Wird Hemma es wirklich so schwer haben, wie Routger es vorhersieht?«

»Das weiß man nie vor einer Geburt«, erklärte die Hebamme. »Ich habe schon erlebt, dass zierliche Frauen ohne Schwierigkeiten große Kinder auf die Welt bringen. Dass kräftige Frauen, die sechs Kindern das Leben geschenkt haben, beim siebten Kind elendig verrecken. Man kann es vorher nicht wissen. Das Wunder des Lebens bahnt sich seinen Weg, und ich kann nur ein wenig dabei helfen.«

Während sie die letzten Meter zu Routgers Haus zurücklegten, erklang vom Kloster her die Glocke zu den Vigilien. Die dunkelste Zeit der Nacht brach an.

20.

Nahe erhebt sich ein Kraut, Ambrosia, wie es gewöhnlich heißet. Man lobt es zwar sehr; aber manche bezweifeln doch, ob es jene Ambrosia sei, die die Bücher der Alten so häufig nennen. Sicher verwenden in ihrem Berufe die Ärzte es als Arznei: Es entzieht, als Mittel getrunken, dem Körper so viel Blut, wie es Säfte ihm heilsam wiederum zuführt.

Sie fanden Hemma am Küchentisch, wo sie sich gelassen mit einer Stickerei beschäftigte. Als sie Bertrada sah, wagte sie ein kleines Lächeln. »Die Schmerzen kommen regelmäßig, aber noch kann ich sie ertragen – da wollte ich mich nicht ins Bett legen.«

»Das ist eine gute Entscheidung«, meinte die Hebamme. »Noch besser wäre es herumzulaufen. Gehe einfach um den Tisch, zähle die Runden, wenn es dir hilft. So wird sich dein Kind tiefer senken und dir die Geburt leichter machen.«

Gehorsam stand Hemma auf und machte sich auf ihren Rundweg. Nebenher stellte Bertrada heißes Wasser auf dem Herd bereit, sie legte reine Tücher neben das Bett und holte schließlich Kräuter, die sie in einer flachen, metallenen Schüssel verbrannte. »Die Dämpfe vertreiben die bösen Geister und reinigen die Luft. Darüber hinaus sind es Kräuter, die seit jeher dafür bekannt sind, die Geburt zu erleichtern«, erklärte sie dabei.

Ganz allmählich musste Hemma öfter innehalten, weil die Schmerzen es ihr nicht mehr ermöglichten weiterzugehen. Und als es schließlich heller Vormittag war, ging sie freiwillig zur Bettstatt und legte sich hin. »Ich kann nicht mehr laufen, und ich kann nicht mehr stehen«, sagte sie mit fester Stimme. »Dann lege ich mich eben hin.«

Die Glocken, die zur Feier der Geburt von Gottes Sohn erklangen, schallten bis zu ihnen herüber. Die ganze Stadt war in der großen Kirche und betete – so wie sie es auch in diesem Haus taten. Wenn auch nicht für Gottes Sohn, sondern nur für ein kleines Kind.

Bertrada untersuchte Hemma immer wieder und schüttelte unzufrieden den Kopf. »Es sollte schon viel weiter sein. Das Ganze geht mir zu langsam.«

Der Nachmittag ging allmählich in die Abenddämmerung über. Als Bertrada hinter dem Vorhang hervortrat, der das Bett vom Rest des Zimmers abtrennte, erkannte Thegan sofort in ihrem Gesicht, dass diese Geburt nicht so lief, wie er es sich erhofft hatte. Er lief auf sie zu.

»Was ist?« Er sah ihr drängend in die Augen. »Bitte sag mir, dass es nichts Schlimmes ist!«

Sie schüttelte den Kopf. »Es sieht nicht gut aus. Die Geburt geht nicht recht vorwärts, und Hemma fängt an, Blut zu verlieren.«

»Aber es geht ihr doch gut?«

Bertrada deutete auf den Vorhang hinter sich. »Hemma ist sehr tapfer, und sie möchte euch wohl keine Angst einjagen. Aber du kannst zu ihr gehen. Sie ist bei klarem Verstand und weiß, wie es um sie steht …«

Augenblicke später kniete Thegan vor dem Bett seiner Hemma. Sie sah blass aus und hielt zwischen den Wehen die Augen geschlossen, um neue Kraft zu sammeln. Ihre Haut war schon immer sehr hell gewesen, aber jetzt leuchteten an der Schläfe die blauen Adern durch die Haut, als wäre sie durchsichtig. Thegan griff nach ihrer Hand, und Hemma öffnete flatternd die Augenlider. Als sie ihn erkannte, lächelte sie ein wenig.

»Es sieht nicht so aus, als ob alles so gehen würde, wie wir es uns erhofft haben …«, murmelte sie leise. »Es tut mir so leid, ich wollte es unbedingt allen zeigen – aber vielleicht hat mein Vater ja doch recht gehabt.«

»Das darfst du nicht sagen!« Thegan schüttelte den Kopf. »Kann ich denn irgendetwas für dich tun?«

»Vielleicht weiß dein Freund, der Mönch, einen Rat oder ein Kraut. Wer weiß schon, ob bei mir nicht etwas wirkt, was er bei Rothild vergebens verwendet hat. Wir sollten es auf jeden Fall versuchen. Und dann schick bitte meinen Vater zu mir ans Bett. Ich möchte mit ihm sprechen …«

Damit überrollte sie eine weitere Wehe, und ihr Atem setzte für einen Augenblick aus, als sie versuchte, den Schmerz so gut wie möglich zu verdrängen. Thegan hielt ihre Hand, bis sie wieder atmen konnte und ihn ansah. »Meinen Vater! Hol ihn!«

Die zierliche Frau wirkte auf Thegan stärker als jemals zuvor. Widerwillig stand er auf, drückte ihr noch einen Kuss auf die schweißnasse Stirn und begab sich dann wieder in den Nachbarraum. Er sah Routger an, der am entferntesten Ende des Tisches saß und seine Hände wrang. »Sie möchte dich sprechen, du solltest zu ihr gehen! Und ich frage Walahfrid um Rat. Vielleicht hat er ja doch noch eine Idee.«

Als er sich auf den Weg machte, war er für einen

Augenblick erleichtert, der qualvollen Enge des Hauses zu entrinnen. Er ahnte, wo er seinen Freund um diese Tageszeit – und jetzt im Winter! – finden würde. Und er wurde nicht enttäuscht: Walahfrid arbeitete in der Schreibstube an seinem Gedicht und genoss dabei ganz offensichtlich die Heizung, die aus dem steinernen Raum einen behaglichen Ort machte, an dem sich wohl die eine oder andere Stunde zubringen ließ. Die anderen Mönche sahen empört auf, als Thegan den Raum betrat, in dem weltliche Besucher nichts verloren hatten. Er lächelte entschuldigend und berührte Walahfrid an der Schulter. Als der Mönch aufblickte und seinen Freund erkannte, erhob er sich gleich. Gemeinsam traten die beiden in die kalte Luft hinaus, die in dem Kreuzgang herrschte. Ihr Atem stand in dicken Wolken vor ihren Gesichtern.

»Warum kommst du ins Scriptorium?«, fragte Walahfrid. »Du lebst inzwischen lange genug im Kloster, um zu wissen, dass dieser Raum den Mönchen vorbehalten ist. Du siehst blass aus. Geht es um Hemma?«

Thegan nickte. »Ich wollte sie gestern noch kurz besuchen. Doch als ich dort war, begannen bereits die Wehen. Alles lief gut – aber jetzt ist Bertrada voller Sorgen, weil eine Blutung eingetreten ist. Hemma hat mich gebeten, nach dir zu schicken. Sie denkt, dass bei ihr die Kräuter wirken könnten, die bei Rothild versagt haben.«

Walahfrid nickte. »Ich bin gleich bei dir. Lass mich nur meine Kräuter holen – und einen warmen Umhang.«

Damit verschwand er und ließ Thegan allein im Kreuzgang zurück. Unruhig ging dieser hin und her und spürte, wie die Kälte schnell durch seinen wollenen Umhang drang. Warum nur brauchte Walahfrid für die wenigen Schritte so lange? Es schien ihm wie eine Ewigkeit, bis er endlich die eiligen Schritte des Mönchs im Gang hörte. Gemeinsam machten sich die beiden Männer auf den Weg.

Sie wurden von Routger bereits an der Tür erwartet. Der große, schwere Mann sah Thegan mürrisch an. »Sie hat einen Wunsch, den ich ihr in dieser Stunde wohl nur schwer abschlagen kann.«

»Und der wäre?« Der Adelige strich sich eine widerspenstige dunkle Locke aus der Stirn und sah den Vater seiner Geliebten finster an.

Routger zuckte mit den Achseln. »Heiraten will sie dich, egal was da kommt. Und sie hat einen Moment gewählt, an dem ich alles für sie tun würde.«

»Gut«, sagte Thegan. »Dann wollen wir heiraten. Am besten sofort, denke ich.« Er drehte sich zu Walahfrid um, der sich bereits am Herd mit dem heißen Wasser und einem Becher zu schaffen machte. »Benötigst du meine Hilfe?«

»Ich will Hemma einen Tee geben, der ihr guttun wird. Und während wir auf seine Wirkung warten, sorgen wir dafür, dass aus deinem Mädchen eine ehrbare Frau wird.« Sorgfältig zerrieb er die Zutaten in einem kleinen Mörser aus Metall, den er aus seiner Tasche hervorgeholt hatte. Thegan roch ein würzig-frisches Aroma. Sein Unterbewusstsein sagte ihm, dass er diesen Duft schon einmal wahrgenommen hatte, aber ihm wollte nicht einfallen, wann das gewesen war.

Walahfrid gab das dunkelbraune Pulver in den irdenen Becher und goss das kochende Wasser darüber. Dann deckte er den Becher ab und wandte sich wieder Thegan zu. »Ich denke, das sollten wir ein Weilchen stehen lassen, bevor es seine Wirkung entfaltet. Zeit genug, um euch zu vermählen.« Er drehte sich zu Routger um. »Kommst du mit?« Mit einem Nicken erhob Routger sich und folgte den beiden Männern.

Hemma sah noch durchsichtiger aus als vorher, die hellen Haare klebten jetzt an ihren Schläfen. Trotzdem bemühte sie sich um ein Lächeln, als die drei Männer an ihr Bett traten. »Wenn ich euch so sehe, bekomme ich es mit der Angst zu tun. Ihr seht alle drei so aus, als ob ihr zu meiner Beerdigung antreten müsstet.«

»Mach keine Scherze, mein Kind!«, fuhr Routger sie an, um sich im nächsten Augenblick mit seiner großen Hand über das Gesicht zu fahren. »Verzeih mir.«

Stöhnend richtete sie sich etwas auf. »Immerhin ist das heute mein Hochzeitstag, wie es aussieht.« Sie nickte ihren Vater zu. »Du solltest allerdings lieber keine zu lange Rede halten, wir werden ohnehin ständig von Wehen unterbrochen.« Ihr Blick wanderte weiter zu Walahfrid. »Und dir muss ich danken, dass du überhaupt hier bist.«

Walahfrid lächelte ihr beruhigend zu. »Ich bin mir auch nicht sicher, ob es sich für einen Mönch wirklich schickt, am Bett einer gebärenden Frau zu stehen. Mein Gefühl sagt mir, dass die Regel meines Ordens das für eine unreine Sache hält und ich die nächsten vierzig Tage fasten muss, um wieder in den Zustand der Gnade zu kommen. Ich sollte von diesem Ausflug also nicht zu ausführlich erzählen.«

Routger sah Thegan und Hemma an. »Seid ihr bereit?«

Beide nickten.

Routger räusperte sich. »Dann wollen wir das möglichst schnell hinter uns bringen. Wir haben uns hier versammelt, um Thegan und Hemma zu Mann und Frau zu machen.« Er nahm die Hand seiner Tochter und legte sie in Thegans Hand. »Ich frage dich, lieber Thegan: Möchtest du die hier Anwesende Hemma, meine Tochter, zu deiner Gattin nehmen? Dann sprich: Ja, mit Gottes Hilfe.«

Mit fester Stimme wiederholte Thegan: »Ja, mit Gottes Hilfe. Und mit all meiner Liebe.«

Walahfrid konnte sich bei dieser eigenmächtigen Ausweitung der Antwort ein Lächeln nicht verkneifen. Routger wandte sich an Hemma: »Möchtest du den hier anwesenden Thegan zu deinem Gatten nehmen? Dann sprich: Ja, mit Gottes Hilfe.«

Hemma nickte. »Ja … mit Gottes Hilfe.« Ihre Stimme war nur noch ein heiseres Flüstern.

»Dann erkläre ich euch zu Mann und Frau.« Routger sah die beiden an. »Hemma ist jetzt dein. Du darfst sie küssen, auch wenn ich den Verdacht habe, dass ihr dafür meine Erlaubnis nicht abgewartet habt.«

Thegan lachte auf, während Hemma gleichzeitig zusammenzuckte und ihren Kopf fest in die Kissen drückte, um die nächste Wehe zu ertragen. Ihre Zähne gruben sich auf ihre Lippen, als sie versuchte, ein Stöhnen zu unterdrücken. Walahfrid sah sie besorgt an, stand auf und holte den Trunk aus dem Nachbarzimmer. Er gab Hemma den Becher in die Hand. »Trink das. Es sollte dir helfen.«

Sie nickte und hob den Becher gehorsam an ihre Lippen. Nachdem sie gekostet hatte, zog sie eine Grimasse und murmelte leise: »Das ist so scheußlich, dass Sterben gar keine schlechte Alternative wäre …«

»Trink den Becher trotzdem leer«, bat Walahfrid. »Ich habe große Hoffnungen, was diesen Trunk betrifft!«

»Dann möchte ich dich nicht enttäuschen«, erklärte sie, schloss die Augen und leerte den Becher bis zum letzten Tropfen. Dann ließ sie ihren Kopf wieder auf das Kissen fallen und schien in eine Art Schlaf zu fallen.

Thegan sah sie besorgt an. »Was denkst du – wie schnell wirkt dein neues Wundermittel?«, flüsterte er.

Ein Schulterzucken war die Antwort. »Ich habe keine große Erfahrung damit, tatsächlich ist mir diese Medizin erst in den letzten Tagen eingefallen.«

»Sie stammt nicht aus deinem Garten?« Thegan sah seinen Freund fragend an.

Abwehrend hob der die Hände. »Nicht wirklich. Ich erkläre es dir später.«

In diesem Moment erschien Bertrada hinter ihnen. »Ich würde sie gerne untersuchen, dafür sollte aber kein Mannsvolk anwesend sein. Wärt ihr so nett und wartet wieder vor der Tür? Habt keine Sorge, wenn irgendetwas passiert, werde ich euch sofort holen.«

Thegan streichelte noch einmal über Hemmas Stirn. Sie schien es nicht zu spüren und blieb reglos liegen. Vorsichtig beugte Thegan sich vor und beobachtete aufmerksam ihren Brustkorb. Erst als er erkennen konnte, dass er sich fast unmerklich hob und senkte, verließ er seine frisch angetraute Frau. »Pass gut auf sie auf«, murmelte er in Richtung der Hebamme, dann erhob er sich und ging durch das große Zimmer ins Freie. In diesem Moment wollte er nicht mit den beiden anderen Männern reden.

In der Straße fegte ein eiskalter Wind um die Ecke und wirbelte kleine Schneewölkchen auf, die in die Höhe stiegen und dann wieder in sich zusammensanken. Es war Nachmittag, aber das matte Licht ließ schon wieder nach. Nicht mehr lange, und es würde wieder Nacht werden. Eine Nacht, in der die bösen Geister unterwegs waren und hoffentlich nicht seine Hemma holen würden. Thegan verbot sich alle bösen Gedanken. An diesem Tag würde er Vater werden – und vielleicht würde Walahfrids Medizin diesmal wirken. Was er wohl in den Tee getan hatte?

Hinter ihm flog mit einem dumpfen Schlag die schwere Tür auf. »Komm herein, Thegan! Es ist kalt, und ich brauche deine Hilfe«, rief Walahfrid. Drinnen nahm er ihn beiseite. »Der Tee scheint zu wirken. Aber ich fürchte, wir müssen ihr mehr von dem Wirkstoff geben, damit wir sie retten können. Das Problem ist: Ich habe nicht mehr!«

»Was war es denn?«

»Es ist die Ambrosia deines maurischen Freundes. Wir waren blind, dabei lag das Offensichtliche die ganze Zeit vor uns. Er hat dir den Samen gegeben – und genau das ist der Teil der Pflanze, den du auch verwenden solltest. Wir haben die ganze Zeit geglaubt, er hätte dir den Samen gegeben, damit du deine Arznei selbst anbauen kannst. Aber die Wahrheit ist sehr viel einfacher: Er hat dir den Samen gegeben, damit du ihn verwenden kannst. Der Tee war aus den Samen, die ich im Herbst aufgehoben habe – und siehe da, Hemma geht es besser. Doch nun braucht sie mehr davon. Womöglich kann sie die Körner sogar einfach kauen, vielleicht benötigen wir gar keinen Tee. Leider habe ich ihr den Rest meiner Samen gegeben … Hast du irgendwo noch etwas davon?«

Enttäuscht schüttelte Thegan den Kopf. »Nein. Alles, was ich hatte, war in diesem Beutel, den ich dir gegeben habe …« In diesem Moment hielt er inne. Vor seinem inneren Auge sah er, wie er seinerzeit durch eine Unachtsamkeit einen Teil der Kügelchen auf den Boden geworfen hatte, wo sie in eine Ritze an der Wand in seinem Zimmer gekullert waren. Damals war er der Meinung gewesen, dass er mehr als ausreichend von diesen Samen hätte, und hatte sich nicht die Mühe gemacht, sie aufzuheben.

»Es müssen noch ein paar in meiner Kammer sein! Ich habe sie verloren, als ich … Ach, ich erkläre es dir später!«, rief Thegan. »Warte, ich komme gleich wieder!« Damit wickelte er sich wieder fest in seinen Umhang und stürmte aus dem Haus.

Er rannte durch die engen Straßen der Klosterstadt, so schnell ihn seine Beine trugen. Erst in seinem Zimmer erlaubte er sich innezuhalten. Der Boden bestand aus großen Steinen mit schmalen Fugen dazwischen. Der Raum war sicher an die hundertmal gefegt worden, seit ihm die Samen entglitten waren. Schwer atmend ließ Thegan sich auf den Boden sinken und versuchte in die Spalten zu spähen, aber es war viel zu dunkel. Fluchend richtete er sich auf und sah sich um. Auf dem Tischchen neben seinem schmalen Bett stand eine Kerze, die er mit dem Kienspan entzündete.

Mit dem kleinen, flackernden Licht in der Hand ließ er sich wieder auf die Knie fallen und versuchte erneut in die Spalte zu sehen, wo er die Samen vermutete, aber vergeblich. Es war nichts zu erkennen.

Verzweifelt setzte Thegan sich auf und starrte in das Dunkel. Wie waren diese Steine befestigt? Er erinnerte sich, dass er erst vor wenigen Tagen an einigen Arbeitern vorbeigekommen war, die sich in einem Gang am Boden zu schaffen gemacht hatten. Dort musste es das richtige Werkzeug geben.

Ohne lange nachzudenken, machte er sich auf den Weg zu der kleinen Baustelle, die irgendwo hinter dem Scriptorium lag. Und seine Erinnerung hatte ihn nicht getrogen. Die Werkzeuge lagen achtlos in eine Ecke geworfen, der Boden war aufgerissen und wartete noch darauf, dass die Steine sorgfältig verlegt wurden. Thegan griff nach einem schmalen Stemmeisen, das ihm gut in der Hand lag. Damit sollten sich auch die Steine in seinem Zimmer heben lassen.

Wenig später kniete er in dem Raum und bemühte sich darum, einen Stein aus der Verankerung zu lösen, der genau an dem Ort lag, an dem er die Samen vermutete. Er konnte nur beten, dass ihm sein Verstand keine falschen Bilder vorgegaukelt hatte. Immer wieder rutschte das Eisen ab, während sich der Stein keinen Zentimeter bewegte. Thegan spürte, wie ihm trotz der Kälte der Schweiß über den Rücken lief. Er musste es einfach schaffen. Seine frisch angetraute Frau würde ihn sonst noch in der ersten Nacht der Ehe zum Witwer machen …

Verbissen setzte er das Stemmeisen noch einmal an, bewegte langsam und vorsichtig den Hebel nach unten – und tatsächlich bewegte sich der Stein und hob sich um wenige Millimeter aus seiner Verankerung. Thegan hielt ihn mit dem Eisen oben, während er mit der freien Hand nach dem Stein griff und seine Fingerspitzen in den Spalt krallte. Unendlich langsam konnte er den Stein bewegen, packte ihn schließlich mit beiden Händen und rollte ihn zur Seite. Spätestens jetzt war der Adelige sich sicher, dass dieses Kloster für die Ewigkeit gebaut war: Wenn es schon so schwer war, einen einzigen Stein wieder aus seiner Verankerung zu heben, musste es unmöglich sein, das ganze Kloster zum Einsturz zu bringen.

Seine Hand zitterte nach der Anstrengung, als er die Kerze in den entstandenen Hohlraum hielt, um nach den Samen zu sehen. Doch außer Staub und ein wenig Sand, der die Fugen verschlossen halten sollte, war nichts zu erkennen. Entschlossen griff er nach dem nächsten Stein. Schon wollte er am Erfolg seiner Unternehmung zweifeln, da entdeckte er unter dem nächsten Stein eine Handvoll Samen. Voller Sand und Staub, aber unversehrt.

Er sammelte sie so sorgfältig auf, als wären es feine Goldkörner. Und in diesem Augenblick waren sie ihm wertvoller als jeder Reichtum der Welt. Behutsam legte er sie in ein kleines Tuch, das er verknotete – und machte sich dann auf den Weg zurück in Routgers Haus.

Während er durch die Pforte aus dem Kloster rannte, rief die Glocke die Mönche wieder zu ihrem Gebet zu den Vigilien. Eine ganze Nacht und ein ganzer Tag waren vergangen, seit er Bertrada zu Hemma geholt hatte. Die Kräfte seiner zierlichen Frau konnten nicht mehr sehr groß sein.

Ohne zu klopfen, stürmte Thegan in das Haus seines Schwiegervaters. Der Fischer saß immer noch an seinem Platz und sah verzweifelt auf seine großen Hände. Walahfrid rührte am Ofen in einem Becher, in dem er irgendein Gebräu bereitet hatte. Und aus dem Zimmer, in dem Hemma lag, drangen die Gerüche nach verbrannten Kräutern, mit denen Bertrada die Luft reinigen und böse Geister fernhalten wollte.

Thegan streckte Walahfrid den Beutel mit den Samen entgegen. »Ich habe wirklich noch einige gefunden. Hoffentlich reichen sie!«

Der Mönch knotete das Tuch auf, sah hinein und nickte. »Ich denke, das müsste ihr helfen. Die Wirkung meines ersten Tees lässt allmählich nach – aber ich bin voller Hoffnung, dass wir sie retten können. Lass mich ruhig hier arbeiten, du kannst zu ihr gehen.«

Ohne ein weiteres Wort drehte Thegan sich um und ging zu seiner Frau. Täuschte er sich – oder wirkte sie nicht mehr ganz so blass und kraftlos wie am Anfang der Nacht? Aber ihre Augen hielt sie immer noch geschlossen, der Atem ging flach. Bertrada saß in einem breiten Holzstuhl in der Ecke, in dem sonst Hemma häufig ihre Näharbeiten machte. Auch sie schien zu schlafen.

Er berührte sie sanft am Arm, und ihre Augen flogen auf. Einen Moment lang wirkte sie wie ein gehetztes Tier, dann erkannte sie ihn und entspannte sich wieder.

»Wie geht es ihr?«, wollte Thegan wissen.

Bertradas Blick wanderte zu Hemma. »Sie hat nicht mehr viel Kraft, aber du hast ein mutiges Mädchen geheiratet. Und der Tee von Walahfrid hat ihre Blutungen fast zum Erliegen gebracht. Ich muss ihn später fragen, was das für ein Kraut ist. Damit könnte ich so einige Leben retten … Jetzt muss ich ihr erst einmal etwas geben, das die Geburt wieder voranbringt. Ihre Wehen sind im Augenblick zu schwach, um ein Kind herauszupressen. Aber Walahfrid möchte ihr mehr von seinem geheimnisvollen Tee geben, bevor ich ihr Kräuter gebe, die ihre Wehen verstärken. Dann sehen wir weiter.« Sie lächelte ihn aufmunternd an. »Aber ich bin sehr viel besserer Hoffnung als noch vor einigen Stunden.«

Wenig später verabreichte Walahfrid Hemma einen zweiten Tee, den sie brav bis zum letzten Tropfen leerte. Als Bertrada ihr dann wie angekündigt einen Kräutertrunk gab, wurden die Wehen wieder stärker. Jetzt konnte Hemma sich nicht mehr beherrschen, und ihr Stöhnen tönte durch das ganze Haus. Routger saß mit blassem Gesicht auf seiner Bank und bewegte lautlos seine Lippen, während er ein Gebet nach dem anderen sprach.

Thegan stand an einem der winzigen Fenster und starrte nach draußen in die Nacht. Ganz allmählich wurde es heller, der Himmel verfärbte sich von einem tiefen Schwarz zu Dunkelblau. Die Sterne verblassten, und ein klarer kalter Wintertag brach an. Während die Sonne über den Horizont kroch, ertönte Hemmas lautes Schreien – das Augenblicke später vom ersten Schrei des Neugeborenen unterbrochen wurde.

Bertrada kam aus dem Nebenzimmer und hielt Thegan ein kleines Bündel hin, aus dem es leise quäkte. »Hier ist deine Tochter. Kümmer dich um sie, während ich deine Frau versorge.«

Eine Tochter. Thegan sah fassungslos auf das kleine rote Gesicht, das zwischen den Tüchern lag. Die Äuglein waren offen, und der kleine Mund schien nach Nahrung zu suchen. Er hielt ihr ungläubig seine Hand vors Gesicht, und sie fing an, heftig an einem Knöchel zu saugen. Die Kleine hatte Hunger.

»Ich habe eine Tochter!«, rief Thegan.

Routger erhob sich und stellte sich neben seinen Schwiegersohn. Während er seine Enkelin betrachtete, lief ihm eine Träne übers Gesicht. »Meine Enkelin«, murmelte er. »Und Hemma ist am Leben!«

»Richtig!«, sagte Bertrada. »Und ihr dürft sie jetzt auch besuchen!«

Mit dem winzigen Säugling im Arm, der immer noch heftig an seinem Knöchel saugte, kam Thegan zu Hemma. Sie lächelte ihm entgegen. »Ich habe dir doch gesagt, dass alles gut wird.«

Noch bevor Thegan etwas erwidern konnte, stand Routger an Hemmas Bett, kniete nieder und ergriff ihre Hand. »Seit Monaten nehme ich Abschied von dir – und jetzt dieses Wunder! Du hast keine Ahnung, wie glücklich ich bin …«

»Wahrscheinlich doch.« Hemma sah ihren Vater an. »Ich habe deine Angst gesehen und konnte dir nicht helfen. Was nützt es denn, wenn ich in einem fort erkläre, dass ich anders als meine Mutter bin? Mich kriegt niemand unter, da bin ich mir jetzt sicher!« Ihr Blick wanderte weiter zu Thegan, Walahfrid und Bertrada, die sich im Hintergrund hielten. »Aber ich habe auch die besten Menschen um mich, die man sich wünschen kann. Wie hätte mir etwas passieren können mit einem so kräuterkundigen Mönch, einer helfenden Hebamme und meinem Mann an meiner Seite?«

Thegan trug das kleine Kind zu Hemma. »Sie ist wunderschön«, flüsterte er, als er ihr das kleine Mädchen in den Arm legte. »Und ich fürchte, sie ist sehr hungrig.«

»Dann wird es Zeit, dass ihr wieder den Raum verlasst«, ordnete Bertrada mit an. »Ihr solltet Mutter und Kind wenigstens einen Augenblick alleine lassen, damit sie sich aneinander gewöhnen können.«

Keiner der Männer wagte zu widersprechen, und sie ließen sich von der erschöpft wirkenden Hebamme aus dem Zimmer scheuchen, als wären sie willenlose Schafe. Walahfrid nahm sich seinen Umhang und suchte seine Kräuter und Beutelchen zusammen, um sie in einen großen Sack zu packen. Thegan legte ihm eine Hand auf die Schulter.

»Ich habe dir zu danken, mein Freund«, erklärte er leise. »Nur du hast gerade noch rechtzeitig herausgefunden, was es mit dem geheimnisvollen Samen der Mauren auf sich hat. Damit hast du wohl Hemmas Leben gerettet.«

Ein leises Schulterzucken war die Antwort. »Tragisch ist dabei nur, dass wir niemandem sonst helfen können. Ich habe die Samen bis hin zum letzten Kügelchen für dein Mädchen verbraucht. Wir werden diese Ambrosia wohl niemals anderen Frauen geben können. Das bedrückt mich – es wäre so einfach gewesen, wenn wir nur etwas früher darauf gekommen wären, was wir mit dem Samen tun sollen. Vielleicht bin ich doch nicht das Genie, für das ich mich so gerne halte. Und Eitelkeit wird vom Herrn sofort bestraft.« Er schüttelte den Kopf und sah trotz seiner jungen Jahre müde aus.

»Wie konnten wir auch ahnen, dass wir die Lösung unseres Rätsels die ganze Zeit in den Händen hielten?« Thegan nahm Walahfrid an beiden Schultern und sah ihn an. »Du hast heute gleich mehrere Leben gerettet, Walahfrid Strabo. Geh und danke deinem Schöpfer dafür, dass er dir einen so scharfen Verstand gegeben hat. Der Kaiser in Aachen ist zu beneiden um seinen neuen Berater. Du wirst in diesem Reich unersetzlich werden.«

»Eitelkeit ist eine Sünde«, meinte Walahfrid lächelnd. »Ich bin nicht so dumm, auf diese Verlockung des Teufels hereinzufallen. Du weißt doch: Wen Gott hoch erhebt, den lässt er auch tief fallen. Ich sollte mich weiter bemühen, den Herrn im Himmel bei Laune zu halten.«

Damit schulterte er seinen Beutel und verschwand. Auch Bertrada kam aus dem Zimmer und griff nach ihrem Umhang.

»Mutter und Tochter schlafen jetzt. Sollte es noch einmal zu Blutungen kommen, dann solltest du direkt nach deinem Freund schicken, er scheint das richtige Mittel zu kennen.« Ein müdes Lächeln glitt über ihr Gesicht. »Und wenn du ihn siehst, kannst du ihm ausrichten, dass ich ihn um ein Samenkorn von diesem Kraut anflehe. Ich denke, man kann damit viel Gutes bewegen. So manche Frau würde damit wohl überleben …«

Thegan zwang sich zu einem schiefen Grinsen. »Ich fürchte, auch Walahfrid hat heute sein letztes Samenkorn für Hemma gegeben. Er hatte nur sehr wenig davon – und wir haben jetzt alles verbraucht. Und ich werde kaum wieder in das Land gehen, aus dem dieser Same stammte.«

»Oh, das ist schade.« Bertrada sah tatsächlich unglücklich aus. »Aber solltet ihr durch irgendeinen Zufall doch noch einen Samen finden, dann lasst es mich wissen.«

»Sicher«, versprach Thegan. »Auch wenn ich dir keine allzu großen Hoffnungen machen kann. Womit kann ich dich denn bis dahin für deine Dienste entlohnen?«

»Ein Stück Tuch, drei Brote und ein Liter Öl. Du kannst es mir in den nächsten Tagen zu meinem Haus bringen. Vielleicht kann dich Hemma dann ja schon begleiten. Ein wenig Bewegung an der frischen Luft tut ihr dann sicher gut. Und ich würde mich freuen, euch alle drei zu sehen.«

Als sie an ihm vorbei durch die Tür ging, hielt Thegan sie kurz am Arm fest und sah ihr in die Augen. »Ich möchte dir noch einmal danken, dass du in diesen Stunden nicht von Hemmas Seite gewichen bist. Es ist auch dir zu verdanken, dass unsere kleine Tochter so gesund das Licht der Welt erblickt hat.«

Bertrada löste sich aus seinem Griff und lächelte. »Erinnere dich an deine Dankbarkeit, wenn ich einst in Not geraten sollte. Das wäre mir der größte Dank.« Und dann war auch sie verschwunden.

Als Thegan sich umdrehte, stand er Routger gegenüber. Die beiden Männer sahen sich an – jetzt als Schwiegersohn und Schwiegervater. Routger brach als Erster das Schweigen.

»Wie soll die Kleine denn heißen?«

»Irmingard – das haben Hemma und ich so beschlossen.«

»Das gefällt mir. Und auch Hemmas Mutter hätte es gefallen, dass sie einst ihrer Enkelin den Namen schenkt.« Er zögerte kurz, bevor er weiterredete. »Wie sehen jetzt deine Pläne aus? Du hast jetzt eine Frau und eine Tochter und kannst den beiden nicht einmal ein Dach über dem Kopf bieten. Oder soll ich etwa ausziehen und mir eine Kammer suchen, damit ihr hier leben könnt?«

»Natürlich nicht!« Thegan hob abwehrend seine Hände. »Es würde auch nicht zu meinen Absichten passen. Ich werde mir ein Stück Land einige Schritte von der Klosterstadt entfernt kaufen. Dorthin will ich ein Haus stellen und ein Gärtchen wie das des Walahfrid anlegen. Ich denke, mit diesen Kräutern kann ich in der Klosterstadt und im Kloster viel Gutes tun. Und so hat es auch einen Sinn, dass Walahfrid mir im vergangenen Jahr so vieles beigebracht hat.«

Routger zog seine Augenbrauen zusammen. »Und deine Familie? Du willst tatsächlich mit deinem Bruder brechen?«

»Madalfried wird mich nicht vermissen. Was soll er tun? Der Titel und das Haus meines Vaters gehören ihm schon. Ich wäre für ihn nur ein Gutsverwalter, den er für zwei Kammern in einem großen Haus und das Recht auf die Teilnahme am gemeinsamen Essen bei sich dulden müsste. Und ich würde nach wenigen Wochen seine Launen nicht mehr ertragen. Nein. Ich schicke ihm einen Boten, der ihm von meiner Heirat mit Hemma berichtet – und dann hoffe ich, dass er mich einfach vergisst. Meine Heimat und die deiner Tochter ist hier auf der Insel. So kannst du auch deine Enkelin heranwachsen sehen. Ich hoffe, das hilft dir ein wenig über den Abschiedsschmerz hinweg.«

Routger sah ihn eine Zeit lang an. Dann streckte er ihm seine große, schwielige Hand entgegen. »Ich muss mich bei dir entschuldigen. Ich hielt dich für einen dieser Adeligen, der glaubt, dass ihm einfach alles gehört, und der es sich auch nimmt. Jetzt muss ich sehen, dass du mehr an andere Menschen denkst, als ich es jemals für möglich gehalten habe. Wenn du es zulässt, dann würde ich dir gerne meine Hilfe beim Bau des neuen Hauses anbieten. Ich bin zwar nur ein Fischer, aber einen Balken kann ich auch aufrichten. Und gegen ein paar frische Fische aus dem Gnadensee wird wohl auch der eine oder andere Zimmermann mit anpacken!«

Thegan nahm die ausgestreckte Pranke seines Schwiegervaters in beide Hände. »Ich freue mich sehr, dass du uns beim Errichten unseres gemeinsamen Hauses helfen willst. Noch mehr aber bedeutet es mir, dass du damit meiner Verbindung mit deiner Tochter jetzt den Segen gibst.«

21.

Das Laptop war genauso dunkel wie die Welt vor meinem Zimmerfenster. Ich blinzelte und versuchte zu begreifen, was eben geschehen war. Offenbar hatte ich schon wieder eine dieser Visionen gehabt, die sich mir zu den unpassendsten Zeiten aufdrängten.

Plötzlich setzte ich mich kerzengerade hin. Das Kraut. Die feinen gefiederten Blättchen. Waren das womöglich die winzigen Pflänzchen, die ich kürzlich im geheimnisvollen Beet des Hortulus gesehen hatte? Mit aller Kraft bemühte ich mich darum, mich an den Traum zu erinnern. Waren diese Samen nicht alle verbraucht? Verschwommen spuckte mein Hirn die Bilder von Thegan aus, der unter dem Steinfußboden seiner Kammer nach diesen Kügelchen suchte. Hatte er doch noch welche gefunden? Aber wie hatten diese Samen bis heute überlebt und waren im Nachbau des Beetes von Walahfrid gelandet? Doch wie sehr ich mich auch anstrengte, auf diese Frage fand ich keine Antwort.

Mit einem Kopfschütteln schaltete ich endlich das Lämpchen auf meinem Nachttisch an und sah auf die Uhr.

Zwei Uhr nachts.

Der Wirtin hatte ich vor mehr als zwölf Stunden Bescheid gegeben, dass ich jetzt »sofort« aufbrechen wollte. Die Frau musste mich für eine komplette Idiotin halten. Oder hatte sie etwa an meine Tür geklopft, und ich hatte das in meinen tiefen Träumen nicht mitbekommen? Jetzt blieb mir nichts anderes übrig, als bis zum Morgen zu warten und dann wirklich das Weite zu suchen. Merkwürdigerweise fühlte ich mich durch meinen langen Schlaf nicht einmal erholt. Ganz im Gegenteil.

Mein Magen knurrte vernehmlich, und ich stopfte mir zwei oder drei der trockenen Kekse in den Mund, die ich noch in meiner Tasche hatte. Dann tippte ich auf meinem Laptop unter einer Ahnenforschungsseite die Angaben ein, die ich jetzt kannte. Thegan, Bertrada, Routger, Hemma … gab es all diese Gestalten wirklich? Hatten sie irgendwelche Spuren in der Geschichtsschreibung hinterlassen? Oder waren sie allesamt nur ein Hirngespinst meiner Träume?

Ohne große Hoffnung bemühte ich mich um möglichst genaue Angaben. So jung, wie Walahfrid in meinen Visionen gewesen war, musste es vor 830 gewesen sein. Außerdem war er später tatsächlich an den Hof des Königs gegangen, war ein enger Berater von Königin Judith geworden und hatte sich um die Kinder des Königs verdient gemacht. Eine Bilderbuchkarriere des Mittelalters, die leider dadurch geendet hatte, dass er in einem Fluss ertrank. Er hätte sich von seinem Freund Thegan zeigen lassen sollen, wie man schwimmt.

Wenn es diesen Thegan denn wirklich gegeben hatte, dachte ich grimmig und begann mit der Suche. Natürlich hatte ich keine Ahnung, aus welchem Adelsgeschlecht er stammte, aber immerhin den Namen seines Bruders wusste ich. Das Ergebnis meiner Recherche war wenig befriedigend. Thegan war kein seltener Name im 9. Jahrhundert, es gab einige Krieger und Kämpfer, die damals gegen die Mauren angetreten waren. Aber »mein« Thegan, der sich auf der Reichenau niedergelassen hatte? Fehlanzeige.

Also weiter. Den Fischer Routger brauchte ich natürlich nicht namentlich zu suchen. Ich erfuhr bei meinen Recherchen nur, dass der Bodensee in den Hungerjahren fast leer gefischt gewesen war. So leer, dass der Abt seinen Mönchen den Genuss von Fleisch in der Fastenzeit erlaubt hatte, da es einfach keinen Fisch mehr gab. Und ich hatte immer gedacht, dass die Überfischung ein modernes Problem darstellte.

Gottschalk zu finden war hingegen kein Problem. Auch wenn seine weitere Geschichte bei mir für alles andere als gute Laune sorgte. Er hatte tatsächlich die Profess ablegen müssen, war aber nicht von seiner persönlichen Auslegung des Augustinus abgewichen: Gottschalk war bei seiner Meinung geblieben, dass es jedem Menschen bei Geburt vorherbestimmt sei, ob er den Zustand der Gnade erreichen werde oder eben nicht. Weshalb man mit eigenen guten Taten nicht unbedingt etwas ausrichten könne. Diesen revolutionären Gedanken konnte die Kirche nicht dulden. Sie folterten ihn, sie sperrten ihn ein, und am Schluss wurde er umgebracht. Gottschalk als echtem Freigeist war es allerdings egal, dass er ohne die Tröstungen der Kirche sterben musste: Er war sich absolut sicher, dass er bei seinem Herrn war.

Vielleicht sollte ich probieren herauszufinden, was aus Thegans Plänen geworden war? Es konnte immerhin sein, dass er sich seinen Traum von einem Leben als Kräutergärtner erfüllt hatte. Ich begann nach der ältesten Gärtnerei zu suchen, die sich auf dieser Insel um die Anzucht von Kräutern kümmerte.

Linde.

Natürlich, darauf hätte ich gleich kommen können. Simon hatte ja erzählt, dass seine Familie seit Jahrhunderten Kräuter anbaute. Ich stellte fest, dass es diesen Kräuterladen schon im 14. Jahrhundert gegeben hatte. Irgendwann im 12. Jahrhundert fand ich den letzten Hinweis auf die Familie auf einer Votivtafel in einer Kirche. Ging man noch weiter zurück, verlor sich die Spur der Lindes im Dunkel der Geschichte …

Einige Minuten lang saß ich einfach nur da und starrte in die Dunkelheit. Bis jetzt war ich der Meinung gewesen, dass meine überspannte Phantasie dem Adeligen Thegan ähnliche Gesichtszüge wie dem kräuterkundigen Simon Linde gegeben hatte. Schwarze Locken, hohe Wangenknochen, schmale Schultern und eine hohe Gestalt. Dazu auffällig helle Haut und lange, schmale Hände. Was aber, wenn das nicht einer Laune meines Gehirns entsprungen war, sondern einem sehr dominanten Gen? Wenn Simon Linde ein Nachfahre von Thegan war?

Sei jetzt nicht albern, Lena!, schalt ich mich. Nach ein paar lebhaften Träumen glaubst du, dass ein netter junger Mann, den du zufällig kennengelernt hast und den du sehr sympathisch findest, von einem mittelalterlichen Kämpfer abstammt, der dich in deinen merkwürdigen Träumen heimgesucht hat? Und Simon selber sollte das nicht wissen? Das war mehr als unwahrscheinlich.

Langsam richtete ich mich auf, streckte meinen Rücken, klappte mein Laptop zusammen und trat ans Fenster. Die Sterne verblassten schon, und am Horizont war ein heller Streif zu sehen, der den nahenden Morgen ankündigte. Es wurde Zeit, in mein eigenes Leben zurückzukehren – und die Sache mit dem zerstörten Buch zu regeln.

Ich betrachtete den Garten, in dem die Vögel um die Wette sangen und die Frühlingsblumen in voller Blüte standen. Weiter hinten sah ich die Silhouette der Klosterkirche, die seit dem 9. Jahrhundert noch einige Umbauten erlebt hatte. Die Kirche, wie Thegan sie kannte, stand nicht mehr – ebenso wenig wie die Klosterstadt, die sich so eng daran geschmiegt hatte. Damals war hier, wo jetzt die Pension stand, noch offenes Feld gewesen. Das galt auch für das Haus und die Beete der Lindes. Es lag nicht so weit weg, dass es einsam gewesen wäre. Aber auch nicht so nah an der Stadt, dass man ständig fremde Menschen grüßen musste. Eigentlich genau der Ort, den man sich als junge Familie aussuchen würde.

Ich hörte, wie unten im Frühstücksraum die Teller klapperten, und wandte mich vom Fenster ab, um ins Bad zu gehen. Erst als mir das heiße Wasser in einem dicken Strahl auf den Kopf prasselte, fühlte ich, wie die Träume und Gedanken der Nacht von mir abfielen. Schon als ich mich abtrocknete, kam es mir so vor, als sei ich von einem Traum erwacht, der keinen Einfluss mehr auf mein Leben hatte.

Ich kramte ein T-Shirt aus meiner Tasche, stieg in die dünnen Stoffschuhe, die endlich wieder trocken waren, schulterte meine Tasche und machte mich auf den Weg in den Frühstücksraum. Es war an der Zeit, endlich mit dem Rest meines Lebens anzufangen.

Die Wirtin sah mir stirnrunzelnd entgegen. Noch bevor sie etwas sagen konnte, lächelte ich und sagte: »Können Sie sich das vorstellen? Ich bin gestern einfach noch einmal eingeschlafen! Das Klima hier am See macht so unglaublich müde. Ich hoffe, ich habe Ihnen mit meiner ungeplanten Verlängerung meines Urlaubs keine Unannehmlichkeiten bereitet.«

Sie konnte so früh am Morgen wohl nicht mit meiner Redseligkeit umgehen. »Und? Reisen Sie heute ab?«, knurrte sie stattdessen. »Dann bringe ich Ihnen gleich die Rechnung. Und dieses Mal wäre es nett, wenn das Zimmer dann auch wirklich frei werden würde. Um zehn möchte ich es putzen. Ist das in Ordnung?«

»Aber sicher – ich habe es schon geräumt, Sie können sofort loslegen«, erklärte ich, schnappte mir eine Brezel vom Büfett und holte mir eine herrliche Tasse Kaffee, die ich mit Genuss an meinem Tisch trank.

Keine Ahnung, woher mein Optimismus an diesem Morgen kam. Aber mir kam es zumindest so vor, als ob mein Weg wieder klar und deutlich vor mir lag: Ich wollte diesen ganzen Schlamassel mit dem alten Buch und dem Walahfrid-Manuskript möglichst schnell aus dem Weg räumen. Und dann dieses Studium beenden, egal ob mit akademischen Ehren oder einem Rauswurf. Denn es konnte durchaus sein, dass Simon und Erik völlig zu Recht erkannt hatten, dass ich nicht für eine akademische Karriere geschaffen war. Vielleicht sollte ich wirklich alles daransetzen, mein Talent mit Pflanzen auch beruflich zu nutzen.

Ich zahlte, warf meine Tasche in den alten Golf meiner Mutter und machte mich auf den Heimweg. Auf der Reichenau hatte ich nichts von dem erreicht, was ich mir vorgenommen hatte – aber es fühlte sich besser als vorher an. Immerhin etwas.

Als ich an der Kirche vorbeifuhr, nahm ich für einen Moment den Fuß vom Gas. Unwillkürlich musste ich wieder an das untergegrabene Kraut des Vortags denken. Die zarten Blätter, die irgendjemand mit roher Gewalt aus dem Boden gerissen hatte.

Ohne lange nachzudenken, trat ich auf die Bremse und fuhr auf den Parkplatz. Mit ein bisschen Glück war doch noch ein kleiner Trieb da, den ich in einem geschützten Frühbeet vielleicht dazu überreden konnte, ein weiteres Mal auszuschlagen. Dann würde ich wenigstens das Geheimnis um diese Pflanze lösen und herausfinden, ob es einfach nur eine spontane Aussamung war oder ob es sich hier wirklich um die so lange gesuchte Ambrosia handelte.

Augenblicke später kniete ich vor dem umgegrabenen Bett. Meine Hoffnung wurde nicht enttäuscht. In einer Ecke hatte der Mensch, der das hier so grob umgewühlt hatte, nicht sorgfältig genug gearbeitet. Zwei kleine Blättchen arbeiteten sich unbeirrt durch die Erdkrumen ins Licht. Ich nestelte ein unbenutztes Papiertaschentuch aus meiner Hosentasche und tauchte es in eine Gießkanne, die bis an den Rand gefüllt unter einem Wasserhahn stand. Dann grub ich sorgfältig rings um das zarte Pflänzchen ein Loch in die Erde und hob es so vorsichtig wie möglich nach oben. Die Chancen standen gut, dass es im nassen Taschentuch überleben würde.

»Lass es doch gut sein«, ertönte hinter mir eine Stimme. »Diese Pflanze bewirkt nichts Gutes. Und die Suche nach ihr auch nicht. Warum hörst du nicht einfach damit auf, einem Geheimnis hinterherzujagen, das du doch nicht lösen kannst?«

Eindeutig die Stimme von Simon. Ich schloss sorgfältig das Taschentuch über meinem zarten Fund, erhob mich und drehte mich langsam um. »Wenn du weißt, was diese Pflanze bewirkt – wie kommt es, dass du sie vorgestern angeblich nicht erkannt hast? Und wenn du dir jetzt so sicher in der Bestimmung bist: Warum willst du dieses

Wissen nicht mit mir teilen?« Ich merkte selber, dass meine Stimme bitter klang.

Simon hob hilflos die Hände. »Egal, was ich sage, du wirst mir nicht glauben. Du musst eine Wahrheit mit Händen fassen können, damit du sie auch glaubst. Und diese Art des Wissens kann ich dir nicht bieten.«

»Versuch es doch einfach«, entgegnete ich und spürte, wie meine Fröhlichkeit des Morgens schwand und einem Zorn Platz machte, der sich vor allem auf Simon konzentrierte. Ich war viel zu wütend über seine plötzliche Abweisung gestern. Und sein Gerede über merkwürdige Wahrheiten wollte ich auch nicht hören.

»Diese Pflanze …« Er deutete auf das leere Beet. »Dabei mag es sich wirklich um das gesuchte Ambrosiakraut handeln. Aber du musst mir glauben: Es bringt Unglück, wenn man zu sehr danach sucht. Deine Eltern haben es getan – und meine Eltern mit dieser Suche angesteckt. Und am Schluss waren alle vier tot und haben ihr Wissen mit ins Grab genommen. Ich möchte dafür sorgen, dass niemand mehr nach diesem Wissen sucht.«

Ich hob mein Taschentuch in die Höhe. »Es ist gefunden, Kräutermann! Die Suche ist beendet, wie sollte sie also Unglück bringen? Und nur zu deiner Information: Meinen Eltern geht es wunderbar, sie sitzen in ihrem Häuschen, füttern die Ziegen und gehen mit ihrem schlecht erzogenen Hund Gassi. Sie wissen nichts von Ambrosia, es interessiert sie auch nicht, und sie werden garantiert nicht bei der Suche danach ums Leben kommen, klar? Das mit deinen Eltern tut mir leid, aber vielleicht solltest du dir besser professionelle Hilfe suchen, damit du endlich über diesen Verlust hinwegkommst.«

Simon sah mich betreten an. »Ich weiß, das kommt für

dich jetzt überraschend, aber deine Eltern …« Er brach ab und suchte nach Worten. »Das sind nicht deine Eltern.«

»Alles klar, meine echten Eltern wurden auf der Suche nach Ambrosia von Außerirdischen entführt und lungern jetzt in einer Art Zwischenwelt herum – und meine jetzigen Eltern haben mich auf ihrer Türschwelle gefunden und mich für ein Geschenk des Himmels gehalten.« Ich sah ihn wütend an. »Du musst mit deinen Hirngespinsten fertigwerden, Simon. So ein früher Verlust der Eltern kann ein tiefes Trauma auslösen. Aber die Schuld hat ganz bestimmt nicht ein Kräutlein in einem historischen Nachbau eines mittelalterlichen Klostergartens. Das ist nur eine fixe Idee von dir.«

»Ist es nicht!«, rief Simon. »Ich habe keine Ahnung, wie ich dich dazu bringen kann, mir zu glauben, oder wie du deine vermeintlichen Eltern dazu bringen kannst, dir endlich die Wahrheit zu sagen. Aber wenn es von uns beiden einen gibt, der nicht weiß, wovon er redet, dann bist du das.«

Er deutete auf das feuchte Taschentuch, das ich immer noch in der Hand hielt. »Und ich habe wirklich nicht auf Anhieb gewusst, worum es sich bei dieser Pflanze handelt. Oder wer du bist. Aber nachdem wir uns das letzte Mal gesehen haben, ist es mir auf einmal klar geworden. Ambrosia gab es nie bei meinen Vorfahren, das war immer nur ein Geheimnis der Reichenauer Hebammen. Und ich habe keine Ahnung, warum Christine ausgerechnet dein Auftauchen zum Anlass genommen hat, dieses Zeug in den Hortulus zu werfen. Aber sie hat es getan …«

»So, so, Christine ist schuld. Wer ist das überhaupt?« Kopfschüttelnd drehte ich mich um. »Und das todbringende Kraut wächst schon seit ewigen Zeiten auf der

Reichenau, es hat nur keiner gewusst, wo? Was für ein Schwachsinn!«

»Jetzt hör mal zu, Lena. Hier auf der Insel gibt es eine Familie, deren Frauen seit Jahrhunderten Hebammen werden – und Christine ist eine davon. Sie können helfen, wo es sonst niemand kann. Aber was sie verwenden und wie sie es anbauen, das war immer schon ihr Geheimnis. Bitte glaub mir, es bringt Unglück, danach zu forschen.«

»Ja«, erwiderte ich trocken. »Ich habe nicht alles verstanden, aber diese drei Blättchen, die nicht einmal giftig sind, haben offensichtlich den Tod meiner Eltern verantwortet. Und den Tod deiner Eltern. Und offensichtlich haben dann noch die Killerhebammen der Reichenau ihre Hände im Spiel. Um ehrlich zu sein, verstehe ich kein Wort von dem, was du sagst. Du redest in Rätseln, und ich habe keine Lust mehr auf Rätsel in meinem Leben. Und genau deswegen nehme ich jetzt dieses Kraut und fahre zu meinen sehr lebendigen Eltern. Und du solltest versuchen, dein Leben wieder in den Griff zu bekommen, Simon.«

Damit ließ ich ihn einfach stehen und machte mich auf den Weg zum alten Golf meiner Mutter. Ich öffnete die Tür, setzte mich hinter das Steuer und bettete meine Beute auf den Beifahrersitz. Dann machte ich mich auf den Weg nach Hause. Ich fuhr über die schmalen Straßen der Insel bis zu dem zauberhaften Damm mit seiner Allee. Diesmal raste ich über ihn hinweg, ohne auf seine Schönheit zu achten. Die vorbeifliegenden Bäume und das glitzernde Licht zwischen den Stämmen weckten für einen Augenblick merkwürdig fremde Bilder bei mir. Aber ich hatte keine Lust auf fremde Erinnerungen und die Gefühle von Verlust, Schmerzen und Angst.

22.

Einige Stunden später parkte ich das Auto in der Einfahrt vor dem Haus meiner Eltern. Endlich Ruhe. In meinem Kopf hatten sich seit meiner Flucht von der Reichenau die Gedanken überschlagen. Simon hatte beim Kennenlernen so ruhig und besonnen gewirkt, warum nur faselte er jetzt plötzlich wirres Zeug von meinen angeblich verunglückten Eltern und einem Geheimnis, das die Inselhebammen seit Jahrhunderten bewahrten? Und was steckte eigentlich hinter dieser Pflanze, die angeblich das lang gesuchte Ambrosiakraut war und urplötzlich im Nachbau des Hortulus aufgetaucht war?

Ich versuchte mich zu erinnern, wann Simon plötzlich seine Fassung verloren hatte. Als ich ihn nach dem Tod seiner Eltern gefragt hatte? Oder erst nachdem ich ihm den Fund im Hortulus gezeigt hatte?

Die Antwort auf meine vielen Fragen blieb ich mir selber schuldig. Durch das geöffnete Autofenster flatterte ein leuchtend gelber Schmetterling, setzte sich auf das Lenkrad und bewegte langsam seine Flügel. Es gab keinen Zweifel mehr: Der Frühling war in den letzten Tagen mit aller Macht eingezogen. Vorsichtig nahm ich den Schmetterling auf meinen Zeigefinger und hob ihn ins Freie. Dann schulterte ich meine Tasche und lief durch das Gartentor, das sich seit eh und je nur mit viel Kraft und unter quietschendem Protest öffnete. Ein Klang, der sicherer wirkte als das Läuten an der Haustüre.

In diesem Moment kam meine Mutter mir aus dem Garten entgegen. Sie strahlte über das ganze Gesicht und schloss mich in ihre Arme. Ich sog ihren typischen Geruch ein: Sie duftete nach den Broten, die sie selber backte, nach Sonne und Erde aus unserem Garten. Einen kurzen Moment schloss ich die Augen. Das war die heile Welt meiner Kindheit.

Der Augenblick war schnell vorüber. Meine Mutter schob mich auf Armeslänge von sich und sah mich prüfend an. »Du siehst schmal aus. Hast du auf der Insel nichts zu essen gefunden?«

»Doch, schon. Ich habe nur nicht immer daran gedacht, mir etwas zu organisieren«, wehrte ich ab. »Aber das ist nicht so schlimm. Ein oder zwei Kilo weniger schaden doch nicht.«

»Wenn man eine Figur wie du hat, dann schon«, erklärte meine Mutter streng. Sie ist von jeher der Meinung, dass ich etwas zu dünn sei, und lässt sich auch nicht belehren, dass ich eben ein bisschen zierlicher als der Rest der Menschheit bin. Nichts, worum man sich Sorgen machen sollte.

»Komm mit auf die Terrasse«, meinte sie lächelnd. »Das Mittagessen ist gleich fertig. Ich habe einen Nudelauflauf gemacht, den magst du doch gern, nicht wahr?«

Ohne große Gegenwehr ließ ich mich auf die Terrasse hinter dem Haus führen. Eines der wenigen Projekte meiner Eltern, die sie mit Bravour abgeschlossen haben. Der Boden besteht aus Holzplanken, die im Lauf der Jahre hell verwittert sind. Auf der einen Seite wuchert eine Rambler-Rose in eine alte Kiefer empor, die wahrscheinlich allmählich von dem stacheligen Wuchsmonster umgebracht werden wird – aber es sieht großartig aus.

Ein paar Terrakottatöpfe mit Kapuzinerkresse, Rosmarinsträuchern und herrlichen Verbenen sorgen dafür, dass man sein Essen mit frischen Kräutern direkt nachwürzen kann. Besonders die Kapuzinerkresse sieht nach so manchem sonnigen Wochenende reichlich zerrupft aus. Auf der anderen Seite hat mein Vater einen Grill gemauert, der mit seinen alten Sandsteinen ein eigenwillig historisches Aussehen bekommen hat. Mein Vater deckte gerade den Tisch und sagte zur Begrüßung: »Dann hole ich noch einen Teller, mein Liebes.«

Und ich? Ich ließ mich einfach auf den Gartenstuhl fallen, auf dem ich immer saß. Zog meine Schuhe und die Socken aus, spielte mit meinen Zehen in der Sonne und hielt mein Gesicht in ihre wärmenden Strahlen. Alle Probleme waren weit weg.

Erst als ich eine dampfende Portion Nudelauflauf mit viel Gemüse und ein wenig Lachs vor mir auf dem Teller hatte, fragte meine Mutter: »Wie war es denn auf der Reichenau? Hast du irgendetwas gefunden, was dir mit dem Manuskript weitergeholfen hat?«

»Nicht wirklich. Ich dachte, ich wäre einem Geheimnis auf der Spur. Das Merkwürdige an diesem Gedicht ist das vierundzwanzigste Kraut: Alle anderen werden haarklein beschrieben, nur bei diesem weiß bis heute niemand, was Walahfrid da eigentlich meint. Und ausgerechnet ich habe mir eingebildet, ich könnte dieses Rätsel lösen. Tatsächlich liegt im Auto ein Taschentuch, in dem ein mickriger Trieb versucht zu überleben. Wenn ich Glück habe, dann ist es das geheimnisvolle Ambrosiakraut.«

Ich stand auf und wischte meinen Mund mit einer Serviette ab. »Ich sollte das Ding sofort holen, im heißen Auto wird es bestimmt nicht besser.«

Damit rannte ich zum Wagen, öffnete die Tür und rettete das feuchte Taschentuch vor dem Austrocknen. Zurück bei meinen Eltern, legte ich es in den Schatten und öffnete es ein klein wenig, damit die Blätter wieder Luft bekamen.

»Wie bist du denn auf dieses Kraut gekommen?«, fragte meine Mutter neugierig und sah sich die kleine Pflanze genau an.

»Die ist ganz plötzlich in einem historischen Nachbau des Gartens aufgetaucht. Ich habe sie dem dort lebenden Kräuter- und Gartenexperten gezeigt, aber der konnte damit nichts anfangen. Am nächsten Tag war die Pflanze komplett untergegraben. Komische Sache – ich meine, wer zerstört schon eine gesunde, seltene Pflanze?«

»Was für ein Kräuterexperte war das denn?«, erkundigte sich mein Vater.

»Simon Linde heißt er. Seine Familie hat schon seit Jahrhunderten einen Kräutergarten auf der Reichenau, und er baut Sachen an, von denen selbst ich noch nie gehört habe. Wir haben zusammen gekocht und gegessen – ein richtig netter Mann. Bis ich dieses komische Kraut gefunden habe. Da war es so, als hätte sich bei ihm über Nacht ein Schalter umgelegt: Plötzlich hat er angefangen, irgendwelchen Unsinn zu faseln. Er hat zum Beispiel behauptet, dass meine Eltern längst tot seien. Dabei sitze ich in diesem Moment hier bei euch und esse euren Nudelauflauf. Keine Ahnung, vielleicht wird man wunderlich, wenn man zu lange auf so einer Insel lebt …«

Erst jetzt merkte ich, dass meine Eltern auf einmal sehr ernst aussahen und vielsagende Blicke tauschten. Mein Redestrom versiegte.

»Was habt ihr denn?«, wollte ich wissen. »Seid ihr so

erschrocken, bloß weil ein Kräuterladenbesitzer so einen Unsinn über euch verbreitet? Ich denke, diese Welt muss euch noch ein ganzes Weilchen ertragen.«

Meine Mutter legte ihre Gabel zur Seite, als sei ihr mit einem Mal der Appetit vergangen. »Lena, wir müssen dir etwas erzählen. Wir hätten das schon vor Jahren machen sollen, aber wir haben immer auf den perfekten Zeitpunkt gewartet, der natürlich nie gekommen ist. Auch jetzt ist er nicht perfekt – aber ich glaube, wir müssen endlich die Wahrheit auspacken.« Sie sammelte sich und fuhr sich kurz über das Gesicht, bevor sie weitersprach. »Deine Eltern sind wirklich tot.«

Ich spürte, wie mein Mund trocken wurde. Ich brachte keinen Ton heraus, griff mit zitternden Händen nach meinem Mineralwasserglas und stieß es dabei um. »Ich hole eben einen Lappen!«, rief ich und sprang auf. Noch bevor meine Eltern mich stoppen konnten, war ich weg. In der Küche lehnte ich mich einen Augenblick gegen den Kühlschrank und atmete tief durch, damit der Schwindel in meinem Kopf endlich aufhörte. Meine Hände zitterten immer noch, als ich nach einem frischen Glas griff, ein wenig Wasser aus dem Hahn hineinlaufen ließ und einen großen Schluck trank. Dann nahm ich meinen ganzen Mut zusammen und kam zurück auf die Terrasse.

Sorgfältig wischte ich das verschüttete Wasser wieder auf, erst dann wagte ich, meiner Mutter in die Augen zu sehen.

»Was hast du eben gemeint, als du gesagt hast, meine Eltern seien wirklich tot?«, fragte ich schließlich. »Wer waren denn meine richtigen Eltern? Und wer seid ihr?«

Jetzt griff mein Vater ein. Seine tiefe, ruhige Stimme

ließ schon immer jede Katastrophe nur halb so schlimm aussehen. »Wir lieben dich, als wärest du unsere eigene Tochter. Und du lebst bei uns, seit du wenige Wochen alt warst, du kannst also keine Erinnerung an deine leiblichen Eltern haben. Aber in Wirklichkeit ist deine Mutter Thea deine Tante. Und deine richtige Mutter ist ihre Schwester Irmela. Ich bin dein Onkel.« Er zögerte einige Sekunden und suchte nach den richtigen Worten. Dann lächelte er verlegen. »Jahrzehntelang habe ich diese Rede geübt und mir immer wieder überlegt, wann der richtige Zeitpunkt sein würde, sie zu halten. Und jetzt habe ich alles vergessen, was ich dir sagen wollte. Außer dem einen: Wir lieben dich wie unser eigenes Kind, das wir leider nicht bekommen konnten.«

»Und wie …?« Meine Stimme versagte. Ich nahm einen neuen Anlauf: »Wie sind sie denn gestorben? Wer waren meine Eltern?«

Mein Vater – oder besser gesagt der Mann, den ich bis vor wenigen Minuten dafür gehalten hatte – schluckte. »Irmela war drei Jahre älter als Thea und in jeder Hinsicht anders. Sie war eine Wissenschaftlerin vom Scheitel bis zur Sohle. Ganze Tage und Nächte konnte sie sich in eine Bibliothek zurückziehen, wenn sie glaubte, einer Sache auf der Spur zu sein. Dein Vater war keinen Deut besser. Christian war ebenfalls Historiker und hatte sich auf das Mittelalter spezialisiert. Die beiden waren das perfekte Paar. Sie liebten sich und ihre Wissenschaft – alles andere erschien ihnen zweitrangig.«

Ich musste ihn unterbrechen. »Sie waren beide Historiker? Wirklich?«

Mein Vater nickte. »Deswegen haben wir dich wohl auch so sehr in deiner Studienwahl bestärkt. Wir fanden es schön, dass sich das Vermächtnis der beiden durchgesetzt hat. Du weißt schon: Da denkt man an den Kreis, der sich endlich schließt, und solche Dinge.«

»Wie sind sie gestorben?«, wiederholte ich. Mit einem Mal war keine Frage wichtiger als diese. Was hatte meine Eltern dazu gebracht, mich zu verlassen?

»Sie hatten einen Verkehrsunfall. Sind mit dem Auto von der Straße abgekommen, der Wagen hat sich einige Male überschlagen, und sie waren sofort tot. Genau wie ein weiteres Ehepaar, mit dem sie unterwegs waren. Die einzige Überlebende bei diesem Unfall warst du. Erst wenige Wochen alt. Offensichtlich wurdest du sofort aus dem Auto geschleudert, bist auf einem weichen Stück Wiese gelandet und hast nur ein paar blaue Flecken und Kratzer im Gesicht abbekommen. Dort haben dich die Sanitäter gefunden, als ihnen klar wurde, dass sie für die vier Toten nichts mehr machen konnten.« Mein Vater zögerte und sah mich mitfühlend an. »Das Ganze ist da passiert, wo du eben erst gewesen bist. Auf der Reichenau. Sie sind nachts Hals über Kopf weggefahren. Auf dem Damm ist dann das Unglück passiert.«

Mit einem Mal erinnerte ich mich an das merkwürdige Gefühl, das mich heute beim Überqueren des Dammes überfallen und das ich zu ignorieren versucht hatte. Jetzt fügte sich alles wie ein Puzzle zusammen.

»Was wollten sie denn auf der Reichenau? Warum ausgerechnet dort …«

»Das haben wir uns auch gefragt, als du jetzt unbedingt auf diese Insel wolltest. Gibt es so etwas wie einen Fluch, der auf einer Familie liegt? Ich glaube nicht an so etwas. Es ist ein Zufall. Und doch …«

Ich zögerte, bevor ich es wagte, meine nächste Frage

zu stellen. »Gibt es ein Bild von den beiden? Ich würde gerne wissen, wie sie ausgesehen haben.«

Meine Mutter nickte und stand auf. »Ich habe ein Album für dich gemacht. Ich habe mir immer vorgestellt, wie wir dir eines Tages die Geschichte von deinen leiblichen Eltern erzählen. Und dann haben wir den richtigen Zeitpunkt nicht gefunden. Wollten ihn vielleicht auch nicht finden. Mal warst du gerade unglücklich verliebt, dann wieder hattest du Probleme in der Schule, oder du warst in einer rebellischen Phase und hast nicht auf uns gehört ... Wir waren keine Helden, ganz bestimmt nicht.«

Sie verschwand im Inneren des Hauses und tauchte wenig später mit einem in Leinen gebundenen Buch wieder auf. Sie schlug es auf – und mit einem Mal schien es mir, als würde sich eine neue Tür öffnen: Da lächelte mich meine Mutter mit einer anderen jungen Frau im Arm an, die mir ohne Zweifel ähnlich sah. Weit auseinanderstehende Augen und sehr zierlich. Meine Mutter – oder sollte ich sie jetzt Thea nennen? – deutete auf diese Frau und sagte: »Das ist Irmela. Das Bild wurde bei unserem letzten gemeinsamen Urlaub mit unseren Eltern gemacht. Da war ich sechzehn und sie neunzehn – und sie wäre wohl lieber auf irgendwelche Exkursionen gefahren. Entspannen am Strand war da schon lange nicht mehr ihr Ding.«

Sie sah das Bild lächelnd an. »Aber ich denke, sie hat es trotzdem genossen. Den Urlaub, meine ich. Wir waren in Italien, und da konnte sie ja hin und wieder losziehen und alte Steine ansehen.«

Sie blätterte um, und ich sah ein Bild von meiner Mutter Irmela, wie sie neben einem ernsten jungen Mann inmitten von alten Mauern stand. Die beiden betrachteten irgendein Fundstück in ihren Händen, ihre Köpfe berührten sich fast.

»Dein Vater«, erklärte die Frau, die ich bis vor einer halben Stunde für meine Mutter gehalten hatte. »Christian war immer so ernst. Bis heute weiß ich nicht so ganz, was Irmela an diesem Mann gefunden hat. Er hat ihr die letzte Unbeschwertheit genommen, zumindest habe ich das so gesehen.«

Es folgten weitere Bilder. Christian und Irmela vor einer Burgruine und vor irgendwelchen Pyramiden, es gab aber auch Fotos von einer Studentenparty. Es musste Anfang der Achtzigerjahre gewesen sein: Irmela trug eine Dauerwelle, die ihr wirklich nicht stand, und die damals üblichen Bundfaltenhosen, dazu Schulterpolster. Christian machte die Mode nur verhalten mit. Zwei Seiten weiter entdeckte ich meine Eltern bei einer Kundgebung gegen das Atomwaffenlager in Mutlangen. Ich lächelte meine Mutter von der Seite her an. »Waren die etwa Gründungsmitglieder bei den Grünen?«

»Das nicht, aber sie hätten es sein können. Sie haben die neue Partei unterstützt, haben gegen die Pershings, Wackersdorf und Mutlangen demonstriert.« Sie sah versonnen aus. »Damals sind wir uns noch einmal nähergekommen, wir haben für die gleichen Ideale gekämpft. Aber dann haben deine Eltern ihren Uniabschluss gemacht. Sie haben promoviert und hatten immer weniger Zeit für die Politik und die Gesellschaft. Mittelalter – das war ihr Ding.«

»Und du?«

»Ich habe mich damals entschieden, Lehrerin zu werden. Ich mag die Arbeit mit Kindern und denke, dass man auch so die Zukunft verändern kann. So wie ich überhaupt glaube, dass es wichtiger ist, die Zukunft zu gestalten, als die Vergangenheit zu verstehen. Wahrscheinlich war das der Grund, warum Irmela und ich uns ein wenig aus den Augen verloren haben.«

Sie blätterte wieder um, und ich sah meine Mutter im Brautkleid, wie sie ihren Mann anstrahlte. Er sah immer noch ernst aus. »Hat er nicht einmal an seinem Hochzeitstag gelacht?«, entfuhr es mir unwillkürlich.

»Ich glaube nicht. Meiner Meinung nach hat Christian alles viel zu ernst genommen. Damals habe ich auch nicht verstanden, warum die beiden plötzlich heiraten wollten. Sie haben ein Geheimnis daraus gemacht, dass Irmela schwanger war. Auf diesem Bild bis du also schon dabei.«

Es folgten einige Bilder von den Feierlichkeiten, und auf einem davon sah ich meine Eltern miteinander tanzen. Sie wirkten glücklich, hielten sich eng umschlungen. Und mein Vater, also Wolfgang, war noch um einiges dünner als heute.

Noch ein paar Bilder von der hochschwangeren Irmela, und dann sah ich mich als Säugling in den Armen meiner Mutter. Natürlich hatte ich schon früher Babyfotos von mir gesehen, aber eben nicht zusammen mit meiner leiblichen Mutter. Ihr Blick rührte mich an. Sie lächelte warm und voller Liebe, und ein kleines bisschen von dieser Liebe kam auch bei mir an, mit vierundzwanzig Jahren Verspätung.

Ich blätterte um und kam zu den letzten Bildern des Albums. Diesmal waren nicht nur meine glücklichen Eltern und ich auf dem Foto zu sehen, sondern auch ein weiteres Ehepaar, ebenfalls strahlend und Arm in Arm.

Eine schmale Frau mit schwarzen Locken, die sich um ihr helles Gesicht kringelten. Sie war größer als ihr Mann, der mir mit seinem freundlichen Gesicht auf Anhieb Vertrauen einflößte. Mein Blick wanderte zurück zu der Frau. Ihr Gesicht kam mir seltsam vertraut vor, mir wollte nur um alles in der Welt nicht einfallen, woher.

Dann betrachtete ich den Hintergrund. Die Kirche in der alten Klosteranlage der Reichenau. Die vier standen da, wo sich inzwischen der Nachbau des Hortulus befand. Und erst jetzt bemerkte ich die Spaten, die Geräte und die Bretter, die zum Anlegen der Beete benötigt wurden. Sie waren zu jenem Zeitpunkt anscheinend damit beschäftigt gewesen, den Garten anzulegen.

»Das ist auf der Reichenau!« Ich sah überrascht auf. »Dann muss das kurz vor dem Unfall gewesen sein.«

»Zumindest ist es das letzte Bild, das deine Eltern bei der Arbeit zeigt, zusammen mit dem Ehepaar, das ebenfalls ums Leben gekommen ist. Wahrscheinlich waren die beiden auch Wissenschaftler.«

Mit einem Mal war mir klar, wem die Frau ähnlich sah. »Dieses andere Ehepaar, bist du dir sicher, dass es Wissenschaftler waren? Wie hießen die eigentlich? Und was haben meine Eltern genau auf der Reichenau gemacht?«

Meine Mutter legte ihre Stirn in Falten. »Richtig, es ging um einen alten Klostergarten, den sie rekonstruieren wollten. Dabei haben sie sich an irgendwelche Originalanweisungen gehalten …«

»Das sind genau die Anweisungen, die Brunhilde in dem alten Manuskript gefunden hat«, erklärte ich. »Ich habe euch doch von dem lateinischen Gartengedicht erzählt, davon gibt es nämlich mehrere Handschriften.«

»Ach, das war wirklich das gleiche Gedicht? Was für ein Zufall!«, rief meine Mutter. »Aber der Name der anderen Wissenschaftler … Sie haben immer nur von Hanna und Peter gesprochen. Ich habe sie aber nie persönlich kennengelernt. Und dann waren alle vier tot, und wir mussten uns von einem Tag auf den anderen um ein Neugeborenes kümmern. Bis zu diesem Moment wusste ich nicht einmal, dass Irmela und Christian uns als Vormund für dich bestimmt hatten, falls ihnen etwas zustoßen sollte. Ich meine, sie waren doch nur Historiker auf einer Bodenseeinsel. Es gibt riskantere Jobs auf dieser Welt. Keine Ahnung, warum sie so ein Testament geschrieben haben.«

»Vielleicht waren sie einfach fürsorgliche Eltern«, mutmaßte ich.

In diesem Moment meldete sich mein Vater zu Wort, der uns bis jetzt beim Durchblättern des Albums schweigend zugesehen hatte. »Du solltest auch wissen, dass wir oben unter dem Dach eine große Kiste mit dem Nachlass deiner Eltern aufbewahren. Wenn du willst, dann kannst du dir die Sachen ansehen.«

»Ja, gerne!« Ich stand auf. »Jetzt gleich?«

»Ich zeige dir, wo die Kiste steht.« Mit seiner gemächlichen Art brachte er mich auf den Speicher des Hauses, in dem alte Möbel, Kartons und Koffer herumstanden. Mein Vater deutete auf eine große Holztruhe und öffnete sie.

»Die Kleidung deiner Eltern haben wir damals zur Caritas gegeben«, erklärte er. »Die wissenschaftlichen Bücher haben wir komplett der Universität vermacht, denn was sollten wir damit? Was du hier siehst, sind die persönlichen Dinge. Wir haben uns vorgestellt, dass wir sie dir irgendwann einmal zeigen, damit du deine Eltern besser kennenlernen kannst. Wir hätten dir all das früher sagen sollen. Es tut mir leid, dass wir nicht den richtigen Zeitpunkt gefunden haben. Wie fühlst du dich, Lena?«

»Wie betäubt, als würde ich unter einer großen Glasglocke sitzen. Ich glaube, es wird noch eine Weile dauern, bis ich weiß, was ich eigentlich fühle.«

»Denk daran, ich bin immer für dich da.« Er sah mich aufmerksam an. »Und jetzt bringe ich dir noch eine Tasse Kaffee und lasse dich allein mit diesen Erinnerungen. Wenn du Fragen hast: Wir sind im Garten.«

Damit verschwand er, kam kurz darauf mit einem großen Milchkaffee nach oben und ließ mich dann endgültig allein. Ich spähte ratlos in die Truhe. Womit sollte ich nur anfangen? Wahrscheinlich hätte ich trauern sollen, aber ich kannte diese Menschen, die meine leiblichen Eltern waren, doch gar nicht. Denn die Eltern, die mich aufgezogen und immer geliebt hatten, die waren nicht tot.

Zugleich erinnerte ich mich an dieses Gefühl, das mich zeit meines Lebens verfolgt hatte. Dieser Gedanke, dass irgendetwas fehlte, ohne dass ich hätte sagen können, was. Hatte dieser Mangel, den ich immer gespürt hatte, etwas mit der Vergangenheit zu tun, von der ich nicht gewusst hatte? Entschlossen griff ich zu einem Buch, das obenauf lag, und schlug es auf. Ein Tagebuch, wahrscheinlich von Irmela, die Schrift sah weiblich aus. Ich versuchte, die Schnörkel zu entziffern. Es begann etliche Jahre vor ihrem Tod, sie schrieb über Professoren, Freunde, wissenschaftliche Arbeiten. Nach zwei oder drei Seiten legte ich es weg.

Als Nächstes fischte ich einen dicken Wollschal aus der

Truhe – offensichtlich selbst gestrickt –, dann einen Pokal für irgendein Wettschwimmen. Die Gravur verriet, dass mein leiblicher Vater offensichtlich ganz gut kraulen konnte. Zumindest auf einer Distanz von zweihundert Metern. Merkwürdig, auf den Fotos hatte er keinen sehr sportlichen Eindruck auf mich gemacht. Dann ein Beutel voller Muscheln, vermutlich von einem Strandspaziergang im Urlaub. Ich lächelte. In meinem alten Kinderzimmer stand auch eine Schale voller Muscheln, die ich aus aller Herren Länder zusammengetragen hatte.

Dann ein Stapel Briefe, liebevoll mit einem verblichenen roten Band zusammengebunden. Ich öffnete die Schleife und nahm den obersten heraus. Eine kantigere Schrift, wahrscheinlich die von Christian. Das Datum lag zwei Jahre vor meiner Geburt. Waren sie da schon verheiratet gewesen? Ich las:

Liebste Irmela,
es tut mir leid, wenn ich in diesen Tagen nicht bei Dir sein kann. Es muss wunderbar sein, wenn man so hautnah anwesend sein kann, wenn Geschichte geschrieben wird. Zumindest Wissenschaftsgeschichte. Ich würde Dir gerne etwas Gutes tun, wenn Du abends nach Hause kommst und Dich müde auf das Sofa legst. Einen Teller Nudeln kochen oder Dir ein Glas Wein einschenken. Dann würde ich Dir die Füße massieren, und Du erzählst mir mehr über Dein Abenteuer mit den Karolingern. Wie gerne wäre ich jetzt dabei … Du fehlst mir so sehr, während ich gelangweilten Erstsemestern die Grundlagen der Numismatik eintrichtere. Den meisten merkt man an, dass sie Geschichte nur studieren, weil sie ein zweites Fach für ihre Laufbahn als Lehrer gesucht haben. Sie wollen ihren Abschluss machen, sind aber an den Inhalten nicht interessiert. Schrecklich. Ich denke,

genau so ist Deine Schwester. Nett, aufgeschlossen und an den größeren Zusammenhängen nicht interessiert. Gemein, ich weiß, aber umso mehr freue ich mich, in Dir eine verwandte Seele gefunden zu haben. Jemanden, der versteht, warum ich mich in Büchern und alten Schriften vergrabe. Du bist meine perfekte Ergänzung, meine große Liebe. Ich kann es kaum erwarten, Dich wiederzusehen!

Dein Christian

Meine Eltern hatten sich und die Wissenschaft geliebt, daran gab es keinen Zweifel. Woran Irmela in der Zeit wohl gearbeitet hatte? Ich sollte mal im Internet nach ihren Veröffentlichungen suchen. Wahllos zog ich einen weiteren Brief aus dem Stapel. Das Datum lag über ein Jahr später. Die Schrift hatte sich nicht verändert.

Meine Liebste,
das sind ja wunderbare Nachrichten. Ich komme, so schnell es geht, zu Dir und helfe Dir. Du solltest Dich jetzt nicht mehr so sehr körperlich anstrengen. Oder ist das wieder nur eines dieser Märchen, das man in Filmen und kitschigen Büchern beigebracht kriegt? Ich kann es immer noch nicht glauben: Schon bald werden wir Eltern. Das ist doch eine ungleich größere Leistung als nur das Aufdecken eines tausend Jahre alten Rätsels! Ich war gestern sehr traurig, dass Du so geweint hast – dabei sollten wir uns doch freuen! Wir schaffen das schon, gemeinsam kriegen wir das hin. Ich sehe es schon vor mir: Das Baby krabbelt über den Boden, und wir beide sitzen an unseren neuen wissenschaftlichen Arbeiten … Findest Du, dass ich das zu blauäugig sehe? Blödsinn, wir schaffen das, ganz bestimmt! Am Wochenende bin ich bei Dir. Dann kannst Du mir auch Deine neuen Bekannten Peter und Hanna vorstellen. Hast Du nicht erzählt, dass sie

auch einen Sohn haben? Sie können uns bestimmt Ratschläge und Tipps geben. Ich kann es kaum erwarten, Dich in meine Arme zu nehmen. Ich liebe Dich – und das kleine Wesen, das in Dir wächst.

Dein Christian

Zwischen den Briefen lagen einige Fotos. Wieder der Platz, an dem heute der Hortulus lag. Merkwürdig, dass ich in den letzten Tagen ständig dort gewesen war, aber nicht geahnt hatte, dass meine Mutter und mein Vater für diese Rekonstruktion zuständig gewesen waren. Dann wieder ein Bild von den beiden Freunden, diesmal mit ihrem Sohn, der sich breit grinsend vor ihnen aufgebaut hatte. Simons Lächeln war unverkennbar, obwohl er damals nur sechs oder sieben gewesen war. Ich schloss die Augen und versuchte mir vorzustellen, wie es zu dem furchtbaren Unfall kommen konnte, bei dem die vier Freunde ihr Leben verloren hatten.

23.

»Bist du dir sicher, dass Walahfrid das so beschrieben hat?« Christian sah den Plan mit kritisch zusammengezogenen Augenbrauen an. »Dass der Salbei mehr Platz als die Lilie benötigt, leuchtet mir ja ein, aber warum braucht die Schwertlilie so viel mehr Raum als Odermennig oder Eberraute?«

Er wandte sich an Hanna und Peter, die neben ihm und Irmela standen und ebenfalls den Plan musterten. Die dunkel gelockte Frau zuckte mit den Achseln. »Schwer zu sagen. Wir müssen es ja mit den Augen der damaligen Menschen sehen. Walahfrid hielt die Schwertlilie für eine mächtige Pflanze beim Kampf gegen Blasenentzündungen. Wenn ich mir diese alten Gemäuer hier ansehe, kann ich mir schon vorstellen, dass die Mönche da öfter mal ein Problem hatten.«

»Merkwürdig ist das aber schon«, widersprach Irmela. Ihre dunkelblonden Haare hatte sie im Nacken zu einem Knoten zusammengefasst, aus dem sich immer wieder Strähnen lösten, wodurch ihr Gesicht einen weniger strengen Ausdruck bekam. »Blasenentzündungen sind doch eher ein Problem von Frauen. Die Mönche hat das sicher wenig interessiert, die wussten doch gar nicht, was die Frauen quält.«

»Sei's drum«, meinte Hanna. »Natürlich wissen wir heutzutage einiges mehr über diese Pflanzen als Walahfrid. Ein paar von ihnen dürften nach unserem Ermessen eigentlich gar keinen Platz in einem Heilgarten haben, das ist klar, aber uns ging es ja um die Rekonstruktion.« Sie sah zufrieden über die Beete hinweg. »Und ich finde es schön, dass jetzt endlich die Hochbeete stehen.«

»Hat ja auch lange genug gedauert«, bemerkte Irmela. »Außer uns weiß ja fast niemand, dass wir die Dinger ausschließlich mit mittelalterlichen Werkzeugen hergestellt haben.«

Hanna legte ihren Arm um die Schultern der Freundin. »Ist doch egal. Hauptsache, wir können jetzt die Beete bepflanzen. Ich sorge dafür, dass alles wächst und gedeiht – und du bekommst erst mal dein Kind. Wann ist es denn so weit?«

»Der Arzt meint, es kann jederzeit kommen. Mir ist jeder Tag früher nur recht, mit dieser Kugel bin ich so unbeweglich wie ein Elefant!«

»Das glaube ich dir. Bei Simon konnte ich am Schluss die Geburt gar nicht mehr erwarten. Clever eingerichtet von der Natur: Die Frauen haben am Schluss allesamt ihren Wanst so über, dass sie lieber die Wehen in Kauf nehmen, als weiter wie ein gestrandeter Wal im Bett zu liegen.«

Die beiden Frauen lachten. Irmela sah zu dem kleinen Jungen hinüber, der auf einem der Kieswege hingebungsvoll sein ferngesteuertes Auto kreisen ließ.

»Ich wünschte mir nur, dass mein Baby gleich in Simons Alter auf die Welt kommen würde. Mit ihm kann man wenigstens schon reden. Woher soll ich denn wissen, was so ein Baby will, wenn es rumschreit? Das bringt einem doch keiner bei!« Irmela seufzte.

Hanna lachte. »Das wirst du schneller herauskriegen,

als du alle Geheimnisse dieses Gartens hier lösen kannst. Was gibt es denn Neues in Sachen Ambrosia?«

»Nichts«, meinte Irmela seufzend. »Ich habe wirklich jedes Buch über Pflanzenbau und historische Gärten gelesen, das es gibt. Dieses dämliche Ambrosiakraut gibt es nicht, das hat Walahfrid nur erfunden, damit er uns ärgern kann. Doofer Mönch.«

»Ich glaube nicht, dass es sich dabei um eine wissenschaftlich korrekte Aussage handelt«, erwiderte Hanna grinsend. »Aber wie ich dich kenne, wirst du schon noch herausfinden, um was es sich dabei handelt. Am besten natürlich jetzt, wo wir mit den Anpflanzungen beginnen.«

»Tja, und dann ist meine Zeit auf der Reichenau beendet. Schade, mir gefällt es hier.« Irmela sah auf ihren Bauch. »Und es muss ein fruchtbares Klima sein. Ich habe wirklich nicht geplant, schwanger zu werden. Wissenschaftlerinnen mit Kindern gibt es ja auch nicht so viele …«

»Dann beweist du eben der Menschheit – oder wenigstens den alteingesessenen Professoren –, dass es möglich ist, ein Kind zu haben und trotzdem eine ordentliche Habil zu schreiben!« Christian nahm seine Frau in den Arm und küsste sie auf den Hals. »Glaub mir, ich bin beeindruckter davon, dass wir ein Kind zustande gebracht haben, als von jedem wissenschaftlichen Aufsatz, den wir je miteinander schreiben werden …«

»Dann kannst du ja die Windeln wechseln, während ich über meiner Habil brüte«, murmelte Irmela und drehte sich dann zu Hanna um. »Es wäre toll, wenn ich als neuen Beitrag nicht nur den tatsächlich angelegten Garten hätte, sondern auch das Ambrosia-Geheimnis lösen könnte. Ich weiß, ich habe dich schon hundertmal gefragt – aber hast du wirklich keine Ahnung, was Walahfrid mit dieser Ambrosia gemeint haben könnte? Oder andersherum gefragt: Was fehlt deiner Meinung nach in einem frühmittelalterlichen Kräutergarten? Wenn du das Ding ohne Walahfrids Gedicht, also einfach frei Schnauze anlegen könntest: Was würdest du noch dazupflanzen?«

Hanna legte ihre Stirn in Falten und sah Peter Hilfe suchend an. »Das haben wir uns auch schon gefragt. Ich denke, Rainfarn fehlt. Das war damals ein beliebtes Kraut – wenn ich es richtig sehe, dann haben die Menschen Rainfarn als Wurmmittel eingesetzt. Leider ist das Zeug auch giftig, deshalb könnte Walahfrids Spruch durchaus passen, dass es so viel Heilkraft entzieht, wie es zuführt, oder so ähnlich. Das wäre meine These als Kräuterhexe, aber ich habe keine Ahnung, ob du daraus eine wissenschaftliche These für deine Arbeit machen kannst.«

»Ach, lieber eine beherzte These als eine vage Vermutung. So funktioniert der Betrieb eben.«

»Ich weiß schon, warum ich keine Wissenschaftlerin geworden bin. Mir gefällt der praktische Teil der ganzen Sache viel besser«, meinte Hanna. »Und jetzt lass uns noch ein bisschen weitermachen, ja?«

Widerwillig griff Irmela nach dem Spaten. Anders als Hanna liebte sie die wissenschaftliche Forschung und die Planung des ganzen Unternehmens. Das eigentliche Anlegen des Gartens fand sie langweilig und anstrengend. Aus dem Augenwinkel sah sie, wie Hanna liebevoll eine kleine, vorgezogene Pflanze aus dem Container nahm und vorsichtig in ein Beet setzte. Dabei sah sie so konzentriert und hingebungsvoll aus, als würde sie eine Operation am offenen Herzen durchführen – und nicht einfach nur eine kleine Pflanze in die Erde drücken.

Seufzend ließ Irmela den Spaten in ein Beet gleiten, das noch einmal umgegraben und dann fein geharkt werden musste, damit die kleinen Samenkörner eine Chance auf Wachstum hatten. So hatte Hanna es ihr erklärt, und Irmela war fest entschlossen, diese Anweisungen umzusetzen. Trotzdem entfuhr ihr ein kleiner Fluch, als ihr wieder einmal ihr dicker Bauch im Weg war, doch erst als ihr das erste Mal der Atem wegblieb, hielt sie inne.

Ihre Freunde sahen sie überrascht an. Offensichtlich hatte sie laut aufgestöhnt. »Was ist?«

Irmela winkte ab. »Nur eine kleine Wehe. Das hat mir die Hebamme schon erklärt – ein paar Wochen vor der Geburt übt der Körper offensichtlich schon mal. Das müsste so eine Übungswehe sein. Kein Grund zur Sorge.«

Christian sah seine Frau fragend an. »Bist du dir sicher? Sollen wir nicht lieber ins Krankenhaus fahren?«

Mit einer abwehrenden Handbewegung nahm Irmela wieder den Spaten in die Hand. »Bloß nicht. Das machen wir erst, wenn es wirklich losgeht.« Um ihre Worte zu untermauern, machte sie sich mit neuer Energie an das Umgraben des Beetes.

Hanna lachte. »Wenn ich mich recht erinnere, dann ist Bewegung sogar gut für Geburten – und es ist wahrscheinlich egal, ob man ein Beet umgräbt oder im Krankenhaus herumläuft und wartet. Was dieses Beet betrifft, hast du jetzt aber genug herumgebuddelt. Du läufst nur Gefahr, dass du unsere kunstvollen Schichten aus Schnittgut, zerstückelter Grassode und Kompost wieder durcheinanderbringst. Wenn du dich schon unbedingt mit roher Gewalt nützlich machen willst, dann nimm doch bitte den Rechen, und mache aus diesem Acker ein möglichst ebenes Feld.«

Als Irmela auch anfing zu lachen, löste sich die Spannung, die über ihnen gelegen hatte. Die Zeit verging wie im Flug, bis sie ihre Rechen und Pflanzstäbe zur Seite legten, weil sie in der Dämmerung nichts mehr sehen konnten.

»Abendessen in unserer Küche?«, schlug Hanna vor. »Dabei könnten wir gleich besprechen, was wir genau auf diese Schautafel schreiben. Wenn wir das nicht ordentlich beschriften, dann sammeln die Besucher in unserem Hortulus nur die Zutaten für ihr Abendessen …«

»Was zumindest bei den Schwertlilien für einen spannenden Speiseplan sorgen würde«, bemerkte Christian trocken.

Es wurde spät, bis alle im Bett lagen. Irmela und Christian schliefen im Gästezimmer der Lindes, die in einem großen, alten Haus wohnten. Das Dachfenster sorgte dafür, dass der volle Mond durch das Fenster schien, während die beiden sich langsam auszogen.

»Ich werde das hier vermissen«, sagte Christian. »Diese Arbeit mit den Pflanzen, die Luft, die Sonne … Dagegen führen wir in den Bibliotheken wirklich nur eine moderne Form der Käfighaltung, oder?«

»Auf die Dauer verblödet man aber leider dabei«, erklärte Irmela mit einem schroffen Unterton. »Und ich kann auch nicht sehen, was ich an Sonnenbrand auf der Nase oder an Blasen und Schwielen an der Hand gut finden soll. Am meisten Spaß hat mir die Vorarbeit dieses Projekts gemacht. Als wir noch forschen konnten, wie es hier ausgesehen hat.«

»Du bist ungerecht«, wies Christian sie zurecht. »Als

ob man bei Hanna und Peter davon sprechen könnte, dass sie mit ihren Kräutern verblöden. Im Gegenteil: Sie suchen nach immer neuen Pflanzen, forschen in alten Büchern nach ihrer Wirksamkeit und versuchen Anwendungen für die Menschen zu finden. Für mich sind sie so etwas wie praktische Forscher.«

»Es sind Gärtner«, murmelte Irmela, während sie unter die Bettdecke kroch und sich mit einiger Mühe auf die Seite bettete. »Intelligente Gärtner, die sich gerne Gedanken über ihr Geschäft machen, keine Frage. Aber mit Wissenschaft hat das doch wirklich nichts zu tun.« Sie schwieg einen Augenblick, bevor sie fortfuhr: »Du beneidest die beiden wirklich, oder? Hast du unseren Traum vom gemeinsamen Forschen vergessen? Wie wir beide als Professoren die Geschichtswissenschaftler in Unruhe versetzen? Willst du das nicht mehr?«

Christian kletterte zu ihr ins Bett und nahm sie in den Arm. »Keine Sorge, ich lasse dich mit deinen Kollegen aus der Wissenschaft nicht alleine. Du darfst zurück in deine Wohnung in der Stadt und deinen Basilikum auf dem Fensterbrett pflegen.«

»Dann ist ja gut«, murmelte Irmela verschlafen. Wenig später wurden ihre Atemzüge tief und gleichmäßig, während Christian immer noch in die Dunkelheit starrte und sah, wie die Schatten im Licht des Vollmondes langsam über die Wand wanderten. Er wollte seine Frau beruhigen, wenn er weiter von einer Zukunft an der Uni sprach. Aber hier, bei der Arbeit mit der Erde und den Pflanzen, hatte er erstmalig das Gefühl, das einzig Richtige zu tun. Wenn er seine Hände in den Beeten hatte, fühlte es sich an, als sei er geerdet – als ob dieses Wort genau deswegen entstanden war. Aber wie sollte er das seiner ehrgeizigen Frau erzählen, die sich mit Leib und Seele der Wissenschaft verschrieben hatte? Vor allem, da er doch jahrelang wie sie gedacht hatte – und erst hier, bei diesem Projekt, entdeckt hatte, dass es auch noch andere Lebensinhalte als staubige Bibliotheken geben konnte? Er seufzte. Nein, bei Irmela konnte er da kaum auf Verständnis hoffen. Ganz allmählich spürte er, wie seine Lider schwerer wurden und sich allmählich der Schlaf über ihn senkte.

»Verdammt, was ist denn das?«

Christian fuhr auf und sah Irmela an, die entsetzt ihre Bettdecke hob und auf eine große Lache zeigte. »Ich glaube, es geht wirklich los!«

»Ich hoffe, die Lindes haben dir einen Matratzenschoner unter das Laken gemacht. Sonst brauchen sie jetzt eine neue«, meinte Christian grinsend.

Irmela hielt sich stöhnend den Bauch.

»Keine Übungswehen mehr?«

Irmela schüttelte den Kopf. »Ich habe ja keine Erfahrung mit so etwas – aber wenn das hier Übungswehen sind, dann müsste man spätestens bei der Geburt sterben …«

Christian sah auf die Uhr, als die Wehe allmählich wieder abebbte. »Sollte man nicht messen, wie viele Minuten zwischen den Wehen vergehen?«

Irmela nickte, während sie sich mühsam aus dem Bett erhob und Richtung Badezimmer wankte. »Ich versuche mir was Trockenes anzuziehen.« Sie kam nicht einmal bis zur Tür, bevor sie die nächste Wehe überfiel.

»Zwei Minuten!«, stellte Christian fest. »Dann sollten wir wirklich schnell los!«

Er sprang in seine Jeans und zog ein T-Shirt über den

Kopf, bevor er die Treppe nach unten polterte und bei Hanna und Peter anklopfte.

»Es geht los! Wir müssen ins Krankenhaus!«

Eine Weile rührte sich nichts, bevor Hanna verschlafen antwortete: »Ich komme!«

Augenblicke später tauchte sie in einem langen Hemd, mit offenen Haaren und verschlafenem Gesicht in der Tür auf. Gemeinsam gingen sie wieder nach oben ins Gästezimmer – und mussten feststellen, dass Irmela sich wieder ins Bett gelegt hatte. »Ich glaube nicht, dass ich es noch bis aufs Festland schaffe«, erklärte sie. »Ruft am besten die Hebamme an, die kann doch sicher herkommen.«

Während Hanna im Telefonbuch die Nummer heraussuchte, lag Irmela stöhnend auf dem Bett. »Scheiße, das tut mehr weh, als ich dachte«, murmelte sie. »Und ist es eigentlich normal, wenn man blutet wie ein abgestochenes Schwein?«

Erst jetzt merkten Christian und Hanna die Lache, die sich zwischen Irmelas Beinen gebildet hatte. Hanna schüttelte den Kopf. »Ich glaube nicht, aber ich habe bisher auch nur eine einzige Geburt erlebt – die von Simon. Das macht mich wohl nicht zur Fachfrau. Die Hebamme ist gleich hier, sie hat mir versprochen, dass sie keine zehn Minuten braucht.«

Wenig später klingelte es an der Tür, und eine ältere Frau mit kurzen grauen Haaren kam die Treppe herauf. Mit einem Blick erfasste sie die Situation.

»Mein Name ist Christine«, stellte sie sich vor. »Ich werde dich mal untersuchen«, erklärte sie Irmela und machte sich an die Arbeit.

Mit ernstem Gesicht richtete sie sich nur wenig später

wieder auf. »Sie ist schon zu weit, als dass wir noch ins Krankenhaus fahren könnten. Wir könnten natürlich einen Krankenwagen rufen, aber bis der hier ist, vergeht eine Weile. Wir könnten die Geburt auch hier machen. Ich kann Irmela etwas gegen die Blutungen geben, und dann sollten wir in ein oder zwei Stunden das Baby hierhaben. Was wollt ihr?«

»Lieber hier!«, meinte Irmela. »Ich habe keine Lust auf Krankenhaus und Krankenwagen. Hauptsache, es geht schnell vorbei …« Sie stöhnte wieder auf.

Christine nahm einen Beutel aus ihrer Tasche und sah sich suchend um. »Ich brauche etwas kochendes Wasser für einen Tee, kann mir das bitte jemand bringen?«

Hanna nickte und verschwand. Wenig später bekam Irmela einen würzig schmeckenden Tee zu trinken. Und tatsächlich: Die Blutungen ließen nach. Während es draußen allmählich hell wurde, kamen die Wehen in immer kürzeren Abständen – bis bei Sonnenaufgang das Geschrei eines kleinen Mädchens das Haus erfüllte.

Irmela sah das kleine, rotgesichtige Wesen in ihren Armen an, als hielte sie einen Außerirdischen. Aber Christian war vor Freude fast nicht mehr wiederzuerkennen. Er strahlte seine kleine Familie an. »Wie wollen wir sie nennen? Was hältst du von Lena? Darf ich sie auch einmal halten?«

Irmela reichte ihm das kleine Bündel, und er lief mit seiner Tochter durchs Zimmer. Nach einer Weile legte ihm die Hebamme die Hand auf die Schulter. »Die Kleine sollte jetzt zu ihrer Mutter. Sie braucht allmählich ihre erste Mahlzeit.«

»Natürlich!« Christian legte die kleine Lena wieder in die Arme ihrer Mutter.

Irmela sah unbeholfen die Menschen an, die um ihr Bett standen. »Und wie soll das jetzt gehen?«

Die Hebamme zögerte keinen Augenblick. »Das zeige ich dir gleich – aber dafür sollten wir vielleicht einen Teil des Publikums aus dem Zimmer werfen. Sonst wird das nichts mit dem Stillen.«

»Ich gehe ja gleich«, erklärte Hanna. »Aber eine Frage, bevor ich es vergesse: Was ist das für ein Tee, den Irmela da von dir bekommen hat? Den Geruch konnte ich überhaupt nicht einordnen. War das eine Mischung?«

»Nein, keine Mischung«, erklärte die Hebamme. »Das ist ein Geheimnis meiner Familie. Bei uns sind die Frauen seit Menschengedenken Geburtshelferinnen. Diesen Trank vererbt die Mutter an ihre Tochter. Um dir dieses Geheimnis zu verraten, müssten wir dich vorher adoptieren.« Sie lächelte. »Und jetzt raus. Mutter und Tochter brauchen ein wenig Ruhe, damit sie sich aneinander gewöhnen können.«

Hanna ging mit Christian in die Küche, wo sie erst einmal die Kaffeemaschine anschaltete. Sie lächelte ihren Gast an. »Und Peter hat wieder einmal alles verschlafen. Wenn der erst mal schläft, kann ihn nichts mehr aufwecken, da könnte wahrscheinlich eine Bombe in unser Haus einschlagen.«

»Beneidenswert«, meinte Christian. »Ich wache bei jeder Kleinigkeit auf.«

In diesem Augenblick tauchte die Hebamme in der Küche auf. Sie lächelte beim Anblick der gurgelnden Kaffeemaschine. »Kann ich auch eine Tasse haben? Dieses nächtliche Aufstehen fällt mir allmählich doch etwas schwer. Ich werde alt.« Sie wandte sich an Hanna. »Wenn du mir ein frisches Laken und Bettwäsche gibst, dann kümmere ich mich darum, dass Irmela es ein bisschen bequemer hat. In Ordnung?«

»Sicher!« Hanna reichte Christine eine Tasse Kaffee und holte dann frische Tücher, die sie der Hebamme in die Hand drückte.

Christine trank in wenigen Schlucken den heißen Kaffee und ging dann wieder nach oben. Hanna sah ihr sinnend hinterher. »Ich würde zu gerne wissen, was sie in diesen Tee getan hat. Das kann doch nicht sein, dass eine einzige Familie seit Jahren auf so einem Geheimnis sitzt. Oder doch?«

»Warum nicht?« Christian dachte nach. »Ich meine, es ist noch nicht so lange her, da mussten Frauen mit Kräuterwissen immer wieder um ihr Leben fürchten. Das mag dafür sorgen, dass sie so manches Wissen lieber für sich behalten haben.« Er lauschte nach oben. »Auch wenn wir dieses Kind nicht geplant haben, finde ich sie jetzt schon eine echte Bereicherung in meinem Leben.«

Hanna lächelte. »Es ist schon ein paar Jahre her, dass Simon auf die Welt gekommen ist, aber ich erinnere mich noch genau an dieses Gefühl. Was könnte man in seinem Leben Größeres vollbringen, als ein Kind auf die Welt zu setzen?«

»Ich fürchte, Irmela sieht das nicht so«, murmelte Christian und schenkte sich noch eine Tasse Kaffee ein. »Sie fürchtet um ihre Karriere und macht sich jetzt schon Gedanken über die richtige Kinderbetreuung, wenn sie wieder an der Uni arbeitet.«

»Das wird sich schon noch ändern«, meinte Hanna tröstend. »Ich bin mir sicher, dass auch Irmela sich auf Dauer nicht dem Zauber eines kleinen Kindes entziehen kann.«

»Hoffentlich hast du recht …« Christian sah aus dem Fenster. Die Sonne stand noch flach über dem Horizont, und feiner Morgennebel zog über die Wiesen. Er war sich sicher, dass jetzt der beste Teil seines Lebens beginnen würde.

24.

Sie hatten zusammen gefrühstückt und gelacht und waren auch ein wenig traurig gewesen, dass ihre gemeinsame Arbeit vorbei war. Der Hortulus war mit seinen dreiundzwanzig Beeten perfekt angelegt – und am vierundzwanzigsten Beet hatten sie ein Schild angebracht, das das Geheimnis der Ambrosia erläuterte. Mit dieser Lösung waren alle einverstanden gewesen, auch wenn Irmela weiter damit haderte, dass sie mit dieser Erkenntnis wohl kaum ihre Habilitation bestreiten konnte. Noch am gleichen Nachmittag würde sie mit Christian, ihren Koffern und dem zwei Wochen alten Baby im Gepäck wieder nach Hause fahren. Das Auto stand bereits gepackt vor der Tür.

Doch mit einem Mal legte Irmela ihr Brot auf den Teller und schlug sich mit der flachen Hand auf die Stirn. »Wie konnte ich nur so blöd sein! Die Lösung für dieses Ambrosiarätsel ist so offensichtlich! Es muss das Kraut sein, das mir diese Hebamme als Tee eingeflößt hat. Ein geheimes Mittel, das nur in einer Hebammenfamilie auf der Reichenau überliefert wurde – das muss einfach so sein!«

Sie schaute in die Runde, sah aber nur zweifelnde Gesichter. »Wenn die Lösung so einfach wäre, dann hätte sie längst jemand gefunden«, gab Hanna zu bedenken. »Es ist doch kaum möglich, über Jahrhunderte ein Kraut geheim zu halten. Und wenn das Zeug wirklich bei Geburten hilft, dann wäre es doch geradezu ein Verbrechen gewesen, der Menschheit dieses Kraut vorzuenthalten – oder etwa nicht?«

»Aber du weißt doch, heilkundige Frauen mussten immer mit Verfolgung rechnen«, konterte Irmela. »Der Kirche war es immer suspekt, wenn irgendjemand außerhalb der Kirche etwas bewegt hat. Wenn die könnten, würden die heute noch dafür sorgen, dass du bei jedem Aspirin ein Vaterunser sprechen musst.«

»Das siehst du etwas einseitig«, wagte Christian zu widersprechen, während er in den Stubenwagen sah, um nach der kleinen Lena zu sehen. Der war der Streit der Erwachsenen offensichtlich egal. Sie schlief seelenruhig und mit leicht geöffnetem Mund.

»Quatsch, das ist die Wahrheit!« Irmela redete sich immer mehr in Fahrt.

»Und was ist mit all den Kräutern, die den Frauen von jeher helfen? Dann müssten die ja alle ebenfalls unbekannt sein, ein Geheimwissen, das die Heilkundigen nur unter der Hand weitergeben. Wenn ich recht informiert bin, dann sind Melisse, Schafgarbe, Frauenmantel, Johanniskraut, Storchschnabel, Mutterkraut oder Hirtentäschel nicht gerade eine geheime Sache. Im Gegenteil – Frauenmantel und Mutterkraut zeigen ja schon mit ihrem Namen, wozu sie gut sind!« Hanna schüttelte den Kopf. »Und dieser Hortulus, an dem wir jetzt monatelang geschraubt haben, wurde von einem Mönch niedergeschrieben, der damit doch gerade erreichen wollte, dass sein Wissen über die Schreibstuben der Mönche hinauswirkt. Du solltest also nicht generell alles verdammen, was von der Kirche kommt.«

»Und doch glaube ich, dass ich recht habe«, sagte

Irmela. »Kommt einer von euch mit zu dieser Hebamme, damit wir sie befragen können?«

Eine Weile lang war es still in der Küche. Nur die Atemzüge des schlafenden Säuglings waren zu hören. Dann stand Hanna seufzend auf. »Wenn du meinst. Ehrlich gesagt komme ich aber nur mit, damit sich Christine nicht allein mit deinen Angriffen auseinandersetzen muss. Du hast ja keine Ahnung, wie unmöglich du sein kannst …«

»Ich passe in der Zwischenzeit auf Lena auf«, erbot sich Christian. Aber seine Frau hörte ihn schon nicht mehr. Sie war schon aus dem Zimmer gerannt. Hanna sah ihr nach, zuckte mit den Achseln und folgte ihr.

Die Fahrt über die Insel dauerte nur wenige Minuten. Die Hebamme lebte etwas abseits in einem alten Häuschen, das sich unter einer alten Buche duckte. Irmela und Hanna wechselten kein Wort auf dem Weg – und kaum waren sie angekommen, stürmte Irmela schon zur Tür und klopfte kräftig dagegen. Als Christine öffnete, sah sie ihren Überraschungsbesuch fragend an.

»Was ist passiert? Kann ich helfen? Gab es irgendwelche Blutungen? Ist etwas mit dem Baby?« Sie sah ihre Gäste genauer an. »Wo ist die Kleine überhaupt?«

»Sie ist wunderbar aufgehoben bei ihrem Vater«, erklärte Irmela. »Aber ich habe noch ein paar Fragen. Dürfen wir reinkommen?«

Verwirrt öffnete Christine die Tür etwas weiter. »Sicher, aber ich verstehe nicht ganz …«

Hanna versuchte ein entschuldigendes Lächeln, während sie in die kleine Küche gingen. »Irmela lässt eine Frage nicht mehr los, deshalb wollte sie vor ihrer Abreise unbedingt noch einmal vorbeikommen …«

»Ich muss einfach wissen, was du mir da eingeflößt hast, als ich mit Lena in den Wehen lag«, fiel Irmela ihr ins Wort. »Mein Verdacht ist, dass wir da einem Geheimnis auf der Spur sind.«

Christine lächelte begütigend und hob die Hand. »Richtig. Das ist ein Geheimnis. Und schon als Kind lernt man, dass sich ein Geheimnis dadurch auszeichnet, dass man es nicht erzählt. Und genau so will ich es auch halten.«

»Aber du kannst mir doch nicht einfach eine völlig unbekannte Substanz geben und mich nicht einmal aufklären, was das ist!« Irmela funkelte die Hebamme wütend an.

»Kann ich schon. Es hat gewirkt, du hast problemlos dein Kind bekommen, ich habe meine Aufgabe erfüllt. Warum hast du es denn so wichtig damit?«

»Ich habe den Verdacht, dass es sich um eine bisher unbekannte Pflanze handelt, die der Mönch Walahfrid als Ambrosia beschrieben hat«, erklärte Irmela. »Es wäre eine wissenschaftliche Sensation, wenn wir endlich zweifelsfrei einordnen könnten, was er gemeint hat.«

»Das mag sein«, erklärte Christine. »Aber ehrlich gesagt, ist mir deine Wissenschaft herzlich egal. Was habe ich davon, wenn du dein Buch mit einer neuen Erkenntnis schmücken kannst? Nichts. Und deswegen lasse ich es.«

»Du leugnest nicht einmal, dass ich recht habe?«

Ein Schulterzucken war die Antwort. »Es kann auch sein, dass es sich nur um eine bisher unbekannte Art des Frauenmantels handelt. Du kannst vermutlich kaum ein Salbeiblatt von einer Verbene unterscheiden. Menschen wie du, die immer nur in Büchern nach der Wahrheit suchen, haben doch keinen Blick für das echte Leben.«

Sie deutete auf die Tür. »Und wenn du keinen Rat in Sachen Kinderpflege von mir brauchst oder etwas über deinen Körper wissen möchtest, dann muss ich dich bitten, mein Haus wieder zu verlassen. Ich habe dir nichts zu sagen.«

Hanna griff Irmela an der Hand und zog sie nach draußen. »Jetzt komm schon. Sie wird dir nichts verraten.«

Wenig später stand Irmela mit zornigem Gesicht vor dem Haus der Hebamme. »Wenn ich die Wahrheit nur irgendwie aus ihr herauskitzeln könnte!«

»Solltest du recht haben und ihre Familie bewahrt seit über tausend Jahren dieses Geheimnis, dann ist heute wohl nicht der Tag, an dem sie es lüften wird«, erklärte Hanna. »Wer ein Geheimnis so lange nicht teilt, kann doch gar nicht mehr anders, sonst würde sie doch das Handeln aller Generationen vor ihr infrage stellen. Verstehst du das nicht?«

Irmelas Blick fiel auf die üppigen Beete neben dem Haus der Hebamme. »Könntest du nicht wenigstens einen Blick auf diese Pflanzen werfen, Hanna? Ist da etwas dabei, was du nicht kennst? Blätter, deren Form dir fremd vorkommt?«

»Ich kann doch jetzt nicht herumspionieren«, protestierte Hanna. »Christine möchte das nicht, das hat sie ausdrücklich gesagt.«

»Ja, sicher, aber es gehen nun einmal nicht alle Wünsche in Erfüllung«, erklärte Irmela, ehe sie selbst zu dem Beet ging und es sich so genau wie möglich ansah. »Leider hat Christine recht: Ich kenne mich wirklich nicht aus. Die dreiundzwanzig Kräuter aus dem Walahfrid-Hortulus würde ich inzwischen schon erkennen – aber was den Rest betrifft, habe ich keine Ahnung.« Sie drehte sich zu Hanna um. »Jetzt komm schon! Du musst nur auf eine Pflanze deuten, das ist alles, was ich von dir will. Lass mich jetzt nicht hängen, nachdem wir so lange zusammengearbeitet haben.«

Hanna zögerte. Sie war selber voller Neugierde – und hatte gleichzeitig Angst, dass jede Sekunde die Tür zu Christines Haus wieder aufgehen und die Hebamme voller Zorn herausstürmen könnte. Aber Christine war offensichtlich der Meinung, sie habe Irmela eindrucksvoll genug hinauskomplimentiert. Oder sie hatte keine Ahnung, wie verbissen Irmela sein konnte, wenn sie sich etwas vorgenommen hatte.

Vorsichtig machte Hanna drei Schritte und spähte in die Beete. Auf den ersten Blick sah alles so aus, wie man es bei einer Hebamme erwarten würde, die viel mit Kräutern arbeitete. Frauenmantel, Dost, Schafgarbe, Mutterkraut, Johanniskraut standen da. Sie wollte sich schon abwenden, als ihr Blick auf ein paar Blätter fiel, die sie noch nie gesehen hatte. Sie waren fein gefiedert, und die Knospen zeigten an, dass die Pflanze bald blau blühen würde. Neugierig beugte Hanna sich vor, nahm zwei Blättchen zwischen die Finger, zerrieb sie und roch daran. Leicht würzig, aber nichts, was ihr bekannt vorkam. Kurz entschlossen bückte sie sich und pflückte zwei kleine Zweige. Dann machte sie zwei Schritte rückwärts und winkte Irmela zu.

»Jetzt komm, wir sollten wirklich gehen, bevor Christine uns hier bemerkt!«, zischte sie.

»Keine Ahnung, was das ist«, erklärte Peter, während er wenig später zu Hause in der Gärtnerei die Zweige begutachtete. »Wir müssen in einem Bestimmungsbuch nachsehen. Außerdem bist du hier aufgewachsen und hast alles, was es über Kräuter zu wissen gibt, von deinen Eltern gelernt, Hanna. Wenn du es also nicht kennst, dann ist das schon sehr ungewöhnlich.«

Gemeinsam holten sie einige dicke Bücher aus dem Regal und fingen an, nach der Herkunft und dem Namen der beiden Zweige zu fahnden. Irmela sah ihnen dabei neugierig über die Schulter. Christian trug währenddessen seine kleine Tochter durch das Zimmer, klopfte ihr vorsichtig auf den Rücken und redete beruhigend auf sie ein.

Irmela fuhr irgendwann entnervt herum. »Willst du dich denn überhaupt nicht beteiligen? Das hier ist wichtig!«

»Für dich vielleicht«, entgegnete Christian. »Für mich ist es in diesem Augenblick wichtiger, deine kleine Tochter zu trösten, weil sie offensichtlich ein bisschen Bauchweh hat. Oder die Zuneigung ihrer Mutter vermisst, die sich lieber um irgendwelche Kräuter kümmert als um ihre Tochter. Dabei ist es doch gar nicht so wichtig, was dieses Zeug bewirken kann. Irgendwelche Medikamente können das auch, und zwar wahrscheinlich sehr viel zuverlässiger. Warum schluckst du heute Aspirin und nicht mehr einen Weidenrindenabsud? Weil du dir bei der Tablette sicherer sein kannst, dass dein Kopfweh auch wirklich verschwindet. So ist es wahrscheinlich auch mit eurem geheimnisvollen Zeug.«

Hanna sah grinsend von ihrem Buch auf. »Du hast natürlich recht. Trotzdem würde ich gerne wissen, ob es möglich sein kann, dass die Hebammen der Reichenau seit Jahrhunderten über ein Mittel verfügen, das bei riskanten Geburten doch noch alles zum Guten wendet.

Stell dir das vor: Meine Vorfahren hatten seit Menschengedenken hier ihre Gärtnerei, die sich ausschließlich den Heilkräutern verschrieben hat. Und ausgerechnet auf derselben Insel soll etwas wachsen, von dem wir nichts geahnt haben? Das grenzt ja fast an eine Beleidigung.«

Christian zuckte nur mit den Schultern und ging weiter auf und ab.

»Man sollte meinen, dass er von den Hormonen überschüttet wird, die bei mir ausgeblieben sind«, sagte Irmela, während sie ein weiteres Bestimmungsbuch aufschlug. Es klang nicht nach einem Scherz, sondern eher wie ein Vorwurf.

Nach einer knappen Stunde, die sie mit Blättern und Vergleichen verbracht hatten, schlug Hanna ihr Buch zu. »Das bringt nichts. Was auch immer dieses Zeug sein mag, es ist bei uns nicht bekannt. Und damit meine ich nicht nur auf der Reichenau, sondern in ganz Zentraleuropa. Ich schlage vor, wir fahren zu einem botanischen Institut und bitten um eine Bestimmung.«

»Gute Idee«, meinte Irmela. »Wo ist denn das nächstgelegene?«

»Basel oder Karlsruhe«, erklärte Hanna. »Basel liegt näher.« Sie warf einen Blick auf den Kalender. »Heute sollte in der Schweiz ein ganz normaler Arbeitstag sein, es ist zwei Uhr nachmittags – wir könnten das schaffen, bevor die ihre Pforten dichtmachen.«

»Okay!« Irmela griff nach ihrer Jacke. »Los geht's!« Sie schien wie von einem Fieber erfasst, so dringend wollte sie jetzt die Herkunft des geheimnisvollen Krauts aufdecken.

»Halt!« Christian deutete auf den kleinen Säugling, der

in seinem Arm eingeschlafen war. »Was wird mit ihr? Wenn sie aufwacht, wird sie Hunger haben!«

»Dann kommt sie eben mit, und ich muss sie stillen, das ist doch kein Problem«, erklärte Irmela ungeduldig. »In unserem Auto ist Platz für vier, das Baby kommt auf deinem Schoß mit.«

»Ich bleibe hier und kümmere mich um Simon«, erklärte Peter. »Mir liegt sowieso nichts an langen Autofahrten – und es sollte jemand hier sein, wenn er von seinem Fußballtraining kommt.«

»Ich weiß nicht ...« Hanna sah ihn bittend an. »Ich hätte dich gern dabei. Soll ich nicht einfach die Mutter von Paul anrufen, dass sie Simon nach dem Training mitnimmt? Wir sind heute Abend sicher wieder hier, das sollte wirklich kein Problem sein.«

»Wenn du meinst.« Peter zögerte. »Ich mag es eigentlich nicht, wenn wir ihm nicht vorher erklären, wer ihn jetzt abholt.«

»Es ist doch wirklich eine Ausnahme. Ich hätte dich einfach gern dabei«, sagte Hanna.

»Du hast ja Irmela und Christian dabei«, meinte Peter. »Am liebsten würden Christian und ich sowieso bei unseren Kindern bleiben, während ihr unterwegs seid, um Ruhm und Ehre zu sammeln.«

»Aber das geht leider nicht, weil Lena ihre Milchquelle braucht«, bemerkte Christian grinsend. »Und du solltest auch mitkommen. Vielleicht können wir ja in ein hübsches Café gehen, während unsere Frauen ihrer großen Mission nachgehen.«

»Wenn du meinst ...« Widerstrebend griff Peter zum Telefonhörer. »Ich rufe selbst bei Pauls Mutter an. Sie soll Simon erklären, wo wir stecken. Und wahrscheinlich ist es besser, wenn Simon gleich bei Paul übernachtet. Dann ist es nicht so schlimm, wenn es bei uns etwas später wird.«

Minuten später saßen sie im Wagen. Christian kurbelte das Fenster hinunter, weil es an diesem Apriltag ungewöhnlich heiß war. Irmela setzte sich hinter das Steuer und legte den Gang ein. »Keine Sorge, heute Abend sind wir wieder hier. Und morgen seid ihr uns dann endgültig los.«

Damit gab sie Gas und fuhr los – ein wenig zu schnell, ein wenig zu sehr mit den Gedanken in Basel und bei den beiden Zweigen, die sie in den Kofferraum gelegt hatten.

25.

Nachdenklich starrte ich vor mich hin, doch wie sehr ich mich auch anstrengte: Ich konnte nicht ergründen, wie es damals zu dem tragischen Unfall gekommen war. Einen ganzen Nachmittag hatte ich in der Truhe auf dem Speicher herumgewühlt und mich bemüht, den Gedanken und Gefühlen meiner Eltern auf die Schliche zu kommen. Aber das, was sie damals wirklich bewegt hatte, würde mir wohl für immer verborgen bleiben. Ich schloss meine Augen, die in der staubigen Luft brannten. Was sollte ich jetzt tun? In den letzten Tagen waren lauter Gewissheiten meines Lebens plötzlich zusammengebrochen.

Ich hörte meine Mutter auf der Treppe. Oder meine Tante? Keine Ahnung, wie ich sie künftig nennen sollte. Sie öffnete vorsichtig die Tür und steckte ihren Kopf herein. »Und, wie geht es dir?«, fragte sie leise.

»Keine Ahnung. Es sind so viele Briefe, Tagebucheinträge und Schätze aus einem fremden Leben. Die beiden müssen sich geliebt haben, aber wenn ich mir ihre Briefe durchlese, bin ich mir nicht sicher, ob sie heute noch zusammen wären. Deine Schwester … meine Mutter wollte offenbar gar kein Kind, sondern lieber eine Karriere als Wissenschaftlerin. Mein Vater dagegen hat sich anscheinend richtig auf mich gefreut. Ihm scheint seine Laufbahn als Forscher gar nicht so wichtig gewesen zu sein. Am Schluss war das aber sowieso alles egal. Meine

Mutter ist einem entgegenkommenden Auto ausgewichen und frontal auf einen Baum geknallt. Alle vier waren sofort tot.« Ich deutete auf ein paar Zeitungsausschnitte, die Thea seinerzeit in die Truhe gelegt haben musste. »In den Artikeln wird vor allem über das Wunder mit dem unverletzten Baby berichtet, dabei ist es eigentlich kein Wunder: Damals hatte man anscheinend nicht diese Babyschalen, in der heute alle Kinder sitzen. So habe ich in den Armen meines Vaters gelegen und bin im hohen Bogen durch das offene Fenster geflogen. Es kommt mir so ungerecht vor. Warum habe ich damals als Einzige überlebt?«

Thea kam näher und legte mir eine Hand auf die Schulter. »Möchtest du nicht nach unten kommen und mit uns etwas zu Abend essen? Du kannst die Sachen doch morgen weiter durchsehen, wenn du willst.«

»Ich habe keinen Appetit«, wehrte ich ab. »Lasst mich einfach noch einen Augenblick hier oben sitzen. Ist das in Ordnung?«

Sie nickte und wandte sich zum Gehen. Dann drehte sie sich noch einmal zu mir um. »Bist du uns böse?«

Überrascht sah ich auf. »Nein. Ja. Ich weiß nicht, ich habe mir darüber noch keine Gedanken gemacht. Ich denke, ich hätte meine Gefühle besser verstanden, wenn ich von meiner Vergangenheit gewusst hätte. Dieses komische Gefühl, nicht dazuzugehören, hätte mich vielleicht nicht so sehr in Selbstzweifel gestürzt.«

»Verzeih mir«, sagte sie und sah mich ernst an. »Wir haben es uns ein bisschen zu leicht gemacht.«

»Nein, ihr wolltet nur das Beste. Und jetzt muss ich zum ersten Mal überlegen, was nun wirklich das Beste für mich ist.«

Sie nickte und ging dann endgültig die Treppe hinunter. Erst jetzt sah ich, dass sie mir eine dampfende Tasse Tee hingestellt und mir einen Riegel von meiner Lieblingsschokolade dazugelegt hatte. Lächelnd biss ich ab. Dann sah ich mir noch einmal die Bilder an, die neben mir auf dem Boden lagen. So viel Zuversicht war in den Augen der vier Freunde zu sehen, die diesen Walahfrid-Garten anlegten.

Mit einem Mal erinnerte ich mich an den Grabstein von Simons Eltern. Womöglich befand sich auch das Grab meiner Eltern ganz in der Nähe. Damit war auch mein Entschluss gefasst, was ich jetzt tun würde. Ich wollte Abschied von meinen Eltern nehmen. Dann würde ich auch entscheiden können, wie es weitergehen sollte. Mit dem alten Gedicht, das immer noch bei der Buchbinderin in der Schublade lag, und mit dem Rest meines Lebens.

Es war schon dunkel, als ich nach unten ging. Meine Eltern sahen mich erwartungsvoll an. »Möchtest du ein Glas Wein mit uns trinken? Mit uns reden?«, fragte mein Vater.

»Nein. Ich fahre zurück auf die Reichenau. Ich habe das Gefühl, dass ich unbedingt noch einmal auf diesen Friedhof muss, um mich von meinen Eltern zu verabschieden. Mir gehen so viele Gedanken im Kopf umher – vielleicht finde ich dort ein bisschen Klarheit …«

»Du bist doch viel zu müde«, meinte meine Mutter mit besorgter Miene. »Ruhe dich doch wenigstens bis morgen aus, ich bitte dich. Es ist niemandem geholfen, wenn du auch einen Unfall hast. Es ist Nacht, und du bist heute doch schon so weit gefahren.«

»Ich kann sowieso nicht schlafen. Es ist mir lieber, ich

sitze in deinem Auto, als dass ich mich in meinem Bett von einer Seite auf die andere wälze.«

»Dann mache ich dir wenigstens noch einen Kaffee. Ist das in Ordnung?«

Widerstrebend setzte ich mich noch einmal zu ihnen, während in der Küche die Kaffeemaschine gurgelte. Wir redeten nicht viel. Mein Vater sah mir schweigend zu, wie ich meinen Kaffee trank, und nahm mich zum Abschied kurz in den Arm. »Pass auf dich auf!«, ermahnte er mich, ehe ich mich auf den Weg machte.

Und so fuhr ich die Strecke wieder zurück, die ich am selben Vormittag in die andere Richtung gefahren war. Das Radio dudelte mich mit den »Hits der Achtziger, Neunziger und von heute« zu, und ich fühlte mich wie betäubt. Keine Gefühle, keine Tränen. Nur auf die Straße starren, kuppeln, halten, fahren – bis ich wieder über den Damm kam. Es war weit nach Mitternacht, ich war allein auf der Fahrbahn und ging vom Gas, um misstrauisch die Bäume zu betrachten. Welcher davon hatte wohl das Leben meiner Eltern beendet?

Noch am Morgen hatten mich Bilder von vorbeifliegenden Bäumen und kreischenden Bremsen heimgesucht – ohne dass ich damit etwas hätte anfangen können. Jetzt meldete sich mein Unterbewusstsein nicht mehr zu Wort. Ich sah nur Bäume, die eine Allee bildeten. Schön, ebenmäßig und eintönig.

Ich stellte mich mit dem Auto auf den Parkplatz an der Klosterkirche. Die Scheinwerfer und den Motor schaltete ich aus, dann saß ich im Dunkeln da und lauschte auf die Geräusche der Nacht. Ein Vogel, der in einem Busch nach einem Weibchen rief. Das leise Knacken meines Motors, der langsam abkühlte. Irgendwo ein Hahn, der reichlich verwirrt den noch fernen Morgen ankündigte. Mir fielen die Augen zu, und ich schlief ein paar Stunden tief und fest.

Erst im Morgengrauen wachte ich wieder auf, blinzelte ein wenig und versuchte mich an das Geschehene zu erinnern. Fröstelnd zog ich mir meine dünne Jacke um die Schultern und kletterte aus dem Auto. Nach der langen Fahrt und der unbequemen Schlafposition schmerzte mir jeder Knochen – aber ich machte mich auf die Suche nach dem Friedhof und dem Grab.

Es dauerte ein Weilchen, bis ich mich orientieren konnte. Das Grab von Simons Eltern war schnell gefunden – und ich konnte sehen, dass sich seit meinem letzten Besuch jemand darum gekümmert hatte. Neue Pflänzchen standen neben den alten, ein Sträußchen aus blühenden Kräutern lag direkt neben dem Grabstein.

Simon hatte wenigstens immer gewusst, woher seine Trauer kam und wo seine Eltern ruhten, dachte ich ein wenig bitter. Dann riss ich mich von dem friedlichen Anblick los und ging weiter durch die Reihen, um das Grab meiner Eltern zu finden. Es musste nach all den Jahren ungepflegt sein – wer sollte sich auch darum kümmern?

Doch als ich schließlich die Namen von Irmela und Christian und dazu das Todesdatum auf einem Grabstein fand, war ich verblüfft. Irgendjemand musste Unkraut gezupft haben und hatte auch hier einige Pflanzen gesetzt. Einige Lavendelsträucher, ein paar schöne Gräser und ein Buchsbäumchen sorgten dafür, dass das Grab gepflegt aussah. Mit einem leisen Lächeln ging ich in die Hocke. Simon musste geahnt haben, dass ich herkommen würde. Dieser stille Gruß bedeutete mir mehr, als ich in diesem Augenblick sagen konnte. Mit brennenden Augen fixierte ich die Namen auf dem Grabstein. Wie auch immer meine Eltern sich die Zukunft erträumt hatten: Hier war es zu Ende gewesen.

Die Sonne ging auf und schien mir warm auf den Rücken, zwischen den Ästen des vertrockneten Holunderstrauchs, der neben dem Grab stand, glitzerten Spinnweben. Vögel sangen, es hätte ein friedlicher Moment sein können.

In diesem Moment hörte ich Schritte, die auf dem Kiesweg näher kamen. Es war Simon.

»Ich habe gewusst, dass du kommst«, sagte er.

»Woher?«

»Deine Tante hat mich angerufen und mir erzählt, dass du erst jetzt von deiner wahren Herkunft erfahren hast. Sie hat auch gesagt, dass du noch einmal herkommen wirst. Offenbar hat sie Angst, dass du hier irgendwelche Dummheiten anstellst.«

Ich war erstaunt. Thea musste eins und eins zusammengerechnet und die Telefonnummer von ihm herausgesucht haben. Ich deutete auf das Grab meiner Eltern. »Danke.«

»Ich habe mir gedacht, dass es nicht so aussehen sollte, als hätte sich niemand darum gekümmert in all den Jahren. Dabei ist das die Realität. Warum hätte ich auch das Grab der beiden Menschen schmücken sollen, die im Grunde am Tod meiner Eltern schuld sind?«

»Sind sie denn wirklich schuldig?« Ich sah ihn fragend an.

»Na ja, meine Eltern haben erst durch die Forschung deiner Eltern angefangen, nach bestimmten Wahrheiten zu suchen. Bei dieser Suche sind sie ums Leben gekommen.«

»Und jetzt?« Ich hatte keine Ahnung, was ich mit dieser Frage eigentlich meinte.

Aber Simon wusste es. »Jetzt wird es Zeit, die Toten endlich ruhen zu lassen und nicht mehr ständig an die Vergangenheit zu denken.«

»Ich habe von meinen Toten aber erst gestern erfahren. Bis jetzt hatte ich nicht einmal Zeit zum Trauern. Oder auch nur die Gelegenheit zu begreifen, was damals passiert ist.« Ich schüttelte den Kopf. »Ehrlich gesagt glaube ich auch nicht, dass es so einfach ist. Was, wenn es alles nur ein dummer Zufall war? Alle vier in einem Auto, das offensichtlich gegen einen Baum gefahren ist. Meine Mutter saß am Steuer, das stimmt. Und wenn ich den Briefen und Tagebuchaufzeichnungen glauben darf, dann war meine Mutter vielleicht kein rundum sympathischer Mensch. Viel zu ehrgeizig, viel zu sehr auf ihre Karriere bedacht. Und doch hat sie die anderen drei sicher nicht gezwungen, zu ihr ins Auto zu steigen. Verstehst du, was ich meine? Sie wollten dem Rätsel auf die Spur kommen, und das ist keine Frage von Schuld oder Unschuld, sondern von Neugier. Und diese Neugier ist eine urmenschliche Eigenschaft. Mal ganz ehrlich: Willst du nicht wissen, was sie damals entdeckt haben? Warum sie unbedingt zu viert aufs Festland fahren wollten?«

»Nein. Ich weiß es«, erklärte Simon schlicht.

»Du weißt es?«

»Ja. Irgendwann habe ich mir die Unfallberichte genauer angesehen. Absurderweise hat irgendjemand es für nötig befunden, eine genaue Liste aller Gegenstände zu erstellen, die sich in dem Auto befunden haben. Ein Unfall mit vier Todesopfern – das ist überall eine Sensation und führt zu Ermittlungen.«

»Und was von dieser Liste hat dich auf die Lösung gebracht?«

»Eine Pflanze. Zwei grüne Zweige in einem feuchten Zeitungspapier.«

»Hör mal zu, deine Eltern hatten eine Gärtnerei, da sind ein paar Zweige in einem feuchten Papier keine große Überraschung, oder?« Ich fuhr mit meiner Hand über das Grab meiner Eltern. Eine unbewusste Geste, bevor ich aufstand, um Simon besser in die Augen sehen zu können.

»So siehst du das. Ich glaube, sie hatten das Ambrosiakraut dabei, nach dem sie gesucht hatten. So wie du es jetzt auch finden wolltest.«

»Was ist daran schlimm? Es ist nur eine Pflanze, Simon. Pflanzen bringen niemanden um. Was einen umbringt, ist ein unkonzentrierter Moment beim Autofahren – vor allem dann, wenn man erst zwei Wochen vorher ein Kind bekommen hat und mit seinen Hormonen und Kräften noch nicht auf der Höhe ist. Selbst wenn es wirklich Ambrosia gewesen sein sollte, was sie da im Auto hatten, dann hat sie das ganz sicher nicht umgebracht.« Mir fiel wieder die Pflanze ein, die ich im Hortulus gesehen hatte und die über Nacht wieder verschwunden war. Ich hatte die wenigen verbliebenen Blättchen ebenfalls in ein feuchtes Tuch gewickelt – und das lag wahrscheinlich immer noch auf der Terrasse meiner Eltern. Beziehungsweise der Leute, die ich Eltern nannte.

»Du warst es«, sagte ich und starrte Simon an. »Du hast das Beet im Hortulus untergegraben, damit niemand die Ambrosia entdeckt. Aber wer hat es gepflanzt?«

Er leugnete nicht, sondern erwiderte: »Ach, ich bin mir nicht einmal sicher, dass es wirklich das gleiche Kraut ist, das unsere Eltern damals im Kofferraum hatten. Aber ich wollte nicht, dass …« Er brach mitten im Satz ab.

»Du wolltest nicht, dass ich das Geheimnis aufdecke – vorausgesetzt, es ist nicht nur irgendein Unkraut, das wir in der Schnelle nicht zuordnen konnten. Das ist der Grund, warum ich nur noch dieses durchgeackerte Beet gefunden habe?«

Fast verlegen hob Simon seine Schultern. »Mir ist erst in dieser Nacht klar geworden, wer du bist. Lena ist ein häufiger Vorname, ich habe mir nie bewusst gemacht, dass du natürlich einen anderen Nachnamen haben musst als deine Eltern. Und dann wusste ich es plötzlich: Du bist das kleine Mädchen, das damals diesen Unfall überlebt hat. Und du suchst nach diesem Kraut mit derselben Verbissenheit wie deine Mutter. Ich wollte das stoppen. Irgendwie habe ich mir vorgestellt, dass sich alles ständig wiederholt – und das wollte ich nicht. Dafür mag ich dich viel zu gern …« Verlegen spielte er mit einer seiner schwarzen Locken. »Das klingt doof, ich weiß.«

»Das mit dem Mögen?«, fragte ich nach. »Nein, das klingt nicht doof. Aber ›Ich will dich hier nicht mehr sehen!‹ ist der falsche Satz, um jemandem seine Gefühle zu offenbaren. Was mich allerdings am meisten interessiert, ist, wer dieses Zeug denn eigentlich in den Hortulus gepflanzt hat.«

Nachdenklich sah Simon vor sich hin. Wenn er so ernst wirkte, war die Ähnlichkeit zu seiner Mutter – und dem Adeligen aus meinen Träumen – noch auffälliger. Wobei ich Thegan wohl besser schnell vergaß. Man sollte seine Hirngespinste nicht zu ernst nehmen, das hatte ich Simon jetzt lange genug gepredigt.

»Also?« Ich sah ihn an. »Hast du irgendeine Theorie, in

der nach Möglichkeit keine Flüche oder etwas Ähnliches vorkommen sollten?«

»Christine. Meine Familie steht seit Jahrhunderten in einer Art Konkurrenz mit den Hebammen der Reichenau. Ich kenne den Ursprung nicht – aber vielleicht wollte Christine mir damit zeigen, dass sie mehr weiß als ich.«

»Oder sie will eine alte Fehde beenden?«, schlug ich vor.

Nachdenklich fuhr Simon sich mit der Hand über die Stirn. »So habe ich es nie gesehen, aber es ist gut möglich. Christine hat keine Kinder, mit ihr wird ein großer Stammbaum von heilkundigen Frauen aussterben. Wenn sie niemanden mehr anlernt, dann nimmt sie ihr Wissen mit ins Grab.«

»Wo lebt sie? Vielleicht können wir sie einfach fragen?«

»Ihr Haus liegt auf der anderen Seite der Insel. Du weißt inzwischen, dass das nicht weit ist.« Er lächelte. »Nichts ist weit auf der Reichenau.«

Wenig später waren wir mit Simons Wagen zu Christine gefahren. Wir klopften an die verwitterte Tür eines kleinen, etwas windschiefen Häuschens. Es lag abseits der Siedlungen, umgeben von Beeten. Die Tür schwang so schnell auf, als hätte die Bewohnerin auf unseren Besuch gewartet. Eine dünne, alte Frau sah uns beide aus tief liegenden dunklen Augen an.

»Ich habe schon gedacht, ich muss euch persönliche Einladungen schicken«, erklärte sie mit einer erstaunlich kräftigen Stimme. »Konnte ja nicht ahnen, dass ihr so schwer von Begriff seid!«

Ohne eine weitere Erklärung drehte sie sich um und

winkte uns, ihr zu folgen. Zögernd trat ich durch die Haustür, Simon folgte mir auf den Fersen. Der schmale Flur führte in ein überraschend helles Wohnzimmer. Irgendwann hatte jemand die Rückwand herausgenommen und durch eine große Fensterfront ersetzt, die nur von ein paar wenigen tragenden Säulen unterbrochen wurde. Der Blick führte über eine Terrasse mit großen, ausgewaschenen Steinen in einen Garten, der sich sanft in Richtung See senkte. In einem großen Beet warteten Rankgerüste auf Bohnen oder Erbsen, die hier sicher im Sommer wuchsen. Einige große Findlinge verliehen dem Ganzen den Anschein einer verwunschenen Welt.

»Wollt ihr einen Tee? Auch wenn er nicht aus dem Anbau der Lindes stammt?«, fragte unsere Gastgeberin. »Keine Sorge, ich will euch nicht vergiften.«

Ich riss mich mit einiger Mühe von dem schönen Anblick ihres Gartens los und drehte mich um. »Ja, gerne.«

Sie nickte und verschwand in der Küche. Während ich hörte, wie das Wasser im Kessel allmählich anfing zu singen, sah ich mich weiter um. An der Wand standen in massiven Holzregalen Unmengen von Büchern, auf dem obersten Bord fand sich ein Dutzend Mörser, die bestimmt hundert Jahre oder mehr auf dem Buckel hatten.

»Der wird uns wach machen!«, erklärte Christine. »Zumindest euch, ich kann ohnehin nicht mehr sehr gut schlafen. Alte Leute brauchen kaum noch Schlaf. Liegt wohl daran, dass es nicht mehr lange dauern wird, bis sie für immer schlafen dürfen.« Sie deutete auf die Terrasse. »Sollen wir uns nach draußen setzen?«

Ohne die Antwort abzuwarten, balancierte sie geschickt das Tablett mit den drei Teetassen in der einen Hand und öffnete mit der anderen die Tür. Wir setzten uns auf ein paar alte Holzstühle, und ich sah mit einem Seitenblick, dass Simon vor Anspannung die Lippen aufeinanderpresste. Was war da nur zwischen diesen beiden Familien geschehen?

Ohne sich von uns auch nur irgendwie antreiben zu lassen, nahm Christine einen tiefen Schluck aus ihrer Tasse, schloss die Augen und murmelte: »Das tut gut.«

Dann stellte sie ihre Tasse mit einem Ruck auf den Tisch. »Aber ich denke, ihr seid nicht hergekommen, um meine leckeren Tees zu probieren. Das kann Simon schließlich auch ohne mich. Ihr habt also endlich begriffen, was ich euch mit der Ambrosia im Hortulus sagen wollte.«

Einen Augenblick herrschte Schweigen. Ich war mir nicht ganz sicher, ob ich richtig gehört hatte. »Es ist also wirklich Ambrosia gewesen?«

»Was heißt hier gewesen? Das Kraut müsste inzwischen zwei gute Handspannen hoch sein. Ja, das ist die Ambrosia, nach der ihr sucht. Ich wollte dieses Familiengeheimnis nach über tausend Jahren endlich mit jemandem teilen. Wenn ich es mir recht überlege, dann bin ich mir gar nicht sicher, ob es überhaupt jemals eine gute Idee war, das Wissen um diese Pflanze geheim zu halten. Ihre Wirkung ist vielfältig, und ich kann nicht die Hand dafür ins Feuer legen, dass meine Vorfahrinnen sie immer nur für gute Zwecke eingesetzt haben.« Sie seufzte. »Aber nachdem einige von ihnen auch verbrannt wurden, sollte sich die Sache mit dem kosmischen Gleichgewicht in der Waage halten.«

Ich sah sie fassungslos an. So nebenher und lapidar löste sie eine Frage, der die Wissenschaft seit Jahrzehnten nachging. »Und warum jetzt?«, fragte ich schließlich.

»Weil ich bald sterbe«, erklärte sie so sachlich, als würde sie über das heutige Wetter sprechen. »Anders als meine Vorfahrinnen habe ich keine Tochter oder eine andere junge Hebamme im Umfeld, der ich das Wissen hätte weitergeben können. Die Mädchen gehen heutzutage auf die Hebammenschule und interessieren sich nicht mehr für das Wissen einer alten Landhebamme.« Sie seufzte. »Ich würde also dieses Kraut mit ins Grab nehmen. Vielleicht würde es hier in meinem Garten verwildern und auf der Reichenau weiterleben. Dabei halte ich das für unwahrscheinlich – es ist ziemlich empfindlich, mag keinen Frost, keine Nässe, keine Kälte … Ich und die Frauen vor mir hatten einige Mühe, es am Leben zu halten.«

»Jetzt ist Ambrosia doch zu nichts mehr nutze.« Simon hatte zum ersten Mal seinen Mund geöffnet. »Heute werden die Frauen auch ohne solche Mittel durch die Geburt gebracht. Es gibt Kaiserschnitte, das hat sich wahrscheinlich schon bis zu dir herumgesprochen. Deine Enthüllung kommt ein paar Jahrzehnte zu spät.«

Christine sah ihn ernst an. »Stimmt. Wie ich schon gesagt habe: Ich bin mir nicht sicher, ob diese Geheimniskrämerei überhaupt eine gute Idee war. Andererseits hätte sicher irgendjemand darin ein Hexenwerk gesehen. Und deine Vorfahren haben uns ganz schön bedroht, als sie gemerkt haben, dass wir das Geheimnis der Ambrosia bewahren.«

»Meine Vorfahren?« Simon machte eine verächtliche Handbewegung. »Mach dich nicht lächerlich. Wann soll das denn gewesen sein?«

Sie lächelte, nahm einen weiteren Schluck aus ihrer Tasse und drehte für einen Moment ihr Gesicht in die allmählich höher steigende Sonne. »Wann das war? Anfang des Jahres 827. Es war ein kalter Winter, zumindest wird es so erzählt. Viel Schnee lag auf der Reichenau, die damals Sintlasau genannt wurde. Damals hieß die Hebamme Bertrada. Sie hatte bei der Geburt der kleinen Irmingard geholfen – der Tochter von Thegan und Hemma. Deiner Vorfahrin, Simon. Keine leichte Geburt, so will es die Überlieferung. Hemma war dem Tod näher als dem Leben. Dann fing der Mönch an, einige Samenkörner in einem Mörser zu mahlen und aus diesem Pulver einen bitter-würzigen Tee zu bereiten. Er konnte Hemma helfen, und so besteht deine Familie bis heute fort. Bertrada forderte für ihre Dienste einige der Samen ein. Nicht aus Selbstsucht, sondern weil sie wusste, dass sie vielen Frauen damit das Leben retten würde. Aber dieser Walahfrid machte Ausflüchte und erklärte, dass er die letzten Samen für Hemmas Tee verwendet habe. Dein Urahn Thegan hat das bestätigt, und die beiden haben etwas von einem geheimnisvollen maurischen Geschenk erzählt, das dieser Same darstellen sollte. Bertrada glaubte den beiden Männern.«

Christine hörte auf zu reden und sah in ihren Garten. Für einen Moment glaubte ich, dass sie den Faden verloren hatte oder womöglich eingeschlafen war. Doch auf einmal machte sie die Augen wieder auf und sah Simon mit zornig funkelnden Augen an. »Es kam der nächste Frühling. Dein Vorfahr hatte sich unweit des Klosters ein Grundstück gekauft und angefangen, Kräuter anzubauen. Übrigens genau da, wo auch heute noch dein Laden steht. Walahfrid war zu dem Zeitpunkt auf dem Weg nach Aachen, wo er dem Kaiser helfen sollte, das Reich zu regieren, bis er mit gerade mal vierzig in einem Fluss ertrank. Aber egal, auf jeden Fall war Bertrada der jungen Familie freundschaftlich verbunden. Irgendwann sah sie in Thegans Kräuterbeeten eine ihr unbekannte Pflanze. Als sie danach fragte, gab er eine ausweichende Antwort. Und als Bertrada im Herbst im Vorbeigehen einen der Samen vom Boden auflas, ihn zwischen den Fingernägeln zerdrückte und daran roch, erinnerte sie sich an die Geburt der kleinen Irmingard: Dieses Kraut war das geheimnisvolle Zeug, das Hemma von Walahfrid verabreicht worden war. Sie war wütend. Nein, wahrscheinlich ist das gar kein Ausdruck. Sie tobte. Für die Rettung von Thegans Frau hatte sie nichts verlangt als ein paar Samen – und die hatte Walahfrid nicht herausgegeben, weil er angeblich keine mehr hatte. Und jetzt wuchs ein kompletter Strauch in Thegans Garten? Bertrada holte sich den Lohn ihrer Mühe selbst. Sie entfernte den kompletten Busch und sorgte dafür, dass auch das letzte Blättchen in ihrer Schürze landete. Dann verschwand sie, ohne auch nur ein Wort zu sagen. Das Haus des Thegan sollte sie nie wieder betreten. Vom da an haben meine Vorfahrinnen bei Geburten die maurische Pflanze eingesetzt, die wir als unser rechtmäßiges Eigentum betrachteten.«

»Und Thegan? Wie hat er auf diesen Raub reagiert?«, wollte ich wissen.

»Das war kein Raub«, wies Christine mich zurecht. »Das war nur der rechtmäßige Lohn, den Bertrada eingefordert hat und den Thegan ihr mit einer Lüge verweigert hat. Ihr gegenüber hat er behauptet, er habe doch noch zwei weitere Samen in seiner Kammer gefunden, die er versuchsweise anbauen wollte. Ich bin mir sicher, dass es sich um eine weitere Lüge handelte. Er wollte, dass die Hebammen künftig bei ihm diesen Samen kaufen mussten. Das hat Bertrada vereitelt.«

Simon schüttelte den Kopf. »Das ist doch ein Ammenmärchen. Ich habe von dieser Geschichte noch nie gehört, ein Thegan taucht in meinem Stammbaum nicht auf, soweit ich weiß – ich kann ihn allerdings auch nicht stolze zwölfhundert Jahre zurückverfolgen. Ehrlich gesagt habe ich so meine Zweifel, ob man das überhaupt kann. Und vor allem: Was sollen wir jetzt damit?«

»Lasst das Kraut einfach im Hortulus. Ein Botaniker soll es bestimmen, und du, Simon, kannst dir im Herbst ein paar Samen holen und es künftig auch bei dir anbauen. Ich will es nicht mehr …«

»Ich hoffe, dass du nicht deine gesamten Samen in den Hortulus gebracht hast«, fiel ich ihr ins Wort. »Da ist nämlich nichts mehr.«

»Was?« Zum ersten Mal verlor Christine ihre Gelassenheit, die sie bisher so offensichtlich zur Schau gestellt hatte. »Wie meinst du das: Da ist nichts mehr?«

Ich zuckte mit den Schultern und deutete auf Simon. »Er war der Meinung, dass dieses Kraut für Unglück sorgt. Also hat Simon es untergegraben. Da es offenbar sehr empfindlich ist, sollte ich davon ausgehen, dass es inzwischen nur noch eine Funktion als Gründünger hat. Du hast doch nicht etwa deine kompletten Samenbestände in ein Beet inmitten einer Touristenattraktion vergraben?«

Doch ich konnte in ihrem Gesicht erkennen, dass genau das der Fall war. Christine hatte alles auf eine Karte gesetzt, im festen Glauben, dass sie damit zur Lösung eines Rätsels beigetragen hatte. Dabei war alles, was sie damit erreicht hatte, die Vernichtung eines alten Heilkrauts.

»Das hast du nicht getan! Sag, dass du so etwas nie tun würdest?« Christine sah Simon immer noch fassungslos an.

»Das Auftauchen dieser Pflanze in dem Beet zusammen mit der Rückkehr des Mädchens, das den tödlichen Unfall meiner Eltern überlebt hatte – das waren mir zu viele Zufälle. Ich habe tatsächlich an ein schlechtes Omen geglaubt und gedacht, ich könnte die Ursache mitsamt den Wurzeln ausreißen.«

»Na, dann …« Christine brach ab und verbarg ihr Gesicht in den Händen. »Ich wollte das Geheimnis meiner Familie endlich bekannt machen und habe in Wirklichkeit dafür gesorgt, dass es für immer im Reich der Mythen und Legenden bleiben wird. Wie konnte ich nur so dumm sein?«

Simon seufzte. »Ich möchte mich wirklich nicht herausreden. Es ist ja sonst auch nicht meine Art, dass ich irgendwelche Pflanzen wahllos niedertrampele. Aber dieses Zeug hat dafür gesorgt, dass unsere Familien seit über tausend Jahren ein schwieriges Verhältnis hatten. Das sollte doch genug Grund sein, dass man sie jetzt vielleicht mal auf den Kompost wirft.«

»Sie hat auch Hunderten von Frauen das Leben gerettet. Unter anderem der Mutter von Lena – auch wenn sie dann vierzehn Tage später sterben musste«, murmelte Christine. »Und ich bin mir nicht sicher, dass sie den Biologen der heutigen Zeit überhaupt bekannt ist. Ich habe immer mal wieder nachgeforscht und sie nirgends entdeckt. Wer weiß schon, was dein Vorfahre damals wirklich aus dem Land der Mauren heimgebracht hat?«

»Wenn es denn wirklich mein Vorfahr war. Dieser Teil der Geschichte gehört vielleicht doch in das Reich der Legenden, meinst du nicht?«

»Ich glaube sogar, dass Thegan dir ähnlich gesehen hat – oder besser gesagt andersherum: Du siehst diesem Thegan so ähnlich wie ein Ei dem anderen.« Ich konnte mich nicht beherrschen, ich musste mein Wissen aus meinen Träumen einfach weitergeben. Im nächsten Moment verfluchte ich mich selbst deswegen. Denn natürlich fragten die beiden anderen gleich nach der Quelle meines Wissens.

Ich konnte nur verlegen lächeln. »Seit ich hier auf der Insel bin, suchen mich merkwürdige Träume oder Visionen heim. Dabei habe ich die Geschichte von diesem Thegan gesehen – wie in einer Art Kino. Hemma und Walahfrid mit seinem Garten sind auch vorgekommen, genau wie die Hebamme Bertrada, die dann wohl die Erste in diesem Hebammenclan war.«

Simon zog eine Augenbraue nach oben. »Du bist dir sicher, dass du nicht irgendwas Komisches geraucht hast? Ich meine: Wer kann schon Dinge sehen, die vor zwölfhundert Jahren geschehen sind?«

»Ich habe keine Erklärung dafür. Aber dein Gerede vom Fluch dieser Ambrosia ist nicht viel besser.«

»Und egal, wie lange ihr euch jetzt darüber streitet, Ambrosia gibt es nicht mehr«, erklärte Christine. Mit einem Mal klang ihre Stimme müde, und ihre Hautfarbe war fahl geworden.

»Geht es dir nicht gut?«, wollte ich wissen.

Sie schüttelte den Kopf. »Wie ich schon gesagt habe: Ich sterbe. Im Gegensatz zu den meisten Menschen weiß ich auch, dass es ziemlich bald sein wird. Meine Ärzte haben gesagt, dass es höchstens noch zwei Wochen sind. Ich gebe sonst nicht viel auf die moderne Medizin, aber ich fürchte, dieses Mal haben sie ausnahmsweise mal recht.«

Wir schwiegen. Tranken aus unseren Tassen und saßen in der herrlichen Vormittagssonne unter den Blättern der Bäume, deren Äste schützend über das Haus der Hebamme ragten. Gerade so, als wollte die Natur das Wissen dieses Ortes schützen. Wenn es denn wirklich magische Momente gibt, dann gehörten diese Minuten ganz bestimmt dazu.

Es dauerte lange, bis Christine endlich weitersprach. »Ihr solltet jetzt gehen. Es ist alles besprochen, was es zu klären gab. Diese lange Geschichte hat jetzt ein Ende gefunden, und ich nehme sie mit in mein Grab. Vielleicht sollte es so sein, dass diese Pflanze verschwindet – jetzt, da bei allen riskanten Geburten der Kaiserschnitt eingesetzt wird. Es gibt keine Notwendigkeit mehr dafür – und so manche Pflanze taucht ja nur auf, weil es eine Sehnsucht nach ihrer Wirkung gibt.«

Simon stand auf. »Wir wollen deine Gastfreundschaft nicht länger strapazieren, liebe Christine. Aber vielleicht möchtest du meine Entschuldigung für die Verfehlungen meiner Vorfahren annehmen. Wenn wir in den nächsten Tagen irgendetwas für dich tun können, dann melde dich bitte bei uns. Und vielleicht solltest du lieber zum Telefon greifen, als irgendwo ein Blümchen zu pflanzen, dessen Botschaft ich vielleicht nicht verstehe.«

Christine zwang sich zu einem Lächeln, das sie sichtlich Mühe kostete. »Keine Sorge, das werde ich. Die Zeit für geheimnisvolle Nachrichten ist wirklich vorbei.« Sie sah uns beide an. »Und ich gebe euch meinen Segen. Ihr werdet gemeinsam ein glückliches Haus führen.«

»Aber wir sind doch gar nicht …«, setzte ich an, doch Christine hob die Hand, um mich zum Schweigen zu bringen.

»Ich habe von dieser Welt und ihren Bewohnern mehr gesehen als du. Ich kann sehen, wenn zwei Menschen zusammengehören.«

Dann wedelte sie mit der Hand, als wollte sie uns verscheuchen. »Geht jetzt. Ich muss mich ausruhen. Ihr findet den Weg nach draußen sicher alleine.« Sie schloss die Augen, und einen winzigen Moment lang fürchtete ich, dass sie einfach gestorben sei. Aber dann sah ich, dass sich ihr Brustkorb weiter leise hob und senkte.

Wir wählten dieses Mal den Weg durch den Garten, um wieder zu Simons Auto zu kommen. Simon sah die vielen Beete mit Bewunderung an. »Sie hat wirklich alles, was eine Hebamme benötigt, selber angebaut. Mir war nie klar, dass sie so einen großen Garten hat.«

»Du warst wirklich nie hier?«, wunderte ich mich.

»Nein. Meine Mutter hat mal gesagt, dass die Hebamme ein wenig merkwürdig sei. Ich habe mich aber nie gefragt, warum.«

Schweigend stiegen wir ins Auto und machten uns auf den Weg. Simon fuhr zu sich nach Hause. Als er die Tür aufsperrte, sah ich ihn fragend an, und er machte eine einladende Handbewegung. »Komm herein. Ich denke, die Flüche der Vergangenheit haben wir jetzt endgültig abgestreift.«

Ich betrat das Haus nur zögerlich. Erst jetzt war mir klar geworden, dass meine Eltern in ihren letzten Lebenstagen hier ein und aus gegangen waren. Konnte man noch ihre Stimmen hören, wenn man sich ganz still verhielt?

Simon schien mir meine Zweifel und Gedanken anzusehen. Er lächelte mir zu und legte mir eine Hand auf den Rücken, um mich sanft ins Innere zu schieben. »Das hier ist das Haus, in dem du geboren wurdest. Du solltest dich also wie zu Hause fühlen.«

Mit einem Lächeln deutete ich auf seinen Garten. »Eigentlich würde ich lieber noch ein bisschen spazieren gehen. Bei dir im Garten. Oder am See entlang.«

»Gerne, ich komme mit.«

Schweigend gingen wir zum See hinunter, am Jachthafen vorbei und in Richtung der Bucht, in der Thegan immer geschwommen war. Zumindest musste das irgendwo hier gewesen sein – auch wenn die Gegend heute natürlich anders aussah.

»Was war das für eine Geschichte mit deinen Träumen von diesem Adeligen?«, wollte Simon plötzlich wissen, so als könnte er meine Gedanken lesen.

Ich zögerte nur einen winzigen Augenblick, dann erzählte ich ihm von meinen merkwürdigen Träumen, die mich hier auf der Insel heimgesucht hatten. Aus irgendeinem Grund schien ich die Geschichte vom Ambrosiakraut und dem Beginn der Kräuterfamilie Linde hier auf der Reichenau miterlebt zu haben. Als ich geendet hatte, sah Simon eine Zeit lang sinnend auf das Wasser.

»Der Anfang und das Ende der Ambrosia hier auf der Insel. Du kennst jetzt also alle Einzelheiten. Hast du irgendeine Idee, warum ausgerechnet du von diesen Träumen heimgesucht wirst?« Er rieb sich mit der Hand über die Stirn, eine Geste, die mir inzwischen fast schon vertraut war. Täuschte mich meine Erinnerung, oder hatte Thegan das auch gemacht? Die beiden Männer verschmolzen in meinem Kopf zu einer Einheit.

Dann zuckte ich meine Schultern. »Ich denke schon. Dieses Gartengedicht von Walahfrid, über das ich für die Uni schreiben muss – die Sache ist in Wirklichkeit ein bisschen komplizierter.« Und dann erfuhr Simon auch die Geschichte von der alten Handschrift, auf die die Buchbinderin gestoßen war. Von meinem Ehrgeiz, durch meine eigene Forschung in den Augen des Professors wieder zu einer akzeptablen Studentin zu werden, der man sogar vergab, dass sie ein Buch aus der Bücherei hatte mitgehen lassen.

Simon sah mich mit einem Lächeln in den Augenwinkeln an. »Sieht so aus, als würde an der Uni wirklich Ärger auf dich warten, oder?«

»Wahrscheinlich schon, aber inzwischen ist es mir egal. Ich gehe nicht mehr auf die Uni zurück.«

Ein überraschter Blick von der Seite. »Nicht?«

»Nein. Mir macht die Arbeit mit den Büchern nur halb so viel Spaß wie die Arbeit in meinem Garten. Also sollte ich sehen, dass ich daraus etwas mache.« Ich nickte, als müsste ich mir selbst noch einmal Mut machen. »Diese Handschrift bringe ich nächste Woche zurück zu meinem Professor. Mal sehen, was er sich als Strafe ausdenkt – aber selbst einen Rauswurf aus der Uni würde ich nicht mehr als Problem ansehen … Es ist nur schade, dass ich damit keinen Grund mehr habe, in Münster zu wohnen. Meinen Garten werden meine Mitbewohner wohl in kürzester Zeit wieder in eine wilde Wiese verwandeln.«

»Hast du schon eine Idee, wo du dann leben willst?« Wieder das Lächeln in seinen Augenwinkeln. »Denn wenn du keine hast, dann könnte ich mit einer dienen.«

Ich sah ihn fragend an. »Ja?«

»Bleib einfach hier. Zumindest so lange, bis du eine bessere Idee hast. Wir arbeiten gemeinsam in meinem Kräutergarten, machen mehr aus dem kleinen Café …«

Er zögerte und sah mich mit einem schiefen Lächeln an. »Klingt das nicht nach einer guten Idee? Wenn du merkst, dass du hier doch nicht das Leben führen kannst, das du dir vorstellst, dann kannst du wieder gehen.«

»Und wenn es mir gefällt?« Ich sah ihn fragend an.

Simon beugte sich vor und gab mir vorsichtig einen Kuss auf die Wange. »Wenn es dir gefällt, dann sehen wir weiter. Wer kann schon in die Zukunft blicken? Schlimm genug, dass du in die Vergangenheit sehen kannst.«

Langsam nickte ich. »So wollen wir das machen. Ich sollte meine Eltern anrufen. Also meinen Onkel und meine Tante. Und die Buchbinderin auch. Aber nicht jetzt.«

Und damit beugte ich mich zu ihm hinüber und gab ihm ebenfalls einen Kuss. Vielleicht war das hier ja wirklich der Anfang von etwas Großem.

Am späten Nachmittag dieses Tages gingen wir noch einmal auf den Friedhof. Während ich einen kleinen Strauß Frühlingsblumen auf das Grab meiner Eltern legte, bemerkte ich eine Veränderung am Holunderbusch: In dem dürren Gehölz waren plötzlich zwei oder drei zarte Blätter zu sehen.

Die Legende sagt, dass ein Holunderbusch wieder zu neuem Leben erwacht, wenn der Tote, der darunterliegt, seinen Frieden gefunden hat. Ich deutete das neue Leben des Strauchs als die Zustimmung meiner Eltern zu meiner Entscheidung, auf der Reichenau zu bleiben.

Nachwort

Natürlich kann die »Holunderliebe« nicht exakt die Geschehnisse auf der Reichenau des 9. Jahrhunderts nacherzählen – sehr vieles ist historisch auch umstritten. Unstrittig ist allerdings, dass Walahfrid Strabo dort erst als Mönch und einige Jahre später als Abt lebte. Ebenso sicher ist, dass Walahfrid mit dem »Hortulus« wohl die erste Anleitung für den Anbau eines Kräutergartens in unserem Kulturkreis geschrieben hat, die später mit dem »St. Galler Klosterplan« zu einer verbindlichen Vorlage für die Benediktinerkloster der nächsten Jahrhunderte wurde.

Dass Walahfrid seinen »Hortulus« als junger Mann auf der Reichenau geschrieben hat, ist allerdings nur eine von vielen Theorien. Das Werk könnte auch während seiner Zeit in Speyer entstanden sein, also um einiges später. Aber ich fand die Vorstellung spannend, dass ein etwa Achtzehnjähriger ein so bedeutendes Gedicht verfasst, nachdem er bereits im Alter von sechzehn Jahren mit den Visionen des Wetti wohl die erste Jenseitsvorstellung des Mittelalters zu Pergament gebracht hatte.

Die Sache mit dem Kraut Ambrosia ist bis heute nicht geklärt. Viele Forscher sehen darin den Rainfarn, andere vermuten dahinter die Schafgarbe. Es ist allerdings allein meiner Phantasie entsprungen, dass ein Adeliger vielleicht noch ein ganz anderes Kraut von seinen Kriegen gegen die Mauren mitbrachte … Historisch spricht immerhin nichts gegen diese Theorie.

Die Sache mit dem Nachbau des Gärtchens ist ebenfalls nicht ganz korrekt. In Wirklichkeit wurde das heutige Gärtlein 1991 angelegt – und die Eltern von Lena Opitz hatten da ganz bestimmt nicht ihre Finger im Spiel. Auch den Laden von Simon Linde wird man auf der Reichenau vergeblich suchen – obwohl hier wirklich jede erdenkliche Art von Gemüse und Kräutern angebaut wird. Wer also mit der »Holunderliebe« in der Hand auf die Reichenau reist, kann sich so vielleicht am ehesten eine Vorstellung vom Leben in der einstigen Klosterstadt machen, als dass er den Roman als Reiseführer für die heutige Insel nutzen könnte.

Damit historisch auch wirklich alles stimmt, habe ich den Rat von Dr. Britta Hallmann-Preuß eingezogen – nicht nur eine gute Freundin, sondern auch eine kundige Historikerin, die mir bei meinen endlosen Fragen nach Kleidern, Gebetszeiten, Bauweisen und Gebräuchen eine unschätzbare Hilfe war. Ohne ihre Hilfe hätte ich die Klosterstadt sicher nicht so nahe an die Kirchenwände gebaut, wie es wohl richtig ist. Und auch meine Vorstellungen von einem Heiratsantrag und einer Hochzeit im Mittelalter hat sie gründlich auf den Kopf gestellt …

An dieser Stelle auch endlich einmal einen herzlichen Dank an meinen Agenten Gerd Rumler, der seit zwanzig Büchern und zehn Jahren meine Werke betreut und dafür sorgt, dass fast alle meine wilden Ideen irgendwann ein richtiges Buch werden. Was mich immer wieder mehr überrascht als ihn.

Der Hortulus des Walahfried Strabo

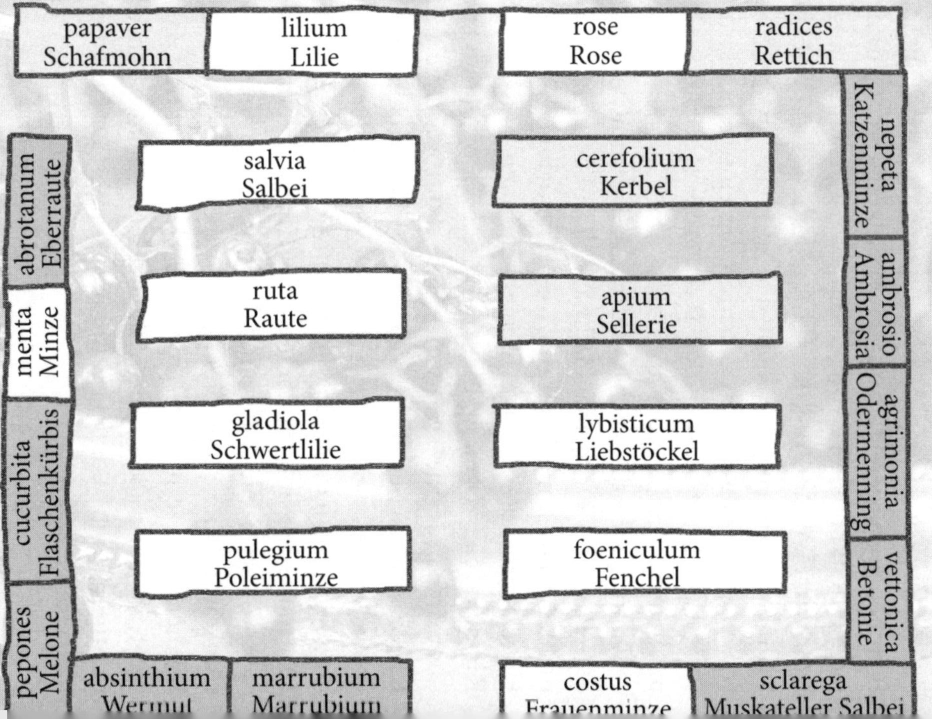

Leseprobe aus dem Roman von
Philipp Andersen und Miriam Bach:
»*Warte auf mich*«, erschienen bei Pendo.

Kapitel 1

1.

Warten. Ihr schien es, als bestünde ihr Leben seit Monaten nur noch aus Warten. Warten auf das nächste Treffen mit ihm, die wenigen gestohlenen Stunden oder Tage, die sie miteinander hatten. Warten auf die Telefonate, immer spät in der Nacht, wenn er ungestört sprechen konnte. Und schließlich warten darauf, dass sich alles eines Tages änderte. Ohne auch nur die geringste Ahnung zu haben, ob das jemals passieren würde.

Doch sie wartete.

Ausgerechnet sie, die immer Rastlose, der nie etwas schnell genug gehen konnte. Immer zack, zack, höher, schneller, weiter, gehetzt und ohne jede Geduld, heute hier, morgen dort. Und jetzt also das Warten, stunden-, tage-, wochenlang, das gesamte Leben abgestellt auf ein paar Momente, diese wenigen Augenblicke, wenn sie in seinen Armen lag. Aber es machte ihr nicht einmal etwas aus. Denn in Wahrheit hatte sie schon eine kleine Ewigkeit auf ihn gewartet, viele Jahre auf den einen, der ihren grenzenlosen Durst, ihren quälenden Hunger nach dem stillte, was sie lange nicht hatte benennen können. Mehr. Sie hatte nach dem »Mehr« gesucht und es in ihm gefunden.

»Himmelfahrten« nannte er ihre gemeinsamen Fluchten, ihre heimlichen Treffen, bei denen nichts zählte außer ihren Gefühlen füreinander. Und es waren tatsächlich

Himmelfahrten, Momente, in denen sie den Rest der Welt vergaßen.
Aber kein Himmel ohne Hölle.

Sie kannte ihn schon einige Jahre, nur flüchtig zwar, aber sie wusste, wer er war. Zwei- oder dreimal hatte sie ihn auf der Buchmesse gesehen, als sie eine Zeit lang im selben Verlag veröffentlichten. Einmal hatte er ihr sogar einen seiner Romane signiert, den sie zu Hause ungelesen ins Regal gestellt und dann vergessen hatte. Er war ein arrivierter Autor, seine Bücher in den Bestsellerlisten, in zwei Dutzend Sprachen übersetzt. Sie selbst war auch nicht unerfolgreich, doch weit unterhalb seiner Wahrnehmungsschwelle und außerdem in einem vollkommen anderen Genre tätig; während er über die Vergangenheit schrieb, zog sie es vor, sich mit der Gegenwart, mit dem Hier und Jetzt, zu beschäftigen.
Sie mochte ihn nicht sonderlich. Arrogant und blasiert kam er ihr vor, ein selbstgerechter Schwätzer, der wie ein Pfau über die Messe stolzierte, immer umzingelt von Journalisten, Fans und Verehrerinnen. Es war wohl auch ein kleiner Stachel namens Neid, den sie in ihrer Brust verspürte, wenn dieselben Journalisten, die ihn zuvor in den Himmel gelobt hatten, ihr gegenüber eine gewisse Abfälligkeit an den Tag legten. Sie war noch ein halbes Kind gewesen, als sie ihren ersten Roman veröffentlicht hatte, und auch Jahre später musste sie darum kämpfen, dass sie als Schriftstellerin ernst genommen wurde. Und er war eben das Sinnbild dafür, der Sündenbock, auf den sie diese Ungerechtigkeit projizierte.

Dann der Abend, der alles veränderte: ein Verlagsjubiläum in München, dreihundert geladene Gäste. Darunter sie, Miriam Bach. Und natürlich auch er, Philipp Andersen, der Star des historischen Romans. Sie entdeckte ihn bereits zu Beginn der Feier, wie er im vorderen Teil des Festsaals saß, wichtig schwadronierend mit den Großen und Einflussreichen der Branche. Nicht ohne Genugtuung stellte sie fest, dass er anfing, in die Jahre zu kommen; seine dunklen Haare waren zwar voll, aber von weißen Strähnen durchzogen, und trotz seiner schlanken Statur zeichnete sich unter seinem Hemd ein deutlicher Bauchansatz ab, eine Lesebrille steckte in der Brusttasche seines Jacketts. Insgesamt war Philipp Andersen ein attraktiver Mann, keine Frage, aber eben einer, der seinen optischen Zenit vor gut und gern zehn Jahren überschritten hatte. Einer, dem Leben und Erfahrung unübersehbare Spuren ins Gesicht gezeichnet hatten, während sie selbst trotz ihrer neununddreißig Jahre immer noch mehr Mädchen als Frau zu sein schien. Nie hätte sie gedacht – niemals und nie! –, dass ausgerechnet dieser Abend eine schicksalhafte Wende in ihrem Leben bedeuten würde.

Und als sie zu späterer Stunde an der Bar stand, ein bisschen gelangweilt mit einer Kollegin plauderte und ihren Blick dabei beinahe abwesend durch den Raum schweifen ließ; als sie plötzlich bemerkte, dass Philipp Andersen sie von seinem Platz aus unverwandt ansah und ihr mit einer kleinen Geste bedeutete, dass sie zu ihm kommen sollte – da ging sie einfach zu ihm rüber.

Hätte sie um die Folgen dieser wenigen Schritte gewusst, sie hätte sich keinen Millimeter von der Bar weggerührt. Und wäre gleichzeitig, so schnell sie nur konnte, zu ihm gerannt.

2.
22. März

Plötzlich war sie da. Wie vom Himmel gefallen. Saß einfach neben mir, so nah, dass unsere Schenkel sich berührten, und hielt meine Hand, oder ich ihre, das ließ sich nicht unterscheiden. Wie war sie bloß auf diesen Stuhl geraten, auf dem doch eben noch mein alter Freund Christian gesessen und mir die Ohren vollgelabert hatte? Ich weiß es nicht mehr, so wenig, wie ich mich daran erinnern kann, wie wir uns begrüßt und über was wir als Erstes geredet haben. Ich weiß nur noch, dass wir uns von Anfang an duzten. Als würden wir uns seit einer Ewigkeit kennen. Und dass ich wahnsinnig gern mit ihr sprach, egal worüber, und wenn es der größte Blödsinn war.

Warum, zum Teufel, haben wir uns eigentlich geduzt? Herrgott, ich bin doch viel zu alt für so was! Das ist doch alles längst vorbei!

Wahrscheinlich waren es ihre Augen. Diese wasserhellen blauen Augen mit einem scharf konturierten, dunklen, fast schwarzen Ring um die Iris, mit denen sie mich von der Bar aus angeflirtet hatte. Huskyaugen. Noch nie hatte ich Augen gesehen, die so unglaublich traurig blicken konnten, um im nächsten Moment aufzuleuchten und zu strahlen, als hätte jemand ein Licht in ihr angeknipst. Und dann ihr Mund. Auch ihr Mund hatte diese Traurigkeit, wurde manchmal ganz klein und schmal, als wolle er sich selbst verschlucken, sogar wenn sie gerade einen Witz erzählte. Aber genauso wie die Augen konnte sich auch ihr Mund verändern, urplötzlich, von einem Moment zum anderen, wurde ganz weich und groß, blühte auf.

April, dachte ich. Eine Frau, in der Aprilwetter ist.

Bis Mittag hatte ich an meinem neuen Roman gearbeitet, und noch auf der Autobahn hatte ich mich gefragt, was ich eigentlich auf dieser Party sollte. Der Verlag, der sein hundertjähriges Jubiläum feierte, war ja gar nicht mehr mein Verlag, wir hatten uns nach meinem vorletzten Buch getrennt. Mein alter Verleger wollte immer dasselbe von mir, einen historischen Roman nach dem anderen. Aber ich bin nicht Autor geworden, um an einer Marketingstrategie entlangzuschreiben. Ich will Geschichten schreiben, die ich schreiben muss*! Doch wenn der Verlag mich trotz unserer Trennung zu diesem Festtag einlud, wäre es sehr unhöflich gewesen, die Einladung auszuschlagen. Außerdem war der Abend eine gute Gelegenheit, mal wieder ein paar Leute zu treffen. Präsenz zeigen, Backen aufblasen und wichtigtun. Schließlich brauchte ich bald neue Verträge.*

Und dann war sie plötzlich da, und all die wichtigen Leute, wegen derer ich gekommen war, interessierten mich nicht mehr. Ich schaute ihr in die Augen, schaute auf ihren Mund, ohne irgendetwas anderes von ihr wahrzunehmen, während unsere Hände miteinander sprachen, als würden sie uns vorauseilen, und ihr nackter Schenkel unter dem Saum ihres albernen goldenen Paillettenkleids, in dem sie zu Ehren des schwerhörigen Seniorverlegers und Sohn des Verlagsgründers »Happy birthday, Mr. Publisher« ins Mikrofon gehaucht hatte, immer höher an meinen Oberschenkel heraufrutschte und ich immer neugieriger wurde auf diese Frau, die ich nicht kannte und die mir doch so seltsam vertraut vorkam.

Wie siehst du wohl aus, wenn nicht April in dir ist, sondern Mai oder August oder November?

3.

Alles, wirklich alles, was sie je über ihn gedacht hatte, war falsch. Er war witzig und charmant, ein brillanter Geist, ein Kindskopf, ein Spinner, ein vollkommen verrückter Mensch. Sie saßen da und redeten miteinander, die Minuten flogen wie Sekunden vorüber. Auf einmal – sie konnte nicht sagen, wie es dazu kam – hielt er ihre Hand, sie steckten tuschelnd ihre Köpfe zusammen und nahmen nichts mehr wahr von dem, was um sie herum geschah. Sie sah nur noch seine großen blauen Augen, die ihr wie ein Spiegel ihrer selbst erschienen, hörte sein tiefes Lachen, das wie ein Stromschlag durch ihren Körper zitterte, spürte und roch seine Nähe, genoss jedes einzelne seiner Worte. Wie er von seinen Büchern erzählte und sie nach ihren fragte, wirklich und aufrichtig interessiert wollte er alles von ihr und ihrer Arbeit wissen. Keine Spur von dem blasierten Wichtigtuer, für den sie ihn immer gehalten hatte, im Gegenteil, seine Neugier beschämte sie fast, weil sie ihm ganz offensichtlich Unrecht getan hatte. Denn jetzt saß er vor ihr und sagte ihr, dass er unbedingt mal etwas von ihr lesen wolle, er hätte Lust, in ihrer Seele herumzuspazieren, um zu sehen, was sich in ihrem Köpfchen verbarg. Genauso sagte er es, »in deiner Seele herumspazieren«, und es kam ihr nicht einmal kitschig oder überzogen vor.

Und dann waren da ihre Hände, die einander festhielten und sich gegenseitig streichelten als sei es das Natürlichste der Welt. Hier, auf diesem Fest, wo jeder es sehen konnte und es trotzdem vollkommen egal war.

»Was machen unsere Hände da?«, fragte sie irgendwann, ohne ihn auch nur eine Sekunde lang loszulassen.

»Lass sie doch«, erwiderte er lächelnd, »die spielen nur und vertragen sich schon.« Ihr Blick wanderte über seine schönen, schlanken Finger, die verästelten Adern, die leicht unter der Haut durchschimmerten, die vielen kleinen Sommersprossen, die sich vom Handgelenk aus Richtung Ellbogen ausbreiteten, und seine behaarten Unterarme, die aus den Ärmeln seines Hemds hervorlugten. Und den Ring, seinen Ehering am vierten Finger seiner linken Hand, natürlich bemerkte sie auch den.

»Bist du zum Spielen nicht viel zu verheiratet?«

Er lachte. »Viel zu verheiratet? Kann man denn weniger verheiratet sein?«

»Ich weiß nicht. Kann man?«

»Vielleicht. Dann bin ich jetzt gerade mal weniger verheiratet.«

»Und hast du eher mehr oder weniger Kinder?«, setzte sie das Spiel fort.

»Eher weniger. Eine Tochter. Aber die ist schon erwachsen.«

»Dann muss ich dich jetzt wohl fragen, wie alt du eigentlich bist.« Er zögerte, seine Hand zuckte kurz zurück, aber sie hielt sie fest. Würde er jetzt lügen? Sie schätzte ihn auf Mitte oder Ende vierzig.

»Fünfundfünfzig, fast sechsundfünfzig.«

»Oh.« Noch nie hatte sie mit einem Mann dieses Alters Händchen gehalten oder auch nur geflirtet, im Gegenteil, mit ihrem kindlichen Aussehen zog sie meist wesentlich jüngere an. Doch es war seltsam: Hatte sie zu Beginn der Feier noch mit leichter Häme gedacht, dass er langsam in die Jahre kam, schien er jetzt, während er ihr gegenübersaß, mit ihr sprach und seine Finger mit ihren verschränkt hatte, von Sekunde zu Sekunde jünger zu werden. Benjamin Button, er war ein Benjamin Button! Seine großen blauen Augen, mit denen er sie neugierig musterte, lachten,

in beiden Wangen bildeten sich jungenhafte Grübchen, ständig fiel ihm eine dicke Strähne seines vollen Haars in die Stirn, die er sich wieder und wieder aus dem Gesicht pustete, und selbst auf seiner Stupsnase entdeckte sie mehrere große Sommersprossen und dann noch eine direkt links über seinen vollen Lippen. »Dein Alter macht mir nichts aus«, sagte sie und kam sich im selben Moment unglaublich dämlich vor. Wie konnte sie so etwas sagen?
Aber wieder lachte er nur. »Das freut mich. Mir macht es auch nichts, dass du fast zwanzig Jahre jünger bist.«
Dann schwiegen sie beide, sahen sich einfach nur an, ließen ihre Hände weiter miteinander spielen und reden, sich alles erzählen, was ihnen auf dem Herzen lag, durch die Berührung Geheimnisse austauschen.
Irgendwann war es Mitternacht, und sie musste gehen, am nächsten Morgen wartete ein früher Termin auf sie. Doch sie konnte nicht. Sie wollte nicht, wollte seine Hand nicht loslassen und ihn dadurch verlieren. Nicht, ohne ihm zu sagen, in welchem Hotel sie wohnte, und ihn zu bitten, ihr später zu folgen.

4.
23. März

Kaiserhof«, hatte sie mir beim Abschied ins Ohr geflüstert, »ich warte auf dich.« Fünf Minuten nachdem sie fort war, verließ auch ich die Party. Das Hotel lag nur ein paar Minuten entfernt. Einigermaßen nervös huschte ich durch die Bar, aber ich sah in dem schummrigen Raum keine Frau, die ihr im Entferntesten glich, nur ein paar Geschäftsleute, die sich gegenseitig bei einem Absacker langweilten. Halb enttäuscht, halb erleichtert gab ich es auf. Alter Trottel, was hast du hier verloren? Du bist verheiratet, seit fast dreißig Jahren, glücklich *verheiratet, und streunst mitten in der Nacht durch Hotelbars wie ein ralliger Kater? Sieh zu, dass du ins Bett kommst, und zwar in dein eigenes!*

»Suchen Sie jemanden?«, fragte der Portier, als ich wieder in die Halle kam. »Nein«, sagte ich, »das heißt – doch. Eine Frau, die angeblich hier wohnt. Sie muss gerade zurückgekommen sein.«

Der Portier zog ein sehr professionelles Gesicht. »Ihr Name?«

Verflucht, ich wusste nicht mal, wie sie hieß! Dabei war sie, so hatte mir der Verleger beim Abschied zugeraunt, in ihrem Genre eine kleine Zelebrität. Zum Glück fiel mir wenigstens ihr Vorname ein. »Miriam …«, sagte ich und reichte dem Portier einen Geldschein. »Mitte dreißig. Blonde Locken, glaube ich …«

Der Portier runzelte kurz irritiert die Brauen, dann schlug er im Gästebuch nach und griff zum Telefon: »Da ist ein Herr, der nach Ihnen fragt«, sprach er diskret in die Muschel. »Herr …?« Ein fragender Blick in meine Richtung.

»Andersen.«

Ein paar Sekunden Hochspannung, während ich leise ihre Telefonstimme hörte, doch ohne etwas zu verstehen. Dann die Auskunft des Portiers: »Nr. 17.«

Das Zimmer lag im ersten Stock, doch da ich ziemlich eilig die

Treppe hinaufstieg, war ich ein bisschen außer Atem, als ich an ihre Tür klopfte.
»Sofort!«
Hinter der Tür Geraschel und Schritte. Als sie öffnete, holte ich tief Luft. Sie hatte sich schon ausgezogen, trug nur noch einen schwarzen BH und ein kleines bisschen schwarze Spitze unten herum.
»Komm rein«, sagte sie, als würde ich sie schon zum hundertstenmal mitten in der Nacht in einem Hotel besuchen, und tippelte auf ihren nackten Füßen zurück ins Zimmer. Vor dem Bett blieb sie stehen und drehte sich zu mir um.
»Du bist ja gar nicht blond«, sagte ich verwirrt.
»Wie bitte?«, lachte sie. »Warum sollte ich blond sein?«
»Ach nichts«, sagte ich, ging einen Schritt auf sie zu und strich über ihr glattes, braunes Haar. »Wahrscheinlich war es dein goldenes Kleid, weshalb ich …« Statt den Satz zu Ende zu sprechen, nahm ich ihr Gesicht zwischen die Hände.
Sie sah mich an, ein bisschen prüfend, ein bisschen spöttisch. »Was jetzt?«
»Was wohl?«
Ich hob ihr Kinn, und dann küssten wir uns. Doch seltsam, der Kuss fiel vollkommen leidenschaftslos aus. Wir küssten uns eher pflichtgemäß, weil es sich in dieser Situation eben gehörte, sich zu küssen, so wie es sich gehört, jemandem zur Begrüßung die Hand zu geben.
»Nur damit du es weißt«, sagte sie, als wir irgendwann aufs Bett sanken, »ich werde nicht mit dir schlafen.«
»Wie kommst du darauf, dass ich mit dir schlafen will?«, erwiderte ich. Statt einer Antwort warf sie einen kurzen Blick auf meine Hose. Ihr Mund lächelte, aber ohne ihre Augen.
»Oh Gott, bin ich müde.« Tatsächlich, jetzt gähnte sie auch noch.
»Willst du schon schlafen?«, fragte ich wie ein Idiot.
Sie gab keine Antwort, sondern kuschelte sich einfach unter ihre Decke, als wäre ich gar nicht da, und es dauerte keine Minute, bis

sie schlief. Was war das denn für eine Nummer? Lädt mich in ihr Zimmer ein und pennt hier einfach vor mir weg? Für einen Moment war ich beleidigt, ein Reflex meiner männlichen Eitelkeit, aber der Moment dauerte gerade einen Wimpernschlag. Tatsächlich war ich gar nicht beleidigt, nicht im Geringsten. Eher amüsiert. Eine Verrückte! Total durchgeknallt! Ihr Atem ging schon ganz gleichmäßig, und ihre Lider zuckten, als würde in ihr immer noch irgendwas kämpfen. Plötzlich, ohne jeden Grund, hatte ich das Gefühl, dass ich sie wahnsinnig gernhaben würde, wenn wir uns erst kannten … Doch dazu würde es wohl nicht kommen. Schade. Sehr schade. Ich stand auf und suchte meine Schuhe.

»Wenn du willst, kannst du ruhig bleiben«, murmelte sie im Halbschlaf. »Du bist doch genauso müde wie ich.«

»Meinst du das im Ernst?«

»Natürlich.« Blinzelnd schlug sie die Bettdecke zurück und rückte ein Stück zur Seite. »Komm, stell dich nicht so an.«

Einen Moment zögerte ich. Meine Nacht bei Maude *fiel mir ein, ein uralter Film von Truffaut, mit Jean-Louis Trintignant und Jeanne Moreau. Nein, so blöd wie Trintignant, der die ganze Nacht im Mantel und mit hochgestelltem Kragen an Maudes Bett auf seinem Stuhl hockte, war ich nicht! Also zog ich mich aus und legte mich zu ihr.*

*Ohne sich umzudrehen, tastete sie mit einer Hand nach mir. »Oh, du bist ja nackt«, sagte sie. »*Ganz *nackt.«*

Emma Hamberg

Für Wunder ist es nie zu spät

Roman. Aus dem Schwedischen von Susanne Dahmann. 368 Seiten. Piper Taschenbuch

Nach außen wirkt Majas Leben perfekt: Als Ehefrau eines berühmten Künstlers lebt sie auf einem alten Schloss, romantisch gelegen auf einer Insel im schwedischen Vänersee. Doch während ihr Mann immer gigantischere Kunstwerke schafft, sieht es mit ihrer eigenen Karriere als Bildhauerin mau aus. Zu allem Überfluss fühlt sie sich von ihm nicht mehr begehrt. Das muss anders werden, beschließt sie und schmiedet einen ungewöhnlichen Plan: Sie eröffnet eine Schwimmschule für Erwachsene. Zwei heiße Sommerwochen lang stellen die Kursteilnehmer den Schlossalltag auf den Kopf, unter ihnen der extrem attraktive Alex. Und schon bald steht nicht nur ihre eigene Beziehung auf dem Prüfstand …

05/2707/01/L

Victoria Lundt

Der Kuss der Schmetterlinge

Roman. 480 Seiten. Piper Taschenbuch

Berlin, 1908: Amelie Kindler reist mit ihrer Familie ins ferne Tsingtao, wo ihr Vater einen Neuanfang wagen will. Dass ihr der Kaufmannssohn Erich bald den Hof macht, sieht ihr Vater als Glücksfall. Aber Amelie verliert ihr Herz an einen anderen Mann, den Chinesen Liu Tian – ein Skandal in der deutschen Kolonie. Gegen alle Widerstände lässt sich Amelie auf diese Liebe ein – und muss ihr Leben lang um sie kämpfen …

05/2751/01/R